成功する 小児のための

機能矯正

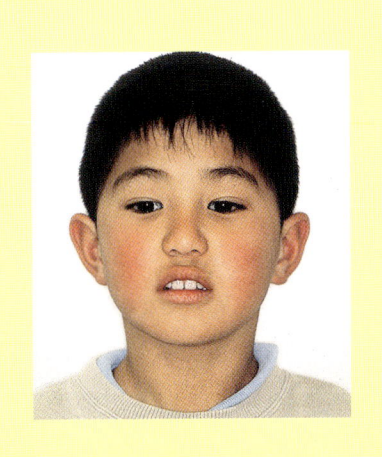

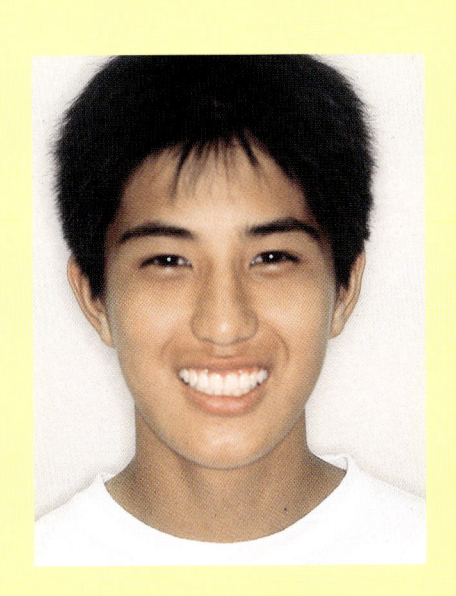

クインテッセンス出版株式会社　2008

Tokyo, Berlin, Chicago, London, Paris, Barcelona, Istanbul, Milano, São Paulo, Moscow, Prague, Warsaw, New Delhi, Beijing, and Bukarest

INTRODUCTION

　厚生労働省の発表した出生率の年次変化をみると，日本は少子高齢化が加速している．こうした傾向のなかで，「子どもは国の宝」という言葉はその重みを増している．

　子どもの健やかな成長発育のために必要なケアが，それを必要とする子どもたちの多くに提供される仕組みのあることが理想であるが，残念ながら今のところこの日本では実現していない．100万人の子どもたちが全員健康な成人になってくれても，老人との人口バランスは改善されない．それなのに100万人のなかから成人病などで健康な成人として社会に貢献できない人口が増えてしまっては，社会の仕組みはますますぎくしゃくしてしまう．

　これまで歯科矯正治療というのは，「してもしなくてもよい治療」あるいは「金持ちの子どもがする治療」ととらえられていたように感じる．それは，これまでの「歯科矯正治療」が，審美的な改善をアピールしてきたからであろう．筆者はこうした審美的な歯科矯正とは明確に一線を画した，健康な成長発育のための歯科矯正治療を提唱したい．そうした歯科矯正治療を「予防・抑制機能矯正治療」（Preventive and Interceptive Functional Orthodontics：PIFO）と呼び，一般の歯列矯正と区別して実践している．この考え方は1歳半や3歳時の歯科検診に来る多くの若い父母の歯科に求めるものにも一致している．にもかかわらず，現在の多くの歯科医師は保険制度のワクにしばられていて，保険が適応されない治療をはじめから除外してしまっている傾向がある．その典型が6，7歳でのパノラマエックス線写真によるスクリーニングである．先天欠如や過剰歯などの歯の数の異常や，顎骨の劣成長など，早期に発見すればいろいろな対応法があるケースが発見されないまま放置されている．こうしたケースが永久歯列期に発見されてもたいへん困難なケースになることは明らかである．

　かつて不必要な大排気量の高級車が若者にもてはやされた時代があった．その当時と比べて今の若者はもっとクールで，自分に何が必要かをより冷静な目でみてハイブリット車を選ぶ人もいる．つまり価値観自体が変わってきているのである．こうした新しい価値観をもった世代の人たちはPIFOの考え方を無理なく理解してくれる人が多い．そうした人たちの要望にこたえるためにも多くの歯科医師にPIFOを実践してもらいたいと考えてこの本を執筆した．

　これはPIFOのエッセンスをまとめたもので，現実にはより複雑なケースがあり，それらへの対応にはさらに進んだ知識が必要であろう．機会があればぜひ続編を執筆したいと考えている．

本書の目的と構成について

　本書は，子どものための「機能矯正」を実践したいと思う先生方がより臨床的に使いやすいように工夫して書いたつもりでいる．
　第1章で，まず，機能矯正の概略について解説し，つぎに第2章で代表的な機能矯正装置であるBionator, Bimler, MUHについて，その臨床的な特徴と使い方について解説した．そして，第3章で，これらの装置を有効に使うためにはどのような診断法がよいか，装置の選択の基準は何かを解説した．ここでは毎月の臨床的な経過の記録法にも触れている．
　第4，5章では，機能矯正の診断法に基づいて分類された，それぞれの症例について臨床例をあげて解説した．ここではその分類の症例の場合に特徴的な対応法にも触れた．たとえば，上顎骨発育不全をともなう症例（ⅢA, ⅢC, BRなど）の治療に必要なFacial Mask治療などは，この症例解説のなかに入れた．また，この章を装置別の分類にせず，骨格タイプによる分類別にした．それは臨床的な順序と同じにしたのと，同じ分類に属した症例でもその特徴によって選択する機能矯正装置が異なったり，たとえば，はじめにMUHを使い，つぎにBionatorを使うことなどもあるからである．
　矯正治療は，ともすると「みかけの不正咬合」に惑わされてしまい，その基にある顎骨の問題を忘れてしまうことがある．そうした危険を避けるためにも，はじめに顎骨の特徴による分類を行ってから「歯の治療」に進むのがよい．ここで解説した診断・分析法を実践してみると，BRつまり上下顎発育不全と分類される症例が意外と多いことに気づくはずである．これまで小臼歯抜歯症例に分類されて矯正治療がされ，予後が不良である多くの症例が実はこの分類に入る症例である．そのため，この分類についての解説は量的にも多くなっている．また，BRと分類される症例では全身的な発育自体に問題がある場合も少なくないので，全身的評価についてもここに含めた．
　第6章では，とくに呼吸に関連した矯正治療を解説した．アレルギーの子どもたちが増加すればするほど，この分野の矯正治療の重要度が増す．そして早期発見と早期矯正治療を実行しないと顎骨の変形は防げないので見逃してはいけない分野である．第7章では機能矯正装置によるフェイズⅠ，Ⅱ治療に続く，U‐Arch治療を解説した．PIFOでのU‐Archの特徴を意識して解説した．そのため，一般に使われている永久歯列でのU‐Archの使い方とは異なる部分もある．たとえば，小臼歯抜歯症例に使うU‐Archではないので複雑なデザインは必要がない．第8章では，新しい矯正治療の流れについて触れた．基礎研究の新しい発見が新しい臨床をつぎつぎと生んでいる．臨床はつねに流動しているのである．
　巻末にはコピーして臨床に応用いただけるように，Bimlerシステムに使用する各種の用紙を原寸で載せた．1人でも多くの先生が子どもたちの健やかな成長に寄与してくださることを期待している．

Introduction 2
本書の目的と構成について 3

CHAPTER 1 早期矯正のコンセプト

1．早期矯正のコンセプト 8
2．PIFOとは何か 9
3．PIFOの実践に重要な点 10
4．咬合から考えた子どもの分類 11
5．3つのフェイズの矯正治療 12

CHAPTER 2 PIFOの実践

1．Bionatorの特徴と使い方 14
2．Bionatorの特徴 16
3．Bionatorの各部の役割 16
4．Bionatorの構成咬合のとり方 18
5．Bimlerの特徴 22
6．Bimlerの種類 25
7．歯列弓の拡大について 25
8．MUHの特徴 32
9．症例での解説 33

CHAPTER 3　PIFOの診断

1．パノラマエックス線写真による診断　40
2．Bimlerの診断システムの応用　46
3．McNamara Lineの応用　61
4．skeletal diagramによる不正咬合の分類　63
5．FAの選択とそのデザイン（設計）　64
6．咬合の安定　67

CHAPTER 4　PIFOの臨床：下顎の治療を優先させる症例

1．顎骨の発育と気道の改善ケース　74
2．Bionatorのみのケース　77
3．上下前歯の前突のある症例：Bionatorのケース　80
4．Bionatorのアジャストの仕方　82
5．矯正治療におけるマイナーサージェリー　84
6．deep biteのケース　85
7．ⅡAの治療　88

CHAPTER 5　PIFOの臨床：上顎の治療を優先させる症例

1．BRの矯正治療①　92
2．過萌出の防止　103
3．犬歯の埋伏を予防するために　108
4．上顎骨の発育不全と犬歯の埋伏　108
5．Facial Mask Therapy　111
6．MUHのケース①　116
7．MUHのケース②　118

CHAPTER 6 呼吸と関連した矯正治療

1. 呼吸の重要性 　　　　　　　　120
2. アデノイド除去手術 　　　　　126
3. 成長の評価の重要性 　　　　　128

CHAPTER 7 U-Archの役割と使い方

1. PIFOにおけるU-Arch 　　　　132
2. リップバンパーの使い方 　　　138

CHAPTER 8 コラム＆付録

1. LOHASな矯正治療を 　　　　142
2. 早期矯正に関する声明 　　　　143
3. シート集 　　　　　　　　　　144

あとがき 　　　　　　　　　　　147
謝辞 　　　　　　　　　　　　　148
参考文献 　　　　　　　　　　　149
索引 　　　　　　　　　　　　　152

CHAPTER

1

早期矯正のコンセプト

早期矯正のコンセプト

1.「早期矯正」のコンセプト

　「早期矯正」とは，ただ単に矯正治療に早期に取り組むことを指しているのではない．「早期矯正」とは，成長発育を積極的に利用して，歯だけでなく顎骨にまで影響を与え，より好ましい顔貌へと導き，より安定した咬合を得ようとする矯正治療をいう．ひとことでいえば「まだみぬ顔を治す」ということである．

　本書で述べている「早期矯正」は「予防・抑制機能矯正」(Preventive and Interceptive Functional Orthodontics：以下 PIFO と略) という分野で，さまざまな特徴をもったいろいろな「機能矯正装置」(Functional Appliances：以下 FA と略) を症例に合わせて選択し，上下顎骨の位置をコントロールしながら行う矯正治療である．

　その実践のためには，とくに顎骨の成長発育についての広範な知識と，それぞれの FA の特徴と構造の理解が不可欠である．さらに，歯列自体を安定したものにするためには，ブラケットとワイヤーによる固定式装置の知識が必要となる．

　現在のところ，日常臨床においてわれわれが成長発育を評価するのにもっとも効果的な資料は，パノラマエックス線写真とセファロ写真，それに石膏模型である．これらをそれぞれ分析し，その結果を総合して治療方針を決定することになる．

　PIFO の対象となる患者は 3〜12 歳くらいまでの乳歯列・混合歯列・早期永久歯列の子どもたちであり，男子・女子ともまだまだ成長発育の盛んな時期にあたる．この時期に適切に選択され，設計された FA を通常約 1 年間，夜間と昼間 2〜3 時間着用することで，上下顎骨の成長発育はコントロールされ，バランスのよい顔貌に近づき，上下の歯列弓の関係は安定し，さらに，上下それぞれの歯列自体も安定性を増すことになる．また，はじめに上下顎骨の関係を改善しておくことによって，固定式装置による治療期間をかなり短縮できることも PIFO の大きなメリットである．

早期矯正

予防・抑制機能矯正
PIFO
機能矯正装置，Functional Appliance

固定式装置

乳歯列，混合歯列
早期永久歯列

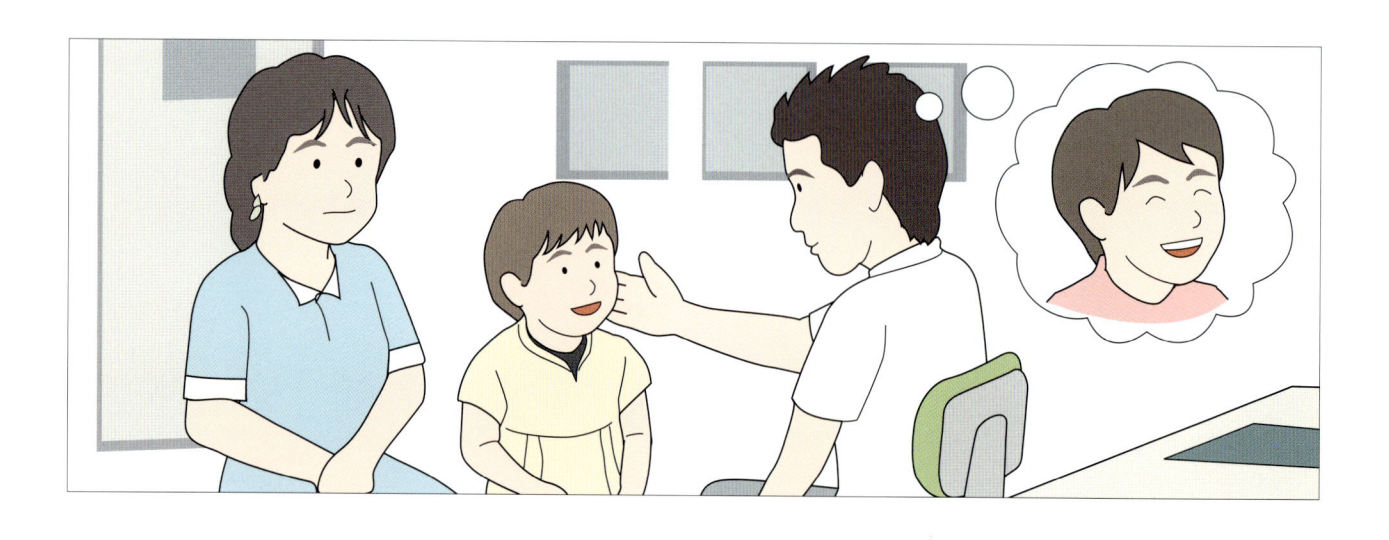

8

2．PIFOとは何か

これまで一般に行われてきた矯正治療と，PIFOとは根本的に違うコンセプトに基づいている．それをごく簡単に説明するにはゴルフにたとえるとわかりやすい．

歯列の矯正治療

これまでの主として「歯列の矯正治療」では，長い間ラフやバンカーに入ったままになっていた患者を，ある日突然本来向かうべきグリーンへ向かうようにするシステムである．これは複雑に絡まった糸をほぐすようなもので，大変困難であり，複雑な装置や技術を必要とする．しかも，長い間好ましくない咬合を続けていたために，歯の形態の変化がところどころで起きてしまっている．これを本来もつべき咬合に近づけるのは，長い時間と多くの労力を必要とする．そして努力すればするほど，歯根吸収などのリスクが高まる．

歯の形態の変化

歯根吸収

それに対してPIFOでは，本来進むべきフェアウェイから離れてしまったらなるべく早くみつけだし，もとのフェアウェイへ戻すことを繰り返し行うのが基本である．こうしていれば成長の過程にある子どもたちは少しずつ自然にグリーンに近づいてくる．

これには複雑な装置や技術は必要ではないが，どこがフェアウェイであり，その患者がどのくらいフェアウェイから離れているかを知る必要はある．その診断システムが，パノラマ診断とBimler診断システムである．きちんとデータをとりEvidence Based Medicine（以下EBMと略）を行うことが肝心である．セファロ写真分析もせずに，みた目や模型だけで判断して矯正治療を行うことはきわめて危険であり，長期的なよい結果は得られない．

パノラマ診断，Bimler診断システム
Evidence Based Medicine（EBM）

適応能力

それぞれ個人によって異なる適応能力を考慮して行うPIFOは，理想的ではないが無理のない咬合へと導く．そのため，後戻りしにくい咬合となる．これはLOHASな矯正治療といえる（142頁参照）．

LOHAS

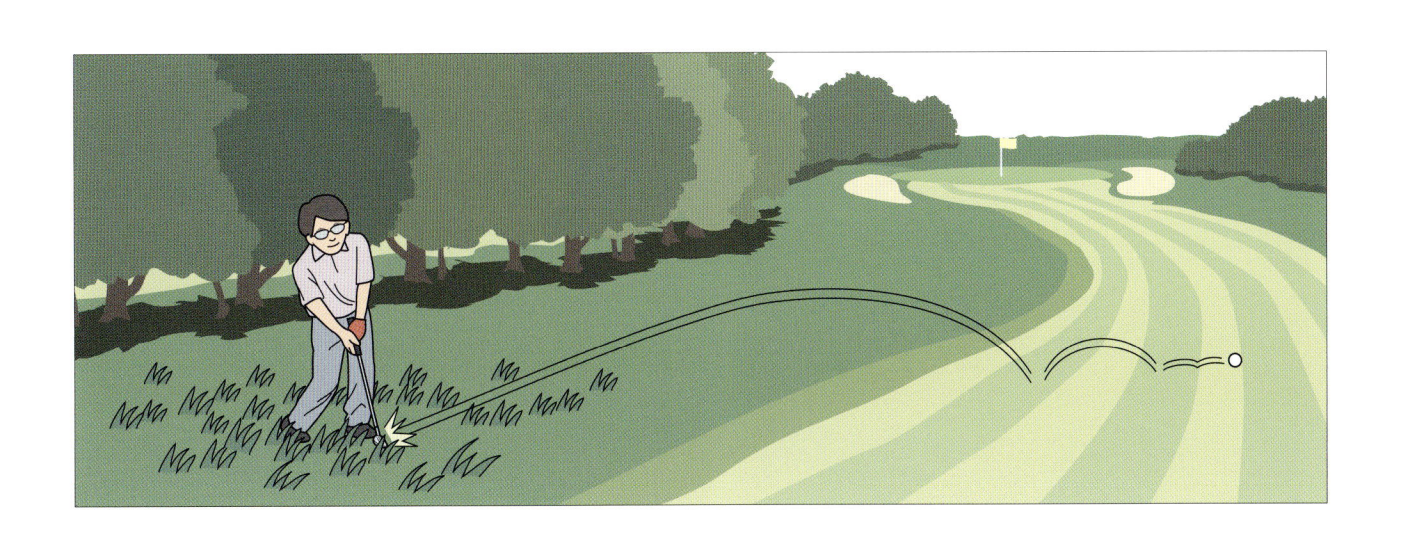

3. PIFOの実践に重要な点

　PIFOを成功させるために重要なことは，
①患者の両親に十分に説明して納得してもらうこと
②子どもとの信頼関係を築くこと
③機能矯正装置を的確に選択し，子どもに合わせた設計にすることである．

　また，PIFOの利点は，

①三次元的な顎骨の改善が可能である	三次元的
②成長が終わってからではできない改善が可能である	
③機能も同時に改善される	
④年齢的に患者の協力が得やすい	
⑤口呼吸を抑制し，鼻呼吸を促進できる	口呼吸，鼻呼吸
⑥好ましくない下顎の過成長や異常な嚥下の習慣を予防できる	下顎の過成長，異常な嚥下
⑦上下の歯列弓を大きくできて，それらの位置関係も改善できる	
⑧主として断続的な力を利用しているので歯根膜に過度なダメージがかからない	断続的な力，歯根膜
⑨矯正治療中に早期接触による顎位の偏位も起こらない	早期接触，顎位の偏位
⑩着脱可能なため，口腔管理が容易である	口腔管理が容易
⑪子どもにとって違和感が少ない	
⑫とくに歯列内にアンカーを必要としないため，未萌出の歯がある混合	アンカー

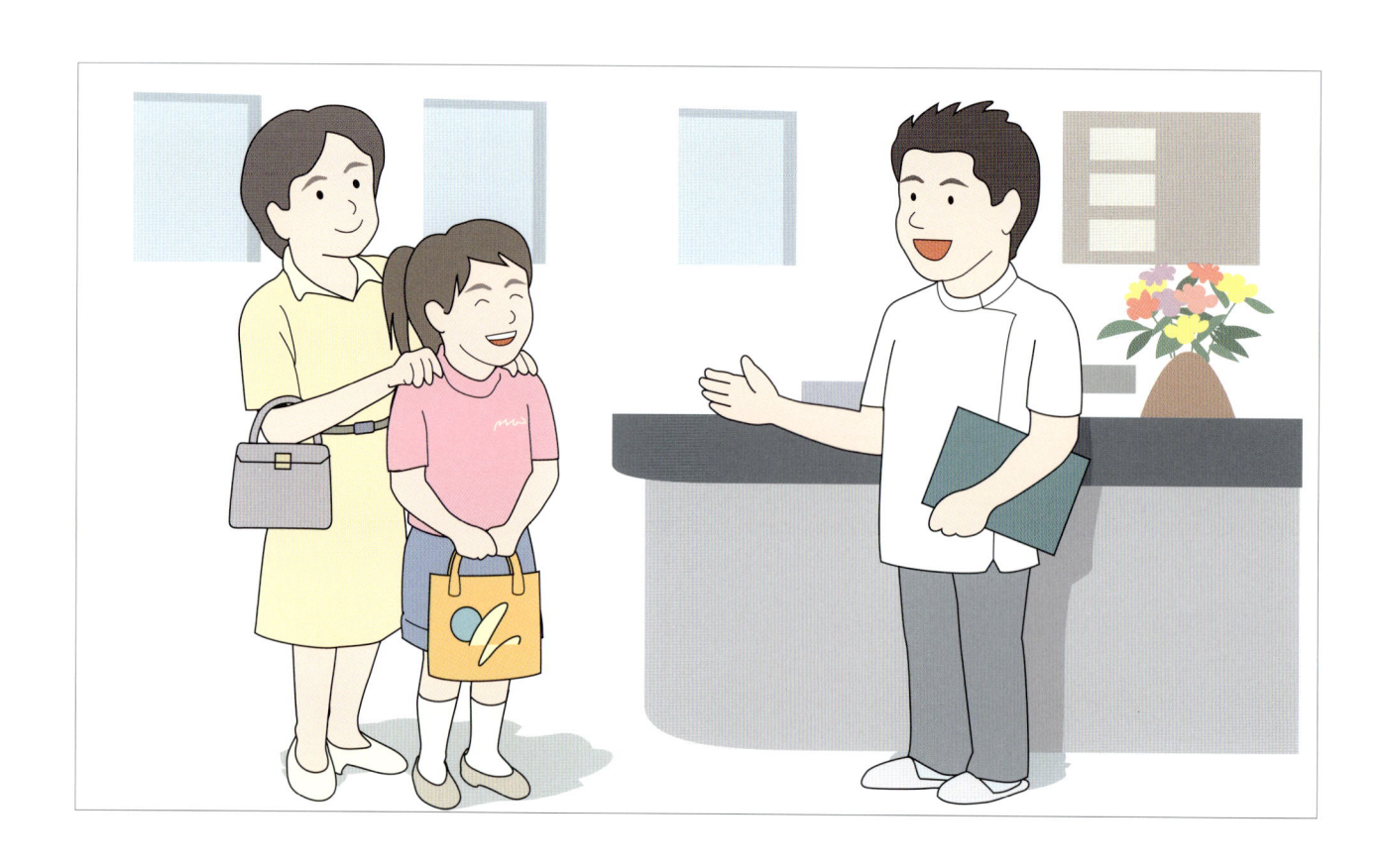

歯列期の治療に最適である

などである．

PIFO は審美的な「歯列矯正治療」とは異なるコンセプトの治療である．しかし，PIFO を行うことで審美的な効果も同時に達成されることも多い．もし審美的な効果が不十分であったとしても，歯と歯周組織にダメージを与えていないため，二次的な「審美的歯列矯正」も安心して行えるという利点もある．

審美的
歯周組織
審美的歯列矯正

4．咬合から考えた子どもの分類

PIFO の適応症を考えると，咬合がひとつの目安になる．それを簡単に表したのが，下の図である．

従来の「歯並びを主とした矯正治療」は，下図の緑色で囲んだ範囲を対象とした治療法である．それに対し，PIFO で対象とするのは赤色と青色で囲んだ範囲である．もちろん緑色で囲んだ範囲の子どもたちにも適応すれば，大変効果的である．

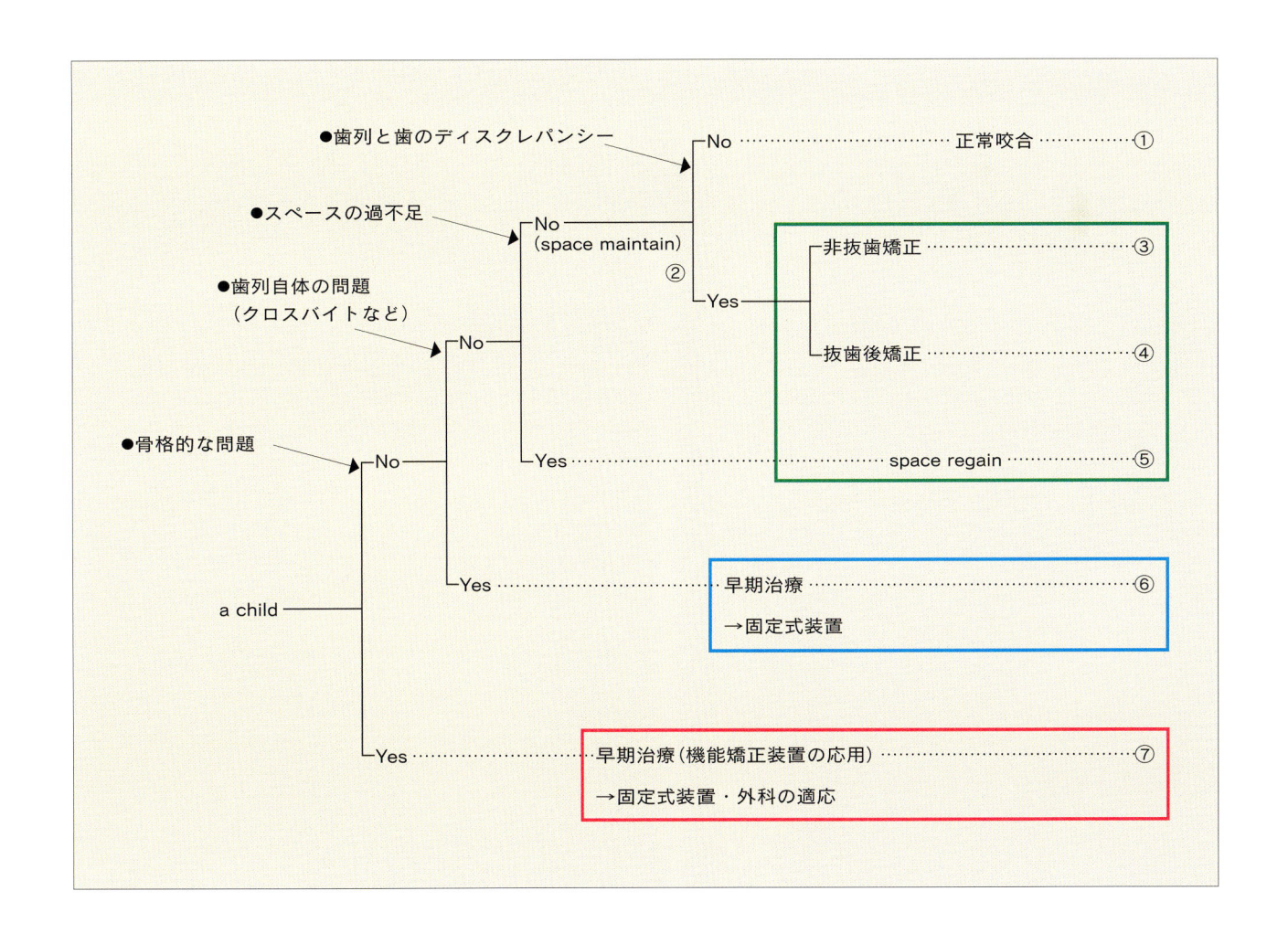

```
●歯列と歯のディスクレパンシー ─ No ─ 正常咬合 ……①
●スペースの過不足 ─ No (space maintain) ②
                    Yes ┬ 非抜歯矯正 ……③
                        └ 抜歯後矯正 ……④
●歯列自体の問題（クロスバイトなど） ─ No
                                  Yes … space regain ……⑤
●骨格的な問題 ─ No
a child     Yes ─ 早期治療 ……⑥
                 →固定式装置
           Yes ─ 早期治療（機能矯正装置の応用）……⑦
                 →固定式装置・外科の適応
```

11

5．3つのフェイズの矯正治療

　まず，歯を動かす前にすべきことは，以下の3つのフェイズの治療である．
①フェイズⅠ：functional（機能の改善）
②フェイズⅡ：skeletal（骨格的な問題の改善）
③フェイズⅢ：dental（歯の問題の改善）
　現在の多くの歯科矯正がまず"歯"から治療していくという点に問題があると考えている．PIFOではこのフェイズⅠからフェイズⅢの順に治療を進めていく．

CHAPTER

2

PIFO の実践

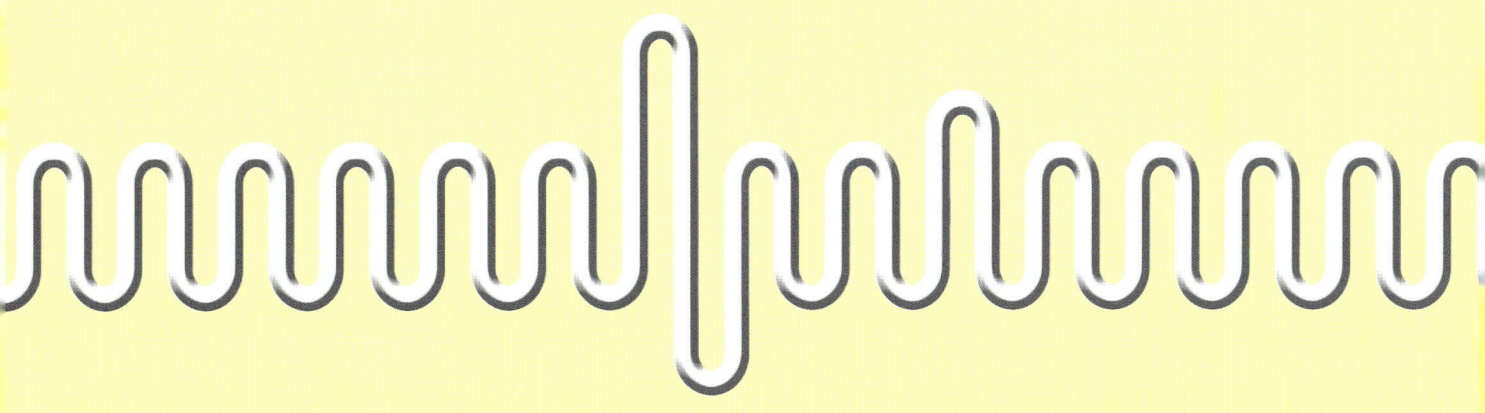

PIFOの実践にあたり，臨床で頻繁に用いることになる代表的なFAについて解説する．ここではBionator，Bimler，MUHの3つのFAについて，構造，特徴，使い方を解説する．

1. Bionatorの特徴と使い方

Bionatorは，下顎を前方位に誘導する機能矯正装置(これらをまとめてMAS：Mandibular Advancement Seriesという)のなかでもっとも使用頻度の高い装置である．また，Bionatorでの治療に精通すれば，その他の機能矯正装置の使用も容易になるといえる．つまり，機能矯正装置のもついろいろな特徴がBionatorに盛り込まれている．

Bionatorには4種類のデザインがある．それはアクリリックカバーを歯列のどの部位に付けるかによって分類される．

①フルカバー
②アンテリアカバー
③ポステリアカバー
④ノーカバー

この4種類は，セファロ分析の結果とデンタルアーチ分析の結果によって使い分けられる．たとえば，すでに縦方向の成長が大きく，それ以上長い顔貌にしたくない場合には，臼歯部の挺出防止のため，少なくともポステリアカバーは付ける必要がある．そして，インターインサイザルアングル(54，55頁参照)から上下顎前歯をそれぞれどのようにコントロールするかを考えてアンテリアカバーの有無を決める．たとえば，すでに下顎前歯の前方への傾斜が大きく，これ以上傾斜させたくない場合には，カバーを付けて前への傾斜を予防する．この組み合わせで4種類が選択される．

1) Bionatorの構造

Bionatorには，左右のアクリリックのスプリントがある．それは中央のスクリュー，ラビアルボウ，コフィンでつながっている．上顎前歯の舌側にはリンガルリテンションワイヤーが付いている．これは拡大開始のときに切断する(**図2-11**)．**図2-4**のBionatorでは，拡大が進んでいるので左右のスプリントがかなり離れている．左右の臼歯部はアクリリックカバーが覆っており，臼歯部では歯がブロックされている．これに対し，前歯部にはアクリリックカバーが付いていない．つまり，下顎前歯はある程度前方へ傾斜してもよいと診断されたわけである．

中央のスクリューは通常2週間に1回程度の頻度で90°回転される．これによって0.2mm両側のアクリリックのスプリントが離れていく．とくに，臼歯部での拡大が必要なケースでは，コフィンの拡大を行う．これは来院時に歯科医師が行う．こうした拡大はすべてデンタルアーチ分析の結果に基づいて行う．そして，実際の拡大量は治療経過表に記録

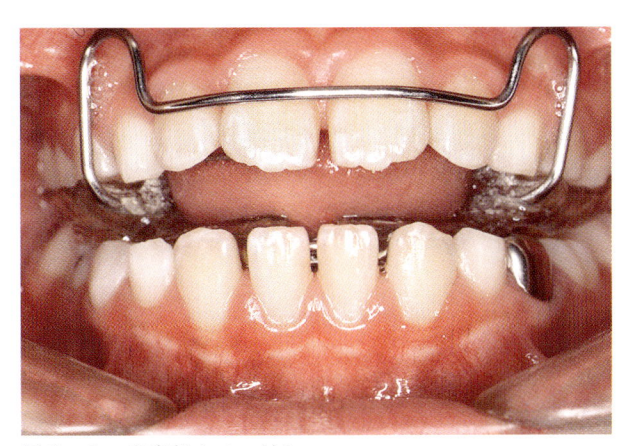

図 2 - 1　臼歯部カバー付き．

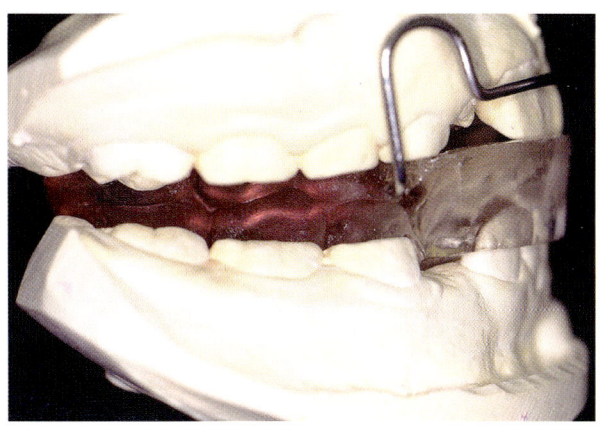

図 2 - 2　前歯部カバー付き．

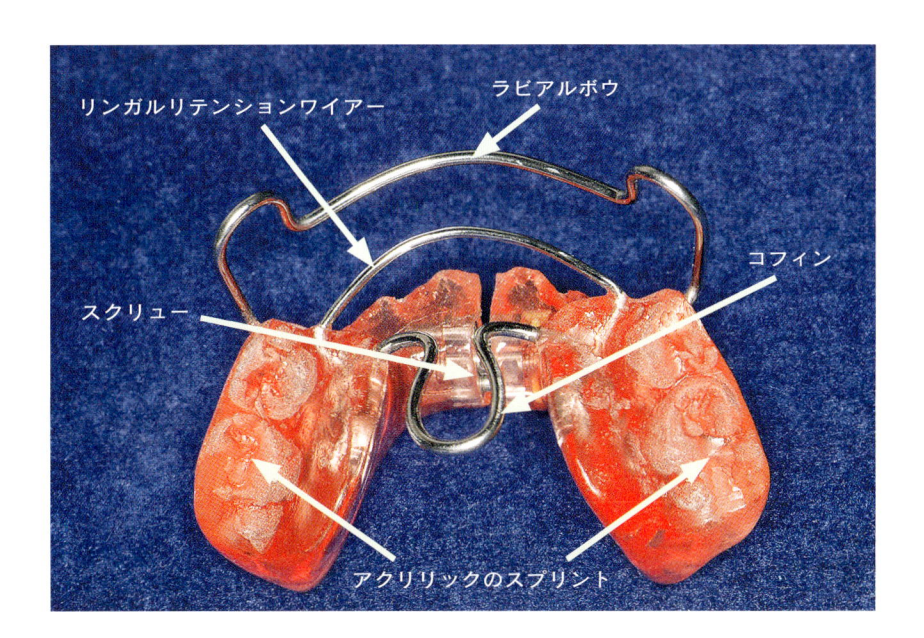

図 2 - 3　Bionator の各部の名称．

リンガルリテンションワイアー
ラビアルボウ
スクリュー
コフィン
アクリリックのスプリント

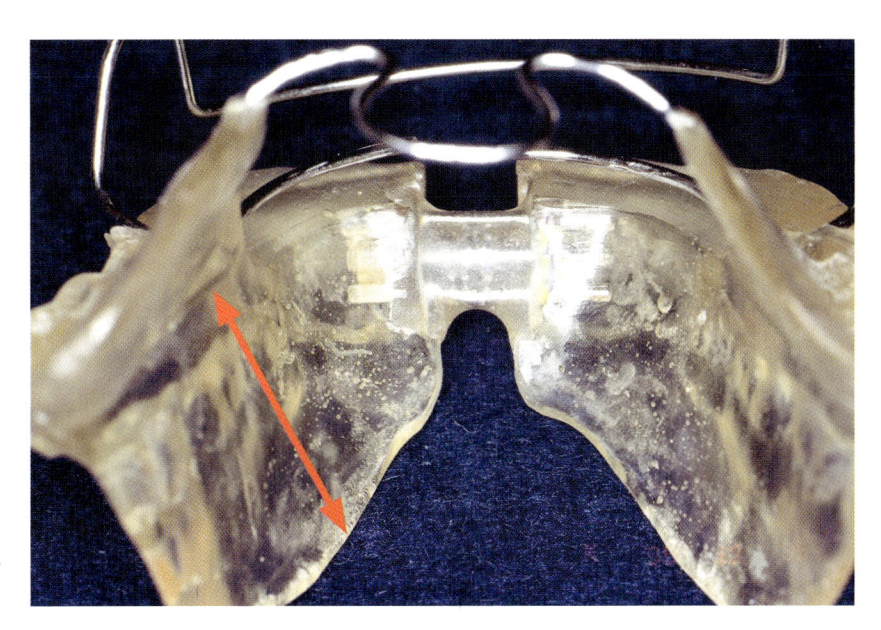

図 2 - 4　矢印部分が浅いと骨への働きかけが弱い．

される．これについては58頁を参照いただきたい．

2．Bionator の特徴

①歯列を整えることができる FA である．
②下顎を前方へ誘導することで骨格性の Class II の改善ができる．
③下顎を前方へ誘導すると臼歯部は離開するので，低位にある歯の萌出を促進させることで垂直的に咬合を挙上できる．
④下顎を前下方へ誘導することで気道を拡大できる．
⑤下顎を前方へ誘導することで大臼歯関係を Class II から Class I へ改善できる．その際，Bionator の臼歯部にアクリリックのカバーを付けておけば臼歯部の挺出を防止できる．
⑥それらと同時に上下顎歯列の中等度の拡大が行える．とくに下顎の前歯部の拡大に有効といえる．
⑦Bionator は以前使われていたアクチベーターのもっとも一般的な応用例である．
⑧モノブロック装置といって一塊になった装置である．
⑨通常は下顎前歯の後ろに側方拡大のためのスクリューが付いている．

骨格性の Class II

気道を拡大
Class II，Class I

挺出を防止

アクチベーター
モノブロック装置
側方拡大

3．Bionator の各部の役割

①ラビアルボウ
・患者が Bionator を装着する際のガイドとなる．
・患者がさまざまな顎運動をした後に設定位置へ戻るガイドとなる（Bionator は下顎を前方にだした位置で咬むように設計されているため，患者が顎運動をすると Bionator は移動する．下顎が設定された位置へ戻るためのガイドとして働く）．
・上顎前歯部に触れながらスムーズに動き，その情報を顔面複合体の感覚受容器に伝える．
・これらの感覚受容器は顔面の筋肉を活性化して，下顎の前方位を保つ．
・上口唇の圧力を premaxilla（プレマキシラ：上顎骨の前方部．一般に犬歯より前方部分）から排除する．
・通常は上顎前歯の歯面から1mm 弱離しておく．
・はじめの3か月は下顎が治療位から元の習慣的な下顎の位置に戻ろうとする．このため，Bionator 自体が下顎とともに後退する．当然ラビアルボウは上顎前歯の歯面に舌側への圧をかける．これが強すぎると，朝，歯が痛む．その場合は力が強すぎるので，歯面からもっと離す．
・またこの Bionator が元の Class II の位置へ戻ろうとする力は上顎の臼歯部では歯の遠心移動の力として働く．

ラビアルボウ

顎運動

顔面複合体
感覚受容器

premaxilla

歯の遠心移動

CHAPTER 2

図2-5 図2-7
図2-6 図2-8

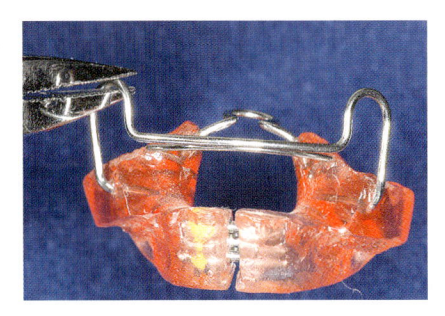

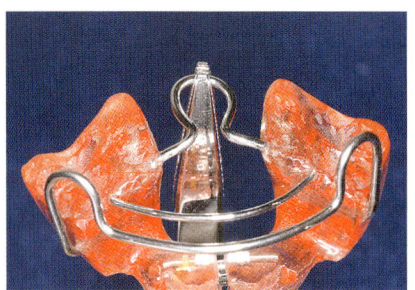

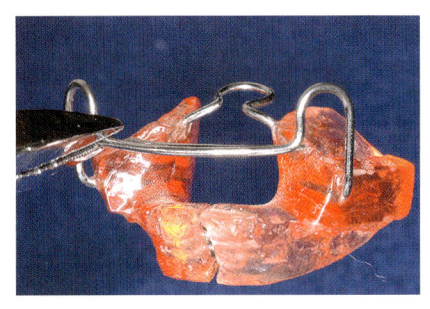

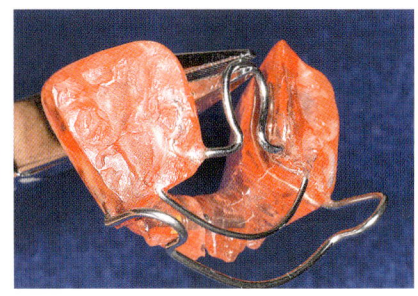

図2-5 ラビアルボウの調整①.
図2-6 コフィンの調整①.
図2-7 ラビアルボウの調整②.
図2-8 コフィンの調整②.

図2-9 図2-10

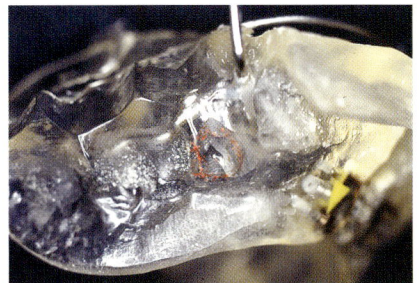

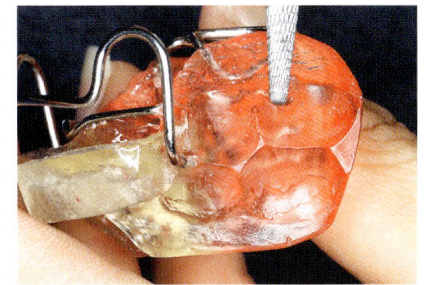

図2-9 シャイニングスポットを赤鉛筆でマーク.
図2-10 咬合面方向への挺出を許すならアクリリックを削合.

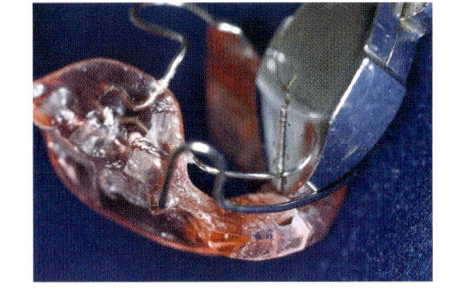

図2-11 スクリューの拡大開始時にリンガルリテンションワイヤーはカットする.

図2-12 図2-13

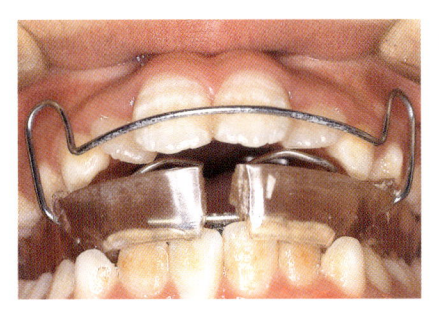

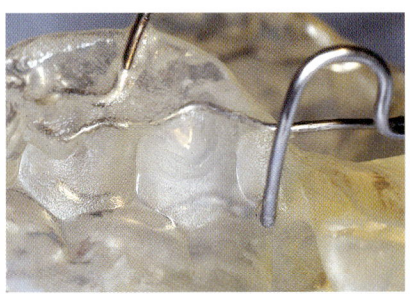

図2-12 リンガルリテンションワイヤーで2｜,｜2を唇側へ押す.
図2-13 アクリリックの歯間突起.

17

②コフィンスプリング
- 舌の機能訓練装置として働く(舌根部を軟口蓋に押し付ける訓練をすることにより，異常な嚥下パターンの修正を助ける).
- 臼歯部の側方拡大.
- Bionator を補強して安定性を増す(実際には咬合力という強い力に対してわずかながらコフィンは開いたり閉じたりしている．これがコフィンのない場合より装着感をよくしている．さらに拡大による歯にかかる力を効果的なものにしている).

③アクリリックスプリント
- Bionator の歯に接する面にはアクリリックの歯間突起(図 2-13)というでっぱり(これを Inter Proximal Acrylic Protection：IPA と呼ぶ)が付いており，これが下顎の位置をこちらの目的とする位置，一般的には下顎前方位に保つ.
- Bionator の舌に接する研磨された面は，舌圧が臼歯部の歯の咬合面にかかり，頰側へ押しだしてしまわないようにスクリーンとして働いている.

④リンガルリテンションワイヤー

これは使うケースも，使わないケースもある．本来の役割は上顎 4 前歯が舌側へ移動しないようにすることである．しかし，よくある使い方としては図 2-12 のように舌側に入っている側切歯を唇側へ押しだすようにしたい場合に屈曲して使う.

⑤ IPAs(歯間突起)：歯と歯の間に入り込んでいるアクリリックの突起
- もっとも重要な働きをしているのは上顎第一大臼歯の近心にある IPAs である．これは大臼歯の近心への傾斜・移動をしっかりと防止しなくてはいけない.
- ここが上顎骨全体の位置の保持にも重要である．たとえば，ヘッドギアとの併用などの場合にはより重要である.

⑥前歯部アクリリックカバー
- この部分は正中に付いたスクリューを回転することで開く．歯の移動はここに付属するアクリリックの突起による.
- このカバーが付いていると下顎前歯は前方へは傾斜しない．その症例のインターインサイザルアングルを考慮して，もしも下顎前歯をより前方へ傾斜させたい場合にはこのカバーを除去する.

4．Bionator の構成咬合のとり方

構成咬合のとり方は，効果的な機能矯正装置を製作するにはきわめて重要である．そのため，模型での診断がまず必要である．模型から正中，左右大臼歯関係，上下顎前歯の関係をチェックし，下顎前歯はどれだけ前方位にするか(セファロ分析の骨格的オーバージェットに基づく)，垂直的にどれだけの高さにするか(セファロ分析の facial type に基づく)を決定す

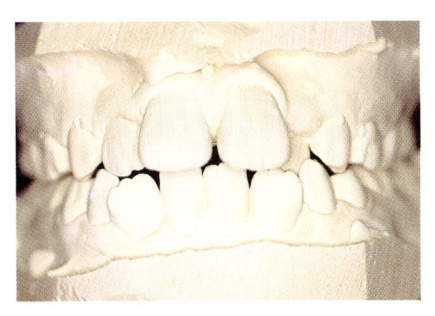

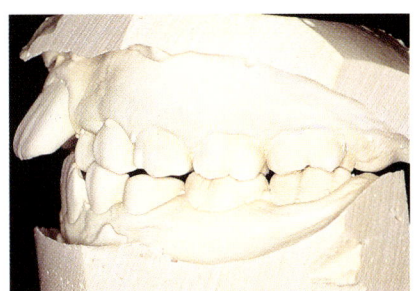

図 2 - 14 正中のズレをチェックする．
図 2 - 15 現状の咬合をチェック．

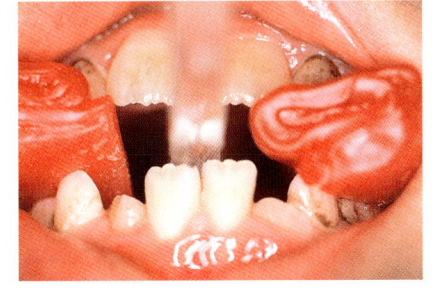

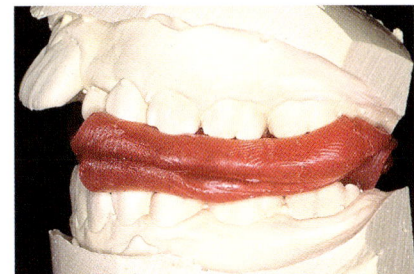

図 2 - 16 前歯部にインディケーターを入れる．
図 2 - 17 必ず模型に戻して確認．

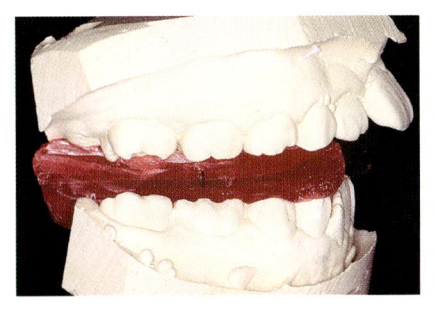

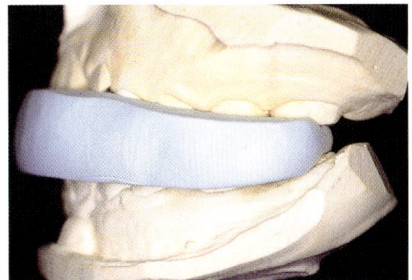

図 2 - 18 咬合がよくわかるようにトリミング．
図 2 - 19 シリコーンを利用してもよい．

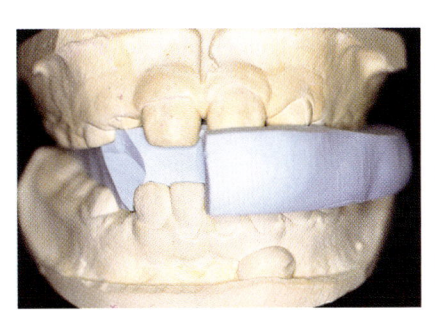

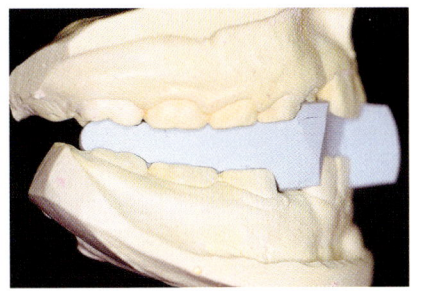

図 2 - 20 正中のズレを再確認．
図 2 - 21 必ずトリミングする．

る．**図 2 - 14** のように，多くの不正咬合で正中線のズレはしばしば起こる．その正中線のズレが歯のみのズレによるのか，顎の位置のズレによるものかを判断しなくてはならない．

つぎに，側方面での上下顎の位置関係と歯の位置関係をみる（**図 2 - 15**）．このケースは混合歯列で右の大臼歯関係は flash terminal plane（**図 2 - 15**）を示している．また上顎前歯が前方に傾斜している．下顎の前歯は口唇に押されて舌側へ傾斜しているようにみえる．もちろん，これらは模型だけでなく，必ず側方セファロ写真で確認しなくてはならない．

実際の構成咬合の採得には，

PIFO の実践

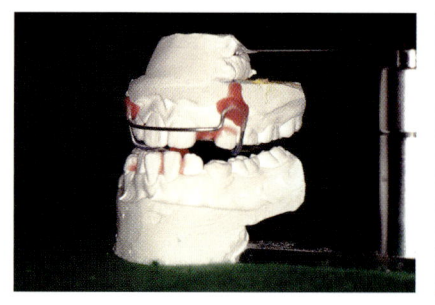

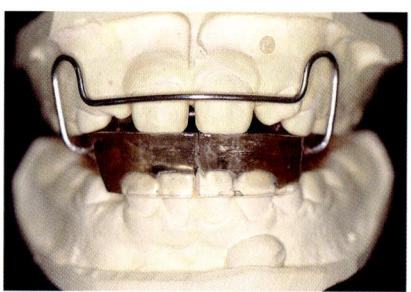

図 2 - 22　咬合器に付着した状態.
図 2 - 23　前歯部カバー付き.

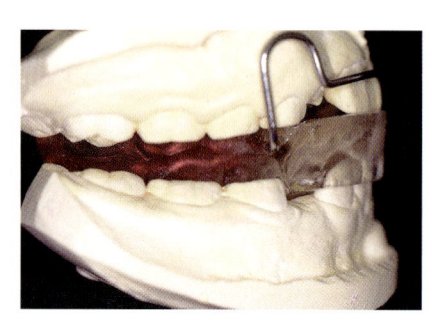

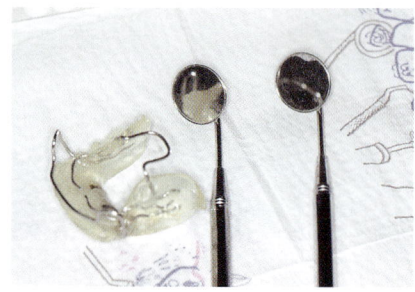

図 2 - 24　臼歯部にはカバーがない.
図 2 - 25　チェアサイドでは 2 つのミラーを使う.

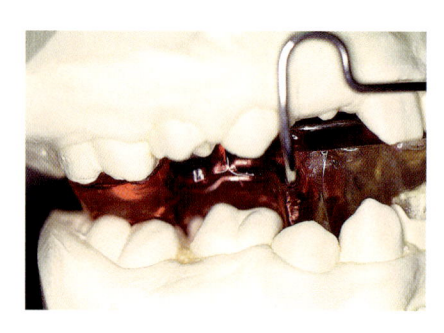

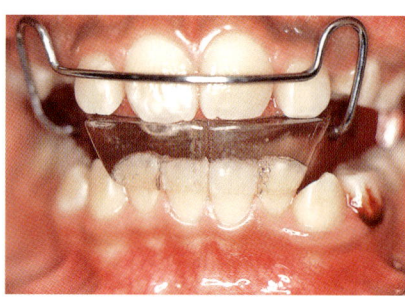

図 2 - 26　必要に応じて部分的にカバーを付ける.
図 2 - 27　口腔内へ装着した様子.

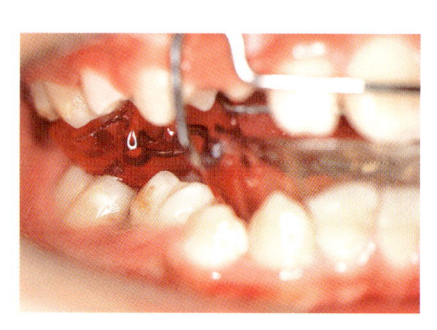

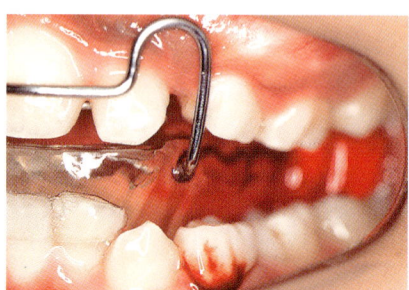

図 2 - 28, 29　軟組織に当たらずにしっかり咬み込めることを確認する.

①ベースプレートワックス
②高さと前後関係をチェックできるインディケーター(割り箸などでも可)
が必要である.

　採取したワックスバイトを模型に戻してみるのは重要なポイントである．**図 2 - 17** のようにワックスがはみだしている状態では正確な上下の顎関係がわからない．そこで，**図 2 - 18** のように頬側咬頭頂がみえるようにワックスをカットする．これで目的の高さと前後関係が得られているかを確認する．不十分であると感じたら，ためらわずにもう1つバイ

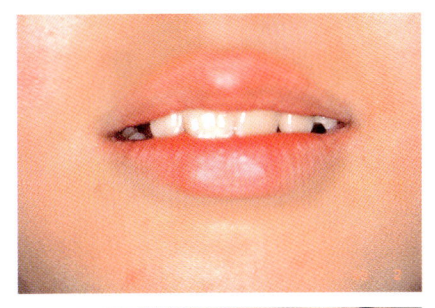

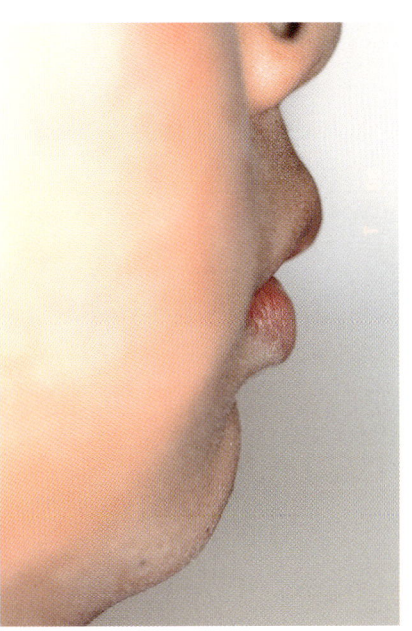

図 2 - 30, 31 初診時の側面観と口元.

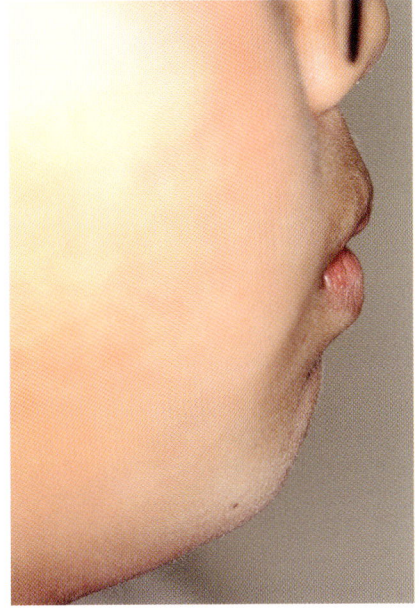

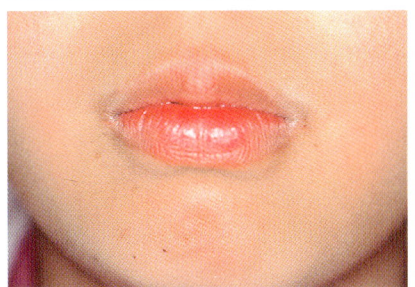

図 2 - 32, 33 Bionator を装着したときの側面観と口元. 下顎が前方へ誘導されている.

トを採りたい. Bionator での治療では構成咬合の採得がもっとも重要である.

バイトをとる材質はシリコーンでもかまわない. 大切なのは上下の位置関係が目的どおりになっているかどうかである(**図 2 - 19**). シリコーンを使った場合も同様に, 不必要な部分をカットして狙った咬合をみやすくすることである. **図 2 - 20, 21**のようにしてチェックし, 側方でのチェックが終了後, 模型を構成咬合に合わせてマウントしたところが**図 2 - 22**である.

21

5. Bimler の特徴

1) Bimler のコンセプト

　Bimler は三次元的に働く FA である．その基本的なコンセプトは 2 重の楕円からなっている(**図 2-34**)．つまり，はじめの大きな楕円が折り曲がって上顎と下顎の歯列を結んだ形になっている．Dr. Bimler は初期には上顎に拡大床，下顎にリンガルアーチを使用していた．しかし，これでは上下顎関係が改善されないまま歯列が変化してしまう．そこで上下を一体化するというアイデアにたどり着いた．このコンセプトにより上下顎関係，つまり Inter-Arch と上下それぞれの歯列，すなわち Intra-Arch を同時に，しかも効率よく改善することができるようになった．

　タイプ A を用いた場合を例にとって，Bimler の治療効果をわかりやすく解説しよう．**図 2-35, 36**に示すように Bimler は簡単に側方拡大が

2 重の楕円

Inter-Arch

タイプ A
側方拡大

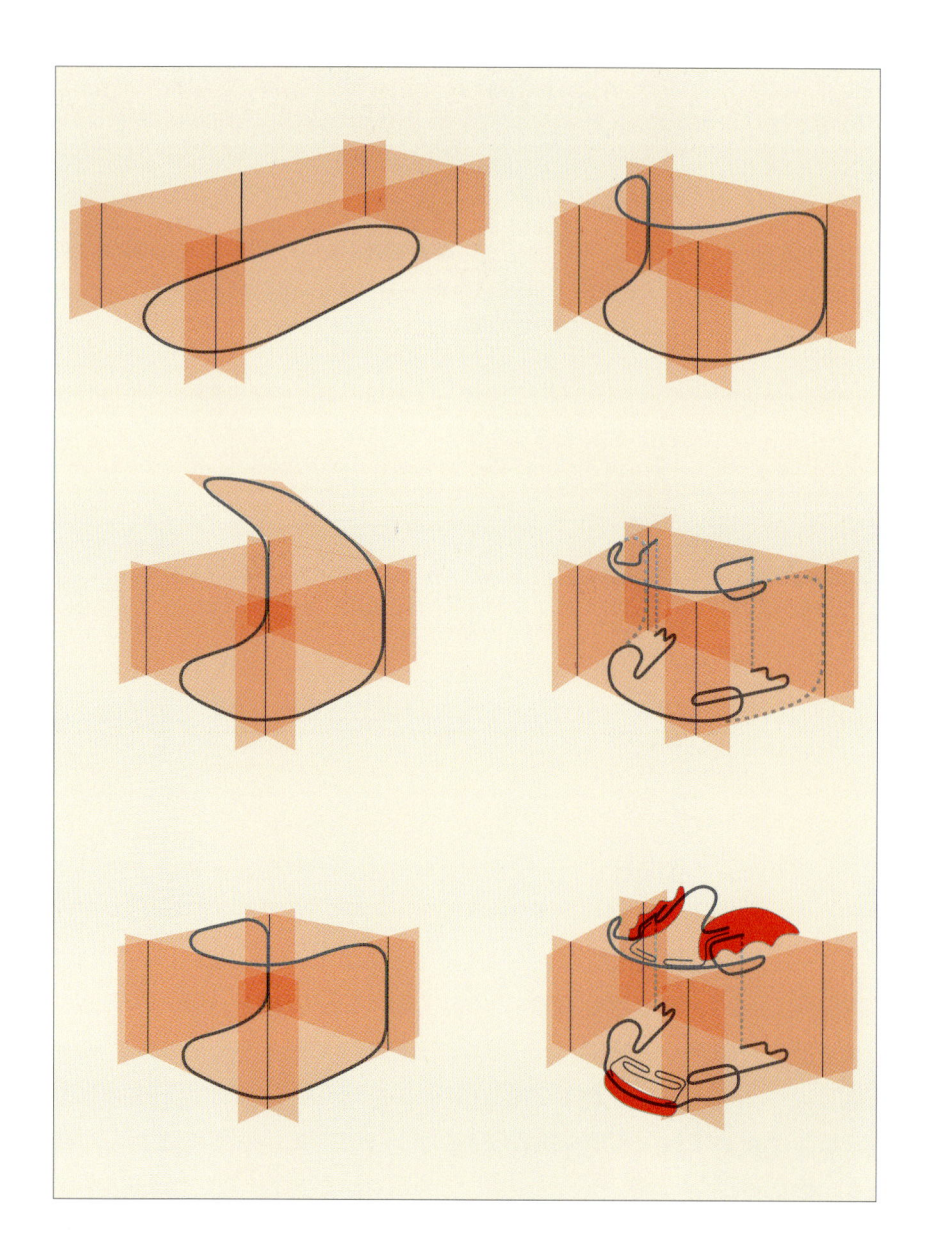

図 2-34 Bimler 装置の設計のコンセプト．楕円の法則

図2-35 側方拡大するとラビアルボウは舌側へ入る．

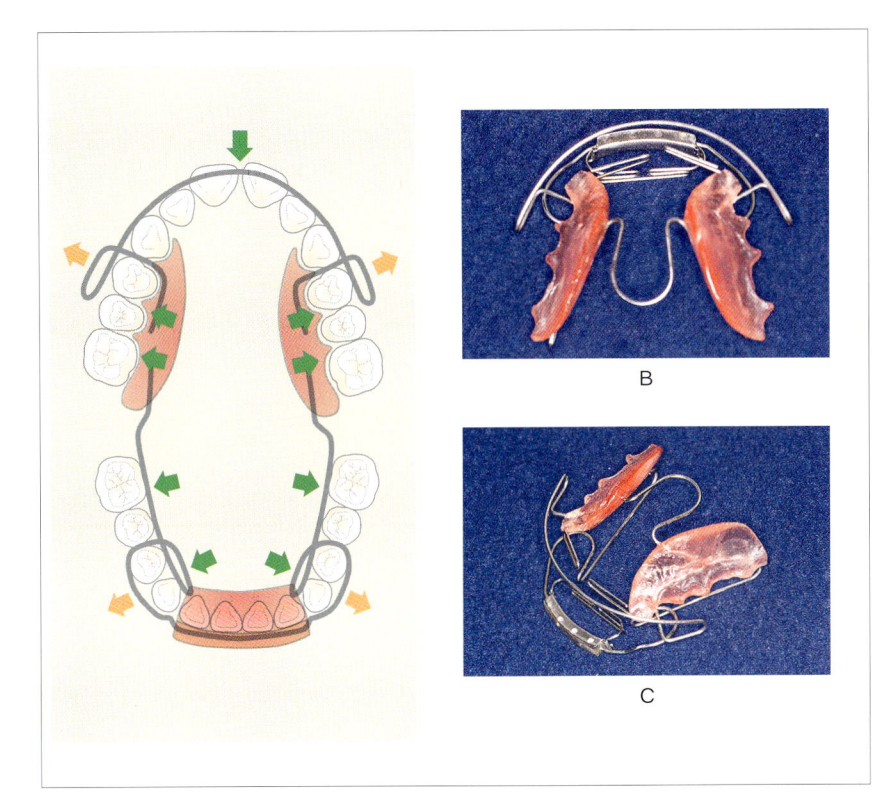

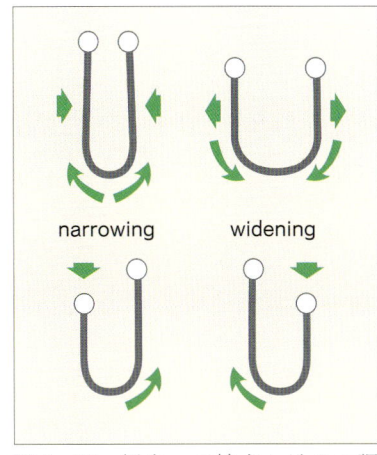

図2-36 側方への拡大と長さの調整．

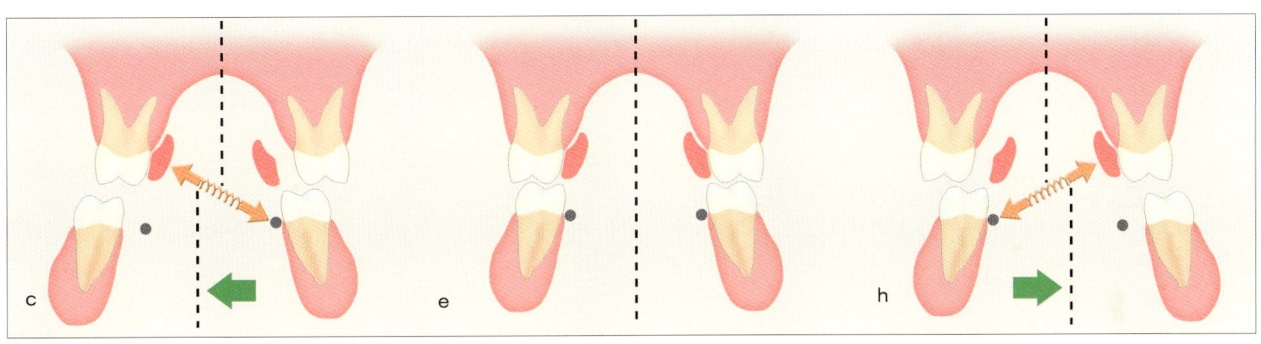

図2-37

ラビアルボウ

歯軸の改善

フローティング装置

構成咬合

できる．側方拡大すると実はラビアルボウは舌側へ動き，上顎前歯を舌側へ押す力となる．さらにBimlerは製作時に下顎を前方位にしているので，下顎は元の位置に戻ろうとする．この力と合わさって効率よく上顎前歯の歯軸の改善が行われる．Bimlerに使用するワイヤーは弾力があり，歯に為害性の少ない力が発揮される．

　また，Bimlerはフローティング装置と呼ばれるように，口腔内で盛んに移動する．その移動の力も歯列の拡大に貢献している（**図2-37**）．下顎が左右に移動した場合，その対角線の方向に力が発揮される．

　BimlerにはBionatorと大きく異なる点がある．

①構成咬合がいらない．
②下顎の位置を段階的に調節しながら前方へ誘導できる．
③下顎位が安定しない場合にも使用できる（顎関節症に最適である）．
④一般的に上顎歯列がより拡大される．

PIFO の実践

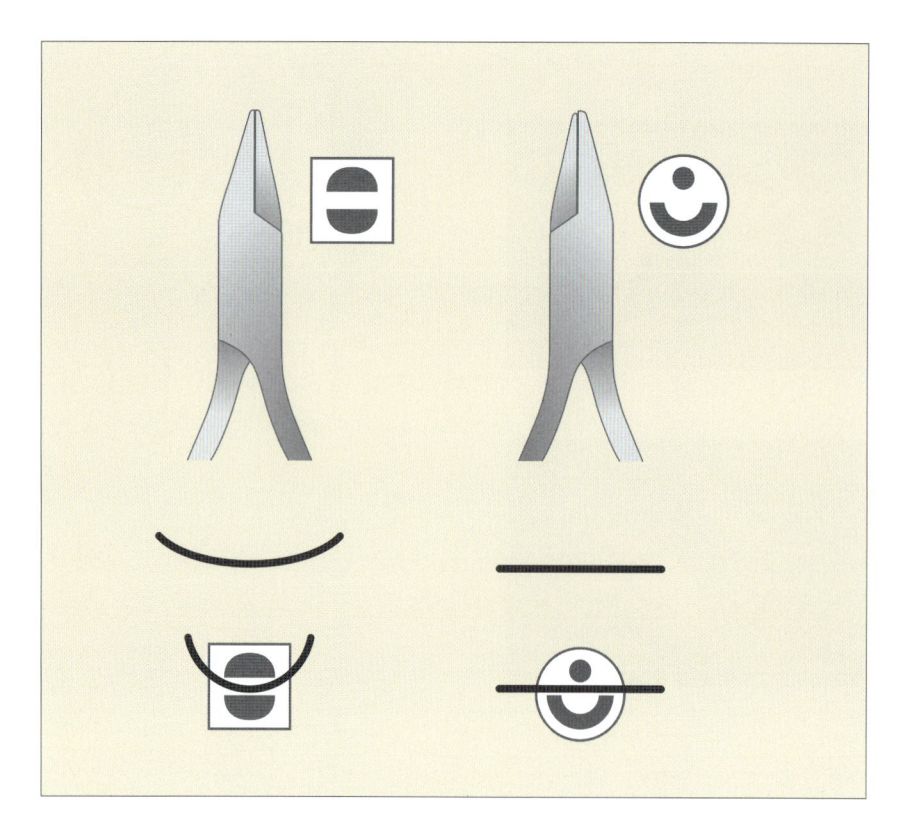

図 2-38 フラットのカーブのある 2 種のプライヤー.

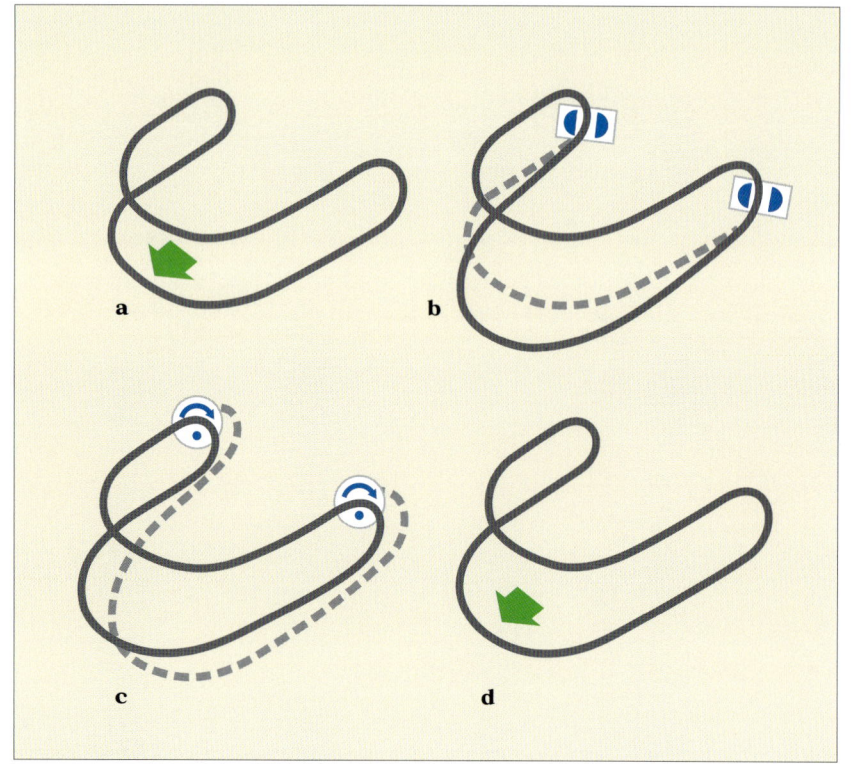

図 2-39 下顎を前方へ誘導するための調整.

⑤個々の症例にあわせてさまざまな補助弾線が付けられる.
⑥もっとも違和感の少ない FA である.

2）下顎の位置の調節

　構成咬合がいらないのは下顎の位置を調節できるからである.**図 2-**

補助弾線

構成咬合

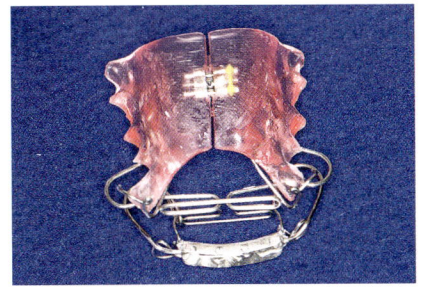

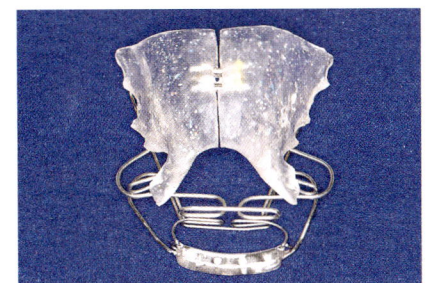

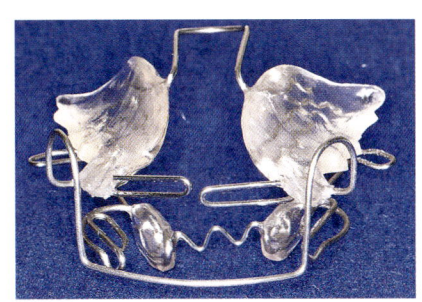

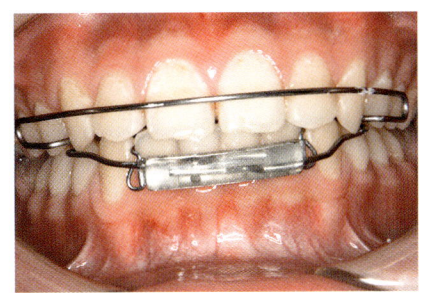

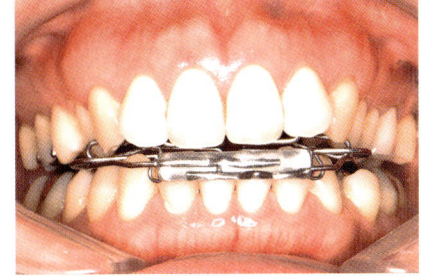

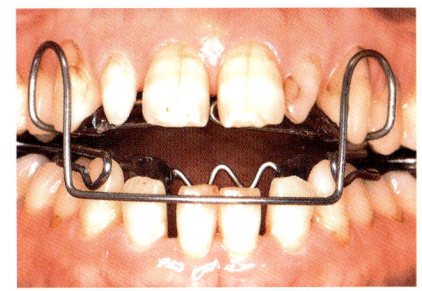

図2-40　タイプA.　　　　　　　図2-41　タイプB.　　　　　　　図2-42　タイプC

38, 39のように2重の楕円の下のカーブの部分をつかんで伸ばす．つぎに上のカーブの部分をつかむと長さの調節ができる．

6．Bimlerの種類

　Bimlerのように上下顎一体型のFAでは上下顎骨の関係をコントロールできるので，従来から矯正歯科治療に広く用いられてきたAngleの大臼歯による分類は意味がない．Bimlerの場合は上下顎前歯の関係に基づいて3つのタイプに分類されている（**図2-40～57**）．

Angle

タイプA　　タイプA：上顎前歯は前方へ傾斜しており，インターインサイザルアングルは120°より小さい．いわゆるⅡ級1類の場合に用いる（**図2-43, 44**）．

タイプB　　タイプB：上顎前歯は舌側へ入り，インターインサイザルアングルは120°より大きい．いわゆるⅡ級2類の場合に用いる（**図2-43, 44**）．

タイプC　　タイプC：上下前歯はアンテリアクロスバイトになっており，下顎前歯は前方へ傾斜している．いわゆるⅢ級の場合に用いる（**図2-43, 44**）．

7．歯列弓の拡大について

Dr. Bimler, Dr. Graber
Removable Appliance
クラウディング

　Dr. BimlerはDr. Graberが編集し，1977年に出版された"Removable Appliance（可撤式矯正装置）"の一章でつぎのように述べている．「長い間ヨーロッパではクラウディングの解決策として歯列弓の拡大が一般的に

25

PIFOの実践

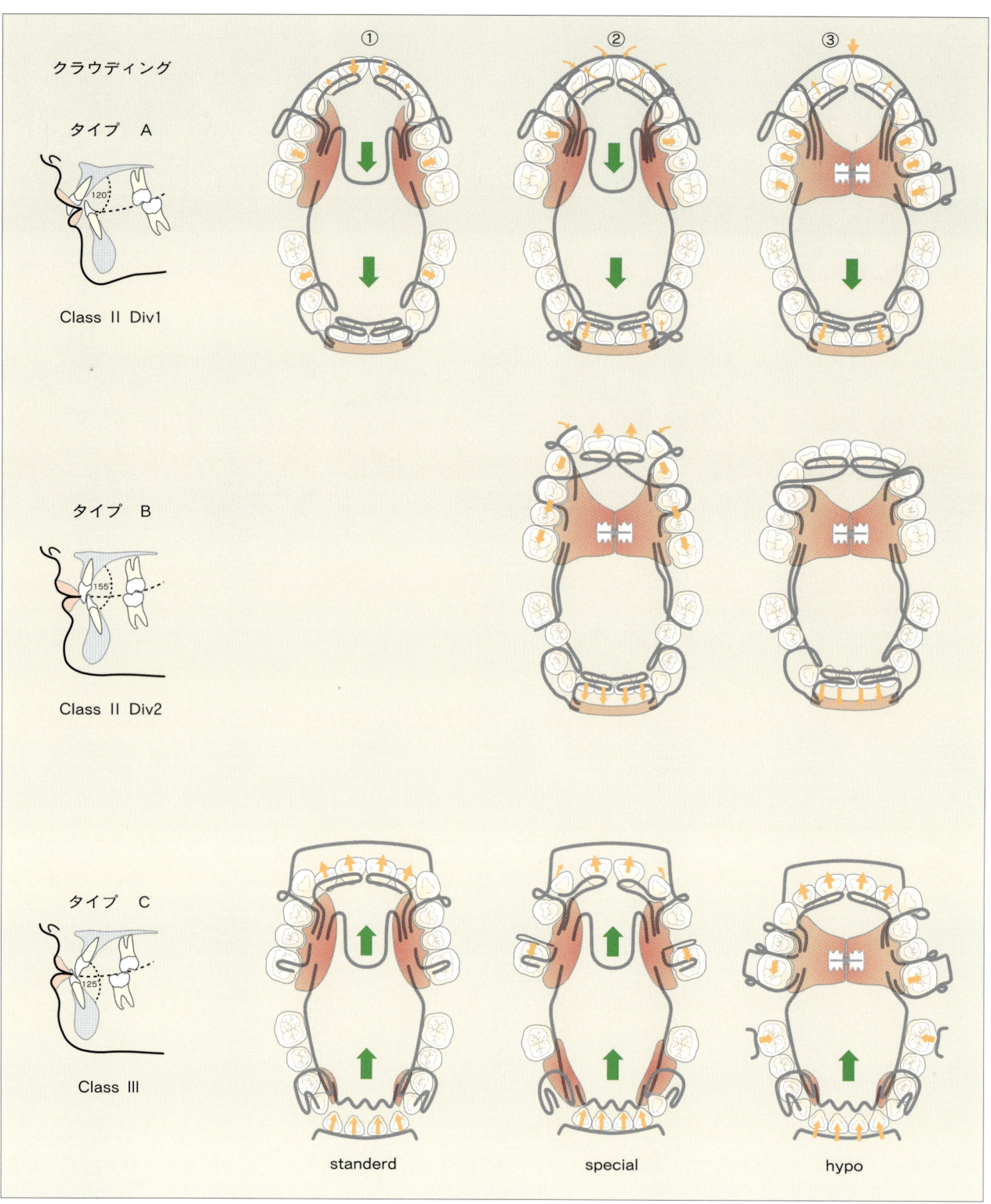

図 2-43

クラウディング

タイプ A　Class II Div1

タイプ B　Class II Div2

タイプ C　Class III

standerd　special　hypo

行われてきた．一方，米国ではこの30年間拡大は控えられてきた．われわれとしては，拡大の成功ケースが多々あるという事実に基づくと，拡大は簡単には否定しがたい，かといって遺伝的限界を超えればリラプス（後戻り）するという事実も否定しがたい．つまり，問題は個々の症例で

リラプス

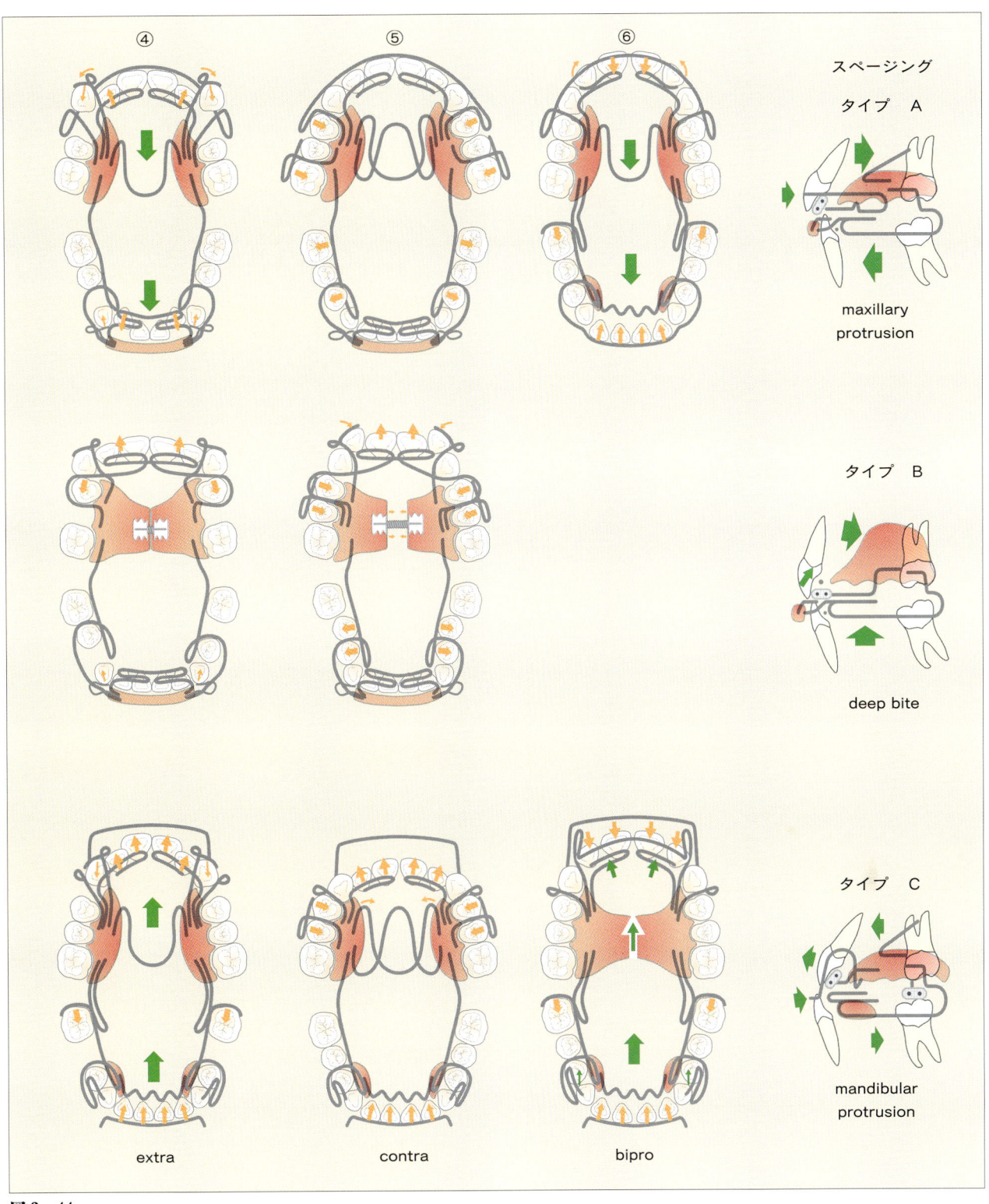

図 2 -44

側方拡大

リンガルアーチ

どこまでの拡大が可能なのか？ということになる」

図2-58に示した治療進度表は，さまざまな装置による側方拡大の効果とそのリラプスの程度を示した興味ある結果である．この表をわかりやすく解説しよう．

・1950年の2月に固定式リンガルアーチとBimlerの併用で拡大を行っ

PIFO の実践

[Bimler 各種：タイプ A]

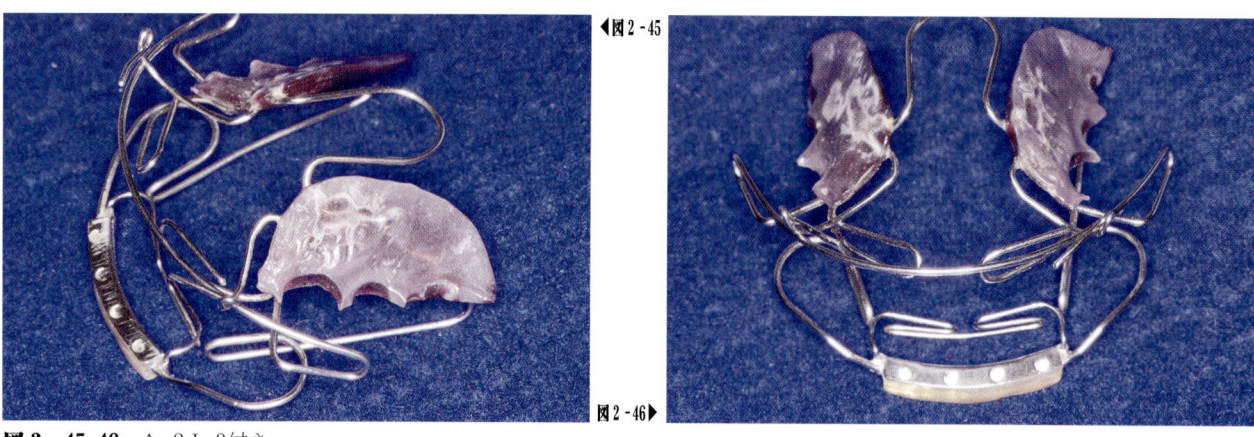

◀図2-45

図2-46▶

図2-45, 46 A-2 I-3付き．

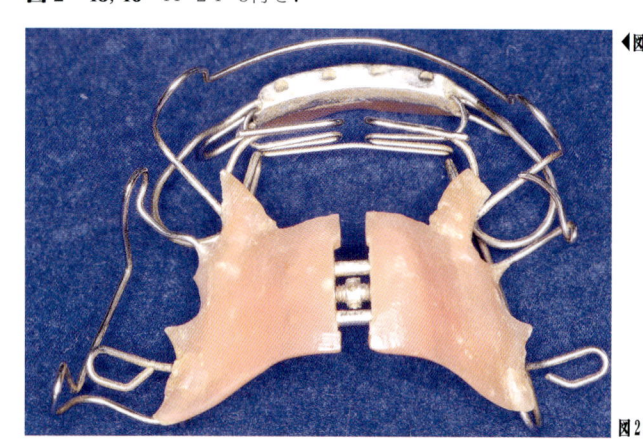

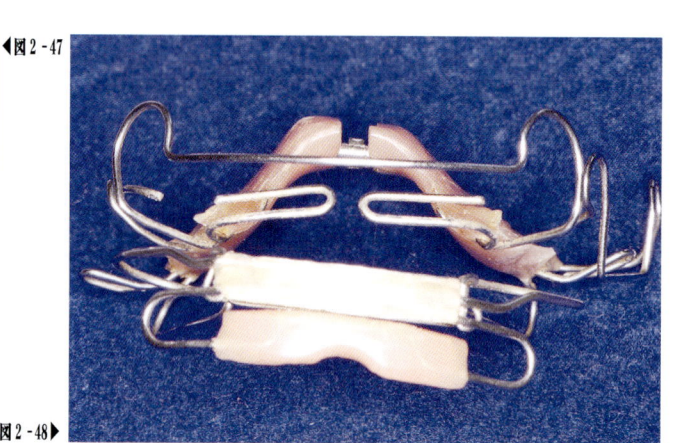

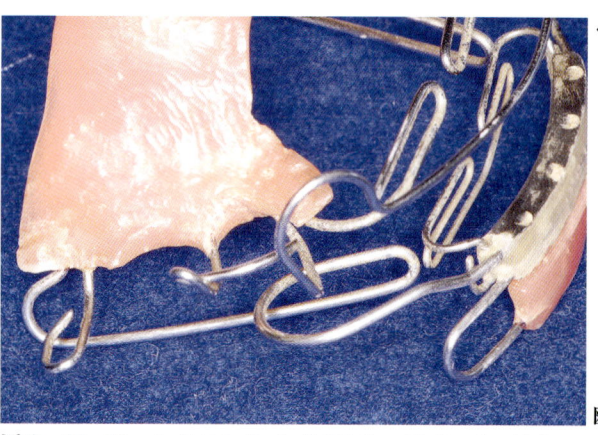

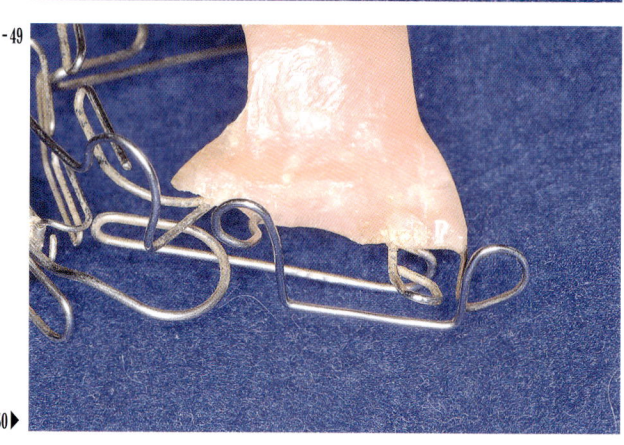

◀図2-47

図2-48▶

◀図2-49

図2-50▶

図2-47〜50 A-2 D I-5, I-6 RB リップバンパー付き．

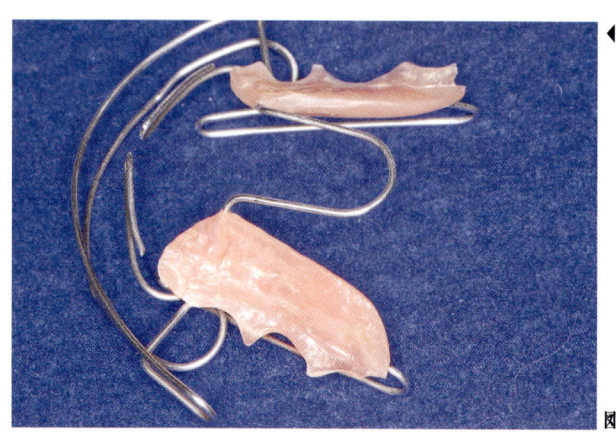

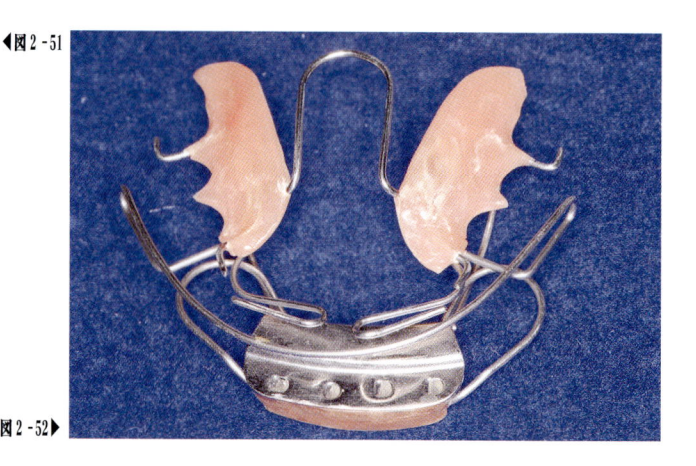

◀図2-51

図2-52▶

図2-51, 52 A-0．

CHAPTER 2

[Bimler 各種：タイプ B]

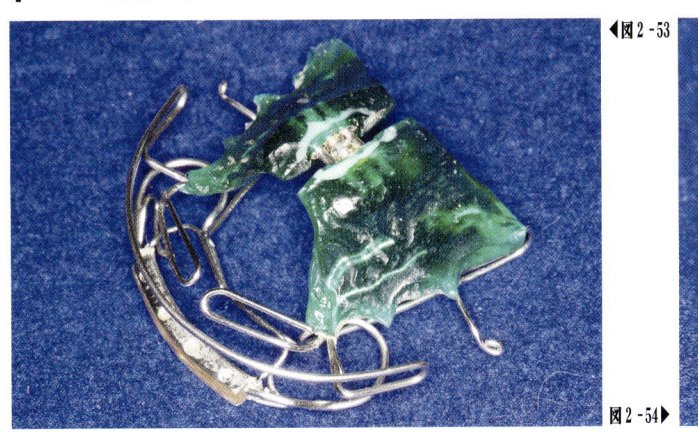

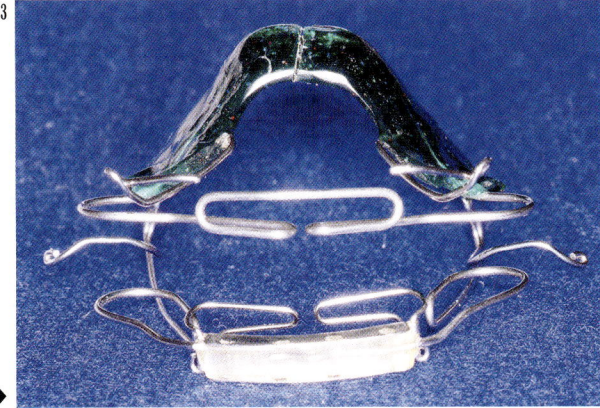

図 2 -53, 54 B - 2 I - 3, M 付き.

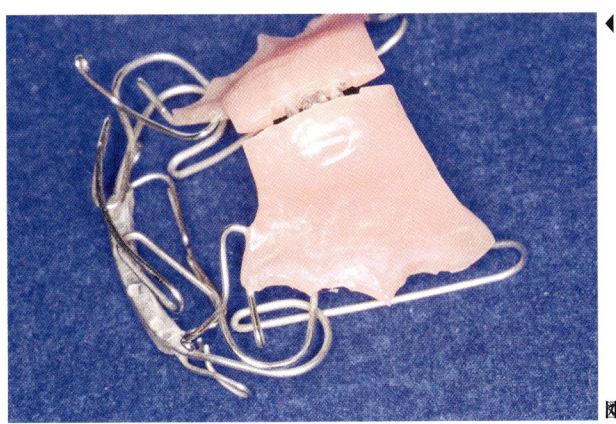

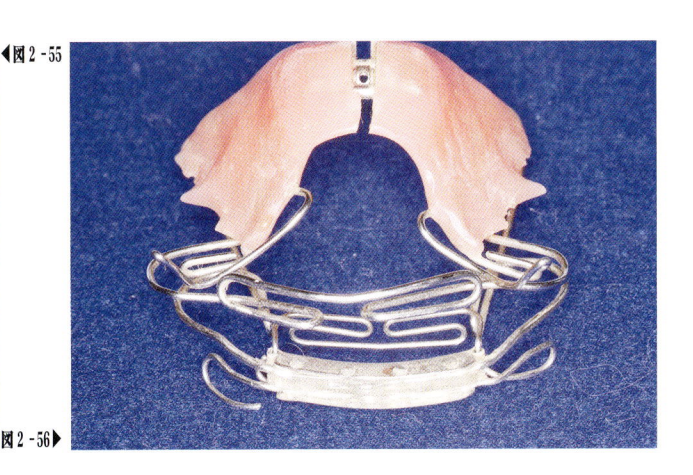

図 2 -55, 56 B - 3 I - 4 E - spring 付き.

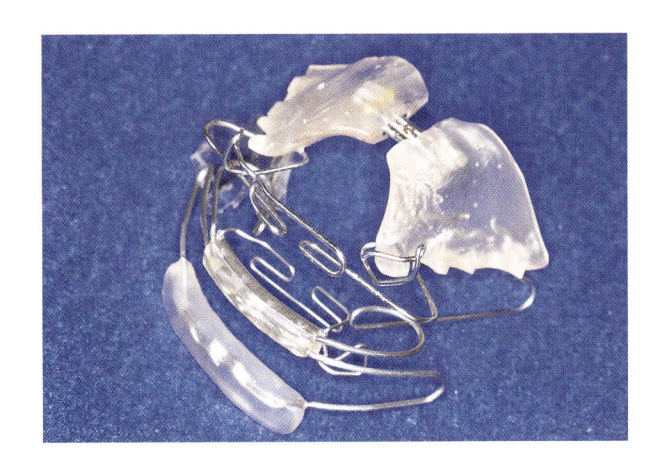

図 2 -57 B - 2 E - spring リップバンパー付き.

シュワルツの拡大床

た(緑の四角).
- 9 か月間の結果は大臼歯間では約12mm の側方拡大，小臼歯間では約 9 mm 側方拡大が達成された．
- そこで Bimler のみにしてみるとリラプスが起こり，8 か月で大臼歯間では約 5 mm，小臼歯間では約 4 mm リラプスした．
- つぎにシュワルツの拡大床を 7 か月使用して大臼歯間で約 4 mm，小臼歯間で約 3 mm 再び拡大できた(赤い四角).

29

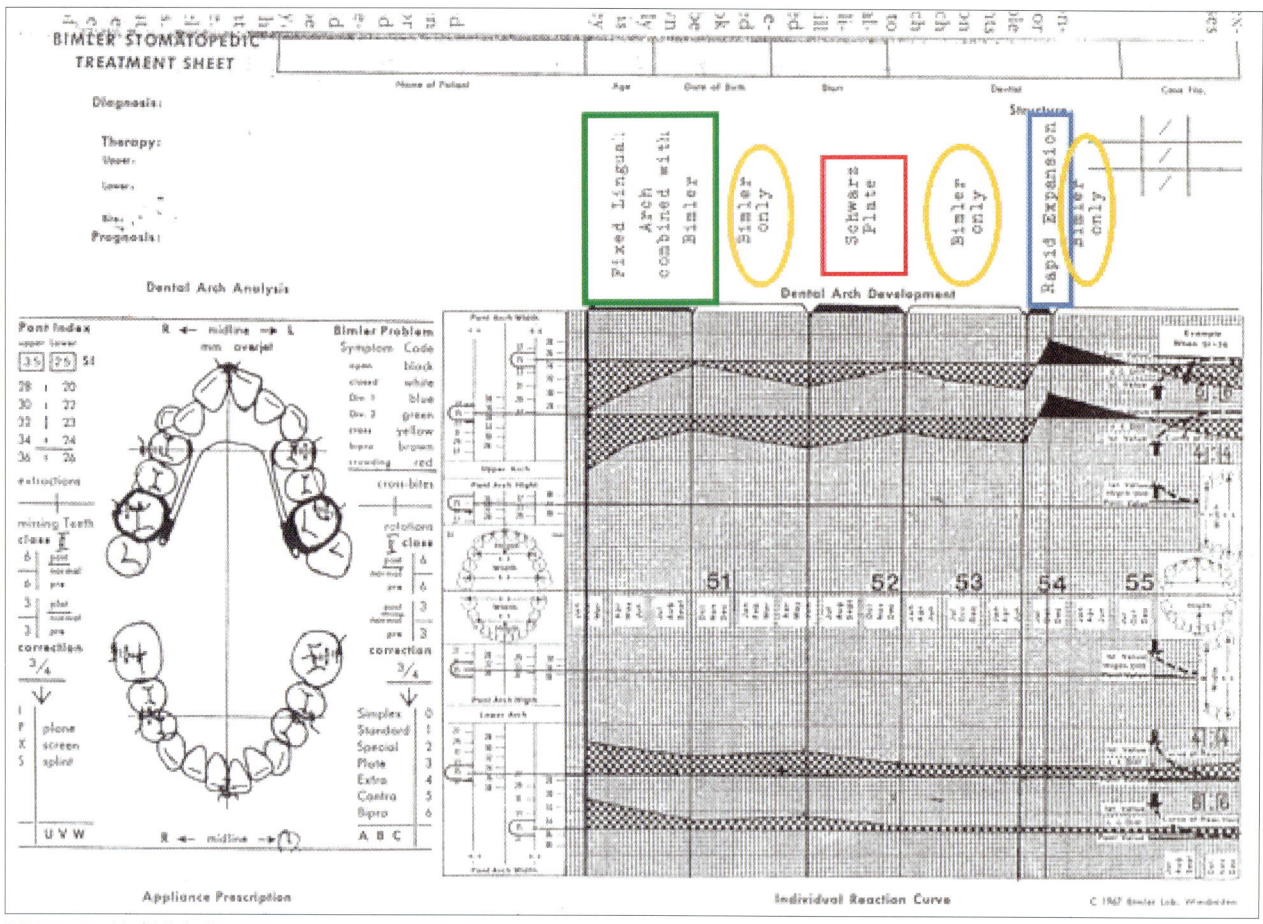

図 2-58 治療進度表.

- Bimler のみに戻して1年6か月経過すると，大臼歯間で約4mm，小臼歯間で約3mm リラプスした．
- 今度は急速拡大装置で数か月拡大した．目標とする Pont の値を超える拡大量を得ることができた． 　　　　　　　　　　　急速拡大装置，Pont
- そこでまた Bimler をリテーナーとして使用した．残念なことにリラプスは再び起こった．約2年間で10mm近く戻ってしまった． 　リテーナー

1）この症例の示すもの

- リンガルアーチ，シュワルツの拡大床，急速拡大装置のいずれも生体の適応範囲を超えた拡大ができる． 　　　　　　　　　　　　　適応範囲
- いずれの場合も Bimler のみで拡大できる範囲にまでリラプスする．
- つまり Bimler は"reflex - controlled floating appliances"（反射機能が調整する浮動式装置）であり，自動的に生体の受け入れる範囲内での拡大を行う．いいかえると，Bimler で達成された拡大量はリラプスしないということである．これはきわめて重要な特徴である． 　　　reflex - controlled floating appliances 　　　浮動式装置

[下顎頭の位置と Bimler による機能矯正治療の関係]

TMJ の解剖

- Disc
  - a：anterior band ＝ intermediate zone
  - b：posterior band ＝ articular eminence
- Attachment of Disc
  - posterior attachment
    - CPA：condylar part of the pa
    - TPA：temporal part of the pa

Posterior Attachment

- Petrodiscal pad
- bilaminar zone

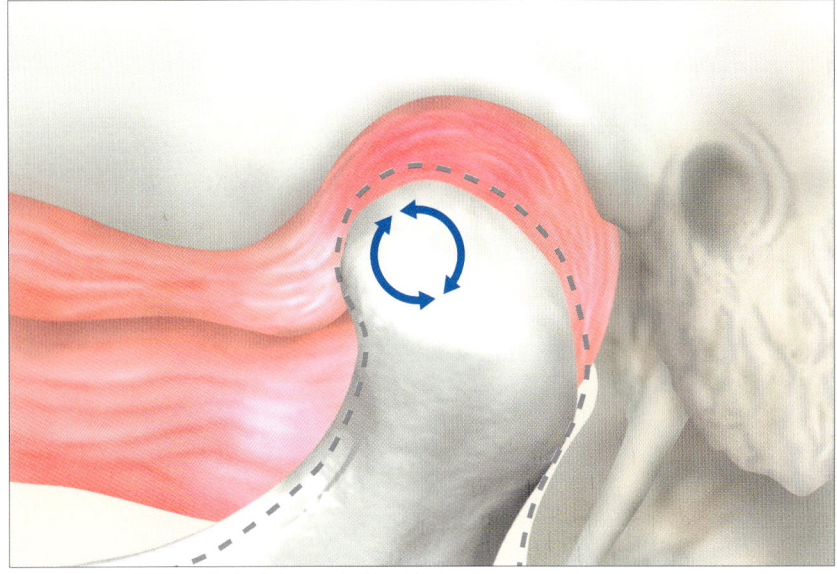

図 2-59 下顎頭の後方部分には血管や神経がある．

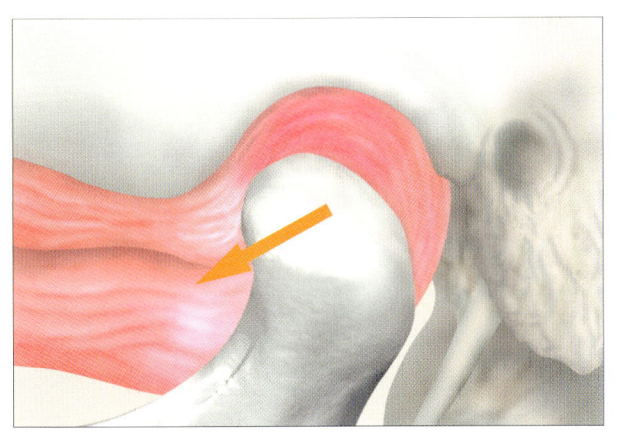

図 2-60 下顎を前方位へ．

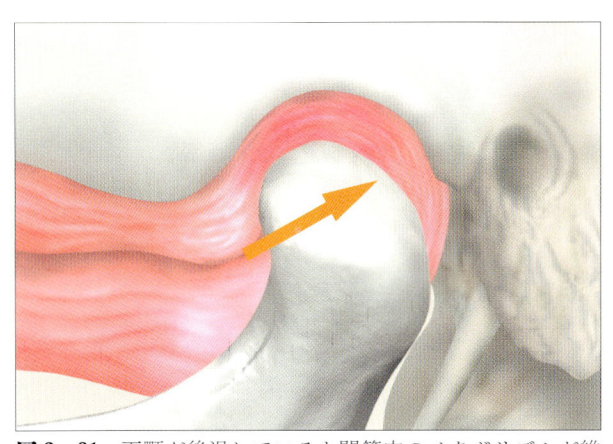

図 2-61 下顎が後退していると関節内のメタボリズムが維持できない

Bimler 装置

- 機能的―神経筋
- 顎骨への作用―骨格的バランス
- 歯への作用―歯の移動
- 為害性が最小

「歯並び」だけでなく顎位も変える

① 成長期の機能矯正治療
  - 顎位を先にコントロールして可能な限り Class I の上下顎骨関係に近づける
  - 固定式装置はその後で使う
② 成人の機能矯正治療
  - 顎位をある程度改善し，固定式装置で「歯並び」も同時に改善する
  - Vertical Dimension の安定化のために修復処置も併用する

図2-62 MUH.

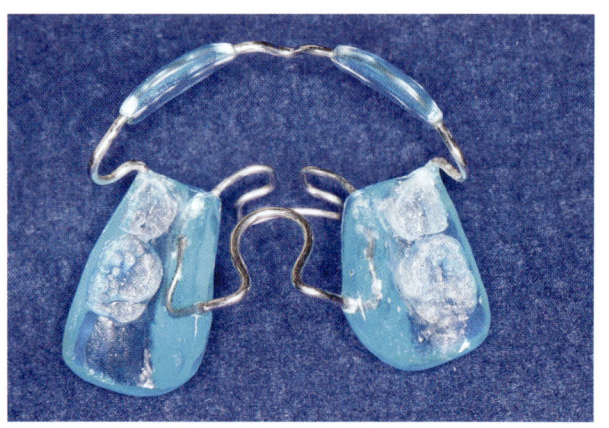

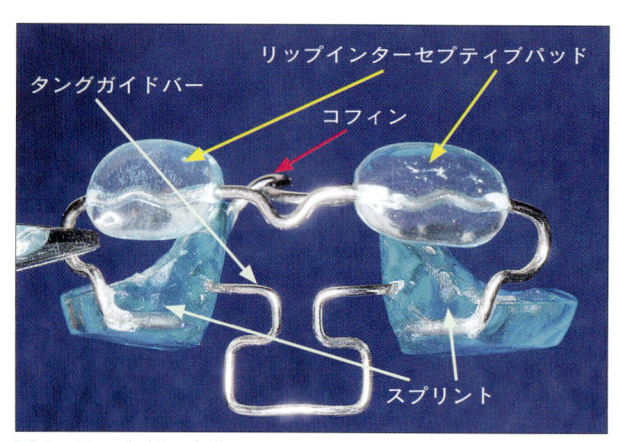

図2-63 各部の名称.

8. MUHの特徴

MUHアプライアンス（**図2-62**）は「ムーアプライアンス」と呼び，1986年に柳沢宗光氏がデザインした，とてもシンプルでかつ効果的な機能矯正装置である．機能矯正を始めたばかりの先生には，この装置を使用することによって，舌や口唇の筋肉の力がどのように不正咬合に作用しているかを理解することができる．とくに，アンテリアクロスバイトの改善というはっきりした目標がある場合は，よりわかりやすい．筆者が主催するセミナーにおいて，MUHでの治療症例を解説することが多いのもそうした理由からである．

残念ながら，まだ海外ではあまり知られていないが，以前，IAO(International Association for Orthodontics：インターナショナル矯正学会)での筆者のプレゼンテーションをみた歯科医師や歯科技工士には大変評判がよかったので，だんだん世界的に普及するものと思われる．

このFAは主として上顎骨発育不全をともなう患者に使用する．

MUHの主な作用は以下の4つである．

①上顎骨の成長促進
②下顎第一大臼歯の過萌出防止
③下顎肢の垂直的な成長促進作用
④舌のポジションの改善
など

1) MUHの構造（図2-63）

MUHの構造について解説しよう．まず，左右にそれぞれアクリリックのスプリントがある．上顎に対応する側には歯列の圧痕があり，歯列弓にゆるくはまる．この意味ではBimlerと同じフローティング装置といえる．下顎歯列弓に対応する側はつるつるした面になっており，下顎歯列はその上を滑走できる．たとえばCO‐CRのディスクレパンシーが大きい患者の場合は，下顎がこの面を滑走することできわめて短期間

にクロスバイトを改善することができる．

中央前方で左右のスプリントをつないでいるのがタングガイドバーである．これは舌が下顎前歯を唇側へ押すことを妨げる働きをする．さらに，舌をガイドして一般に低位にある舌の位置を上方へ導き，上顎骨へ刺激が伝わりやすくする．舌小帯を避けなければならないので，印象を採る場合に小帯の位置がわかるように注意したい．また，このループの部分が大きすぎても，小さすぎても効果的に舌の力を利用できない．小さすぎると舌はバーの下に入り込んでしまうし，大きすぎると粘膜を傷つけたり，下が中央に入り込んでしまうからである．

左右に2つのアクリリックのパッドがついているのがリップインターセプティブパッドである．上口唇の裏側に入り口唇を前方へ押す仕組みになっている．そのとき，粘膜を引っ張って上顎骨の発育を促進する作用が生まれる．中央の窪みは上唇小帯を避けるためでもので，これも印象が悪いと低い位置にしか設計できないので注意が必要である．そのような場合は，チェアサイドでのアジャストを忘れずに行う．

後方で左右のスプリントを連結しているのがコフィンスプリングである．MUHはBimlerほど弾力はないが，咬合圧がかかれば左右に広がるくらいの弾力をもっている．上顎歯列弓の拡大では，このコフィンをフラット-フラットのプライヤーでつかめばよいのであるが，このアジャストをしなくてもある程度までは自然に拡大される．**一般にアンテリアクロスバイトが改善するまでは積極的な側方拡大は逆効果である**．重要なことなので，よく覚えておきたい．

2）効果的なMUHの使い方

図2-64がリップインターセプティブパッドの役割をよく解説している．パッドの位置に注目してほしい．この位置が低いと図のように粘膜を引っ張らないので粘膜の下にある骨膜（periostium）に刺激が加わらない．通常MUHを装着しているときは**図2-64**Cのような状態でよいが，患者が咬み込んだ場合には**図2-64**Dのように上口唇を上前方へ押し，粘膜が引っ張られ，骨膜の面が引っぱられてギザギザになるように調整しなくてはならない．

9．症例での解説

実際の症例でみてみよう．**図2-65**は，6歳のアンテリアクロスバイトの患者である．口角が下がって富士山型の唇のかたちをしており，下口唇はそれほど反転していない．つまり下口唇は下顎前歯を舌側に押しているということがわかる．では，口腔内はどうなっているのだろうか（**図2-66**）．下顎の前歯が上顎の唇側歯肉を咬み込んでしまっている．癒合歯も存在する．歯列の改善を考えた場合，上顎に拡大床を用いようと考える先生もいるであろう．その場合は側方拡大ではなく近遠心的な

PIFO の実践

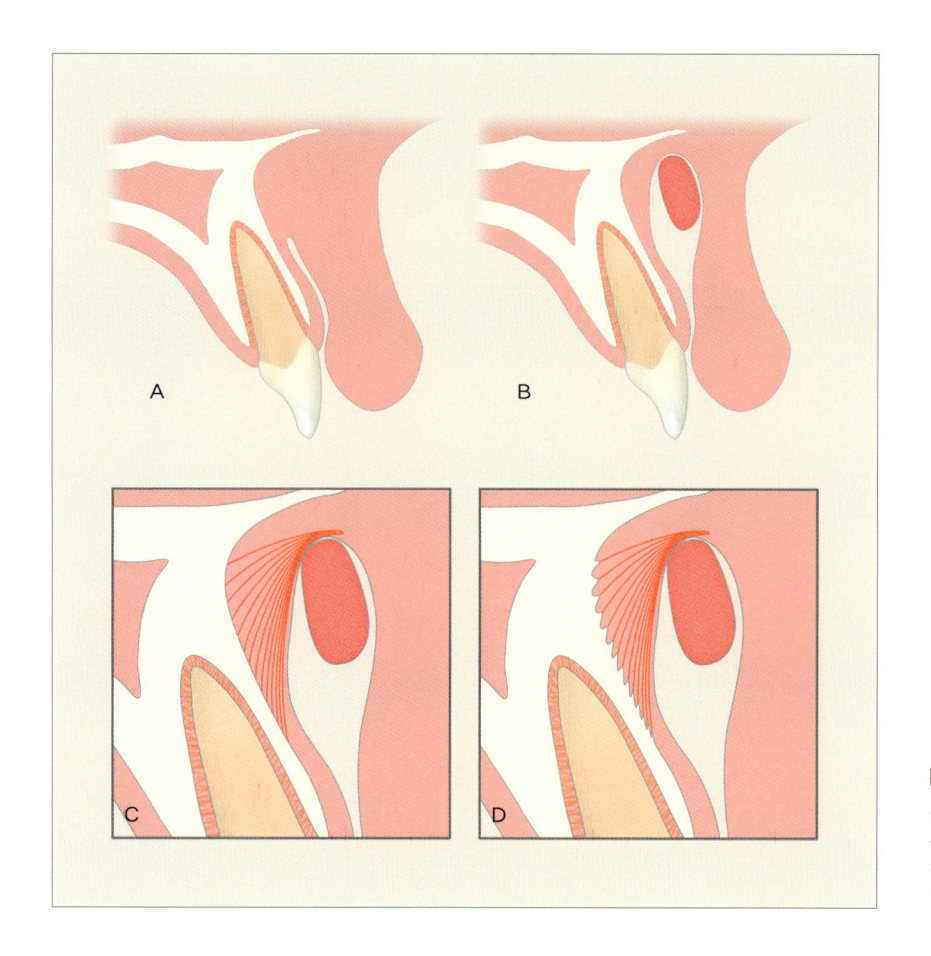

図 2-64 リップインターセプティブパッドの役割. 通常は C の状態で, 咬み込んだときは D になるように調節する. D：骨膜が引っ張られて, 骨への刺激となる.

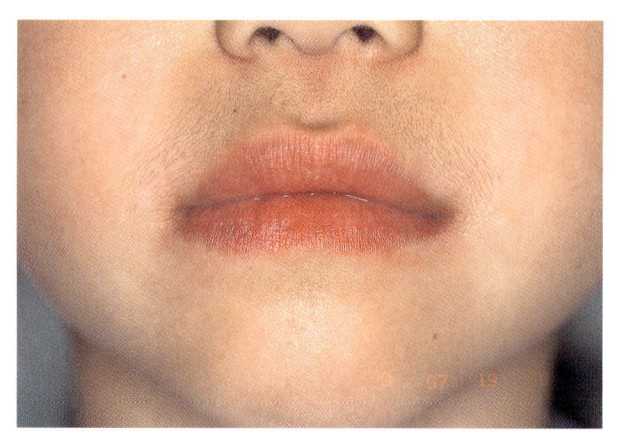

図 2-65 初診時の口元. 口角が下がっている.

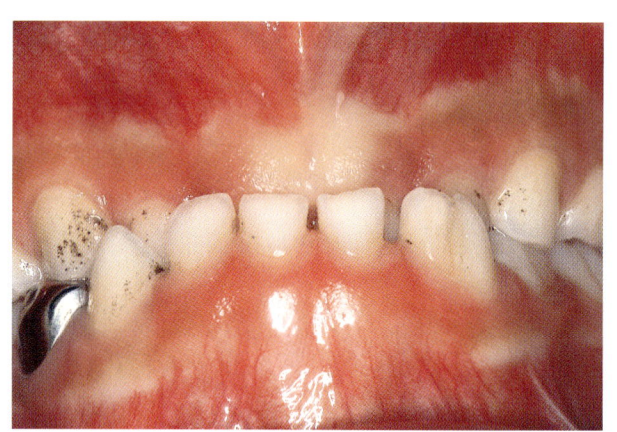

図 2-66 前歯部はクロスバイトで左右のズレもある.

拡大のほうが適切である. しかし, これも誤りではないが, 拡大床を用いたことで舌や口唇の力が変化するであろうか？ それでは本当の機能矯正にはならない. もっと積極的に舌や唇の力を利用したい. それにはMUH が適している.

1) Class III の患者の特徴

一般に, Class III の患者は**図 2-67**のように舌のポジションが低いことが多い. 可能な限り早期に舌のポジションを改善することが重要であ

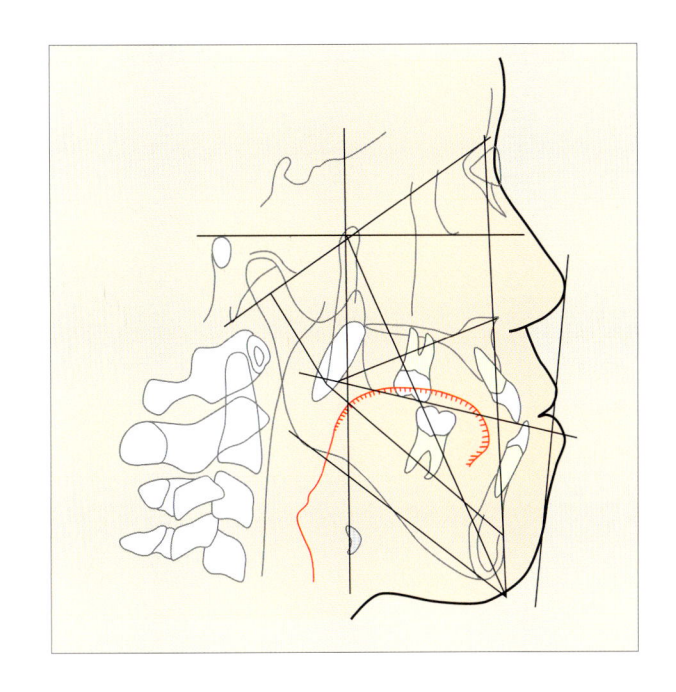

図2-67 ClassⅢの患者の例．下顎前突者の舌は低い位置にあり，下顎の前方向への成長に関与している．

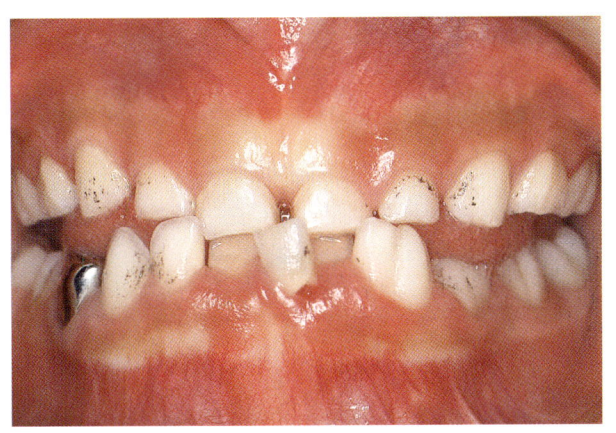

図2-68

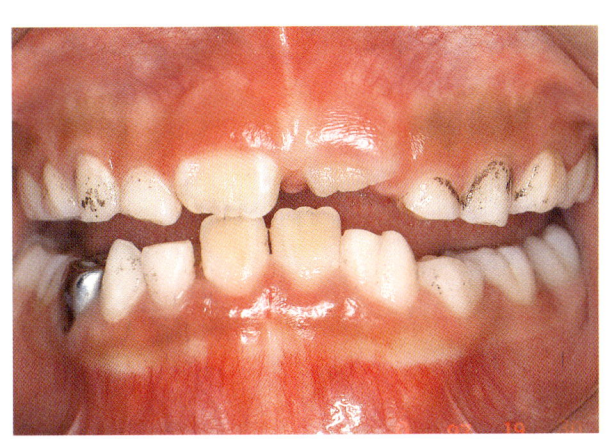

図2-69

ドイツ矯正学会の早期矯正に関する指針

中枢神経系
リモデリング，リロケーション

る．これは顎骨の成長自体に影響を及ぼすので早期であればあるほど効果的であることはいうまでもない．このことは，ドイツ矯正学会の早期矯正に関する指針にも示されている（143頁参照）．

2）アンテリアクロスバイトの改善

図2-68，69ではアンテリアクロスバイトが改善されていわゆる切端咬合（edge to edge）になっている．患者によっては数週間でここまで改善する場合もあるし，逆に何か月もかかる場合がある．それについてはセファロ分析のところで詳しく触れるが，その差の原因は骨の大きさや位置関係にある．この患者では3か月でここまできたが，一般にFAは同じ装置を約1年間用いることが多い．それは中枢神経系が適応して顎骨にリモデリング，リロケーションが起こり，咬合の安定にも時間がかかるからである．この症例は乳歯列から永久歯列への交換の時期にあた

35

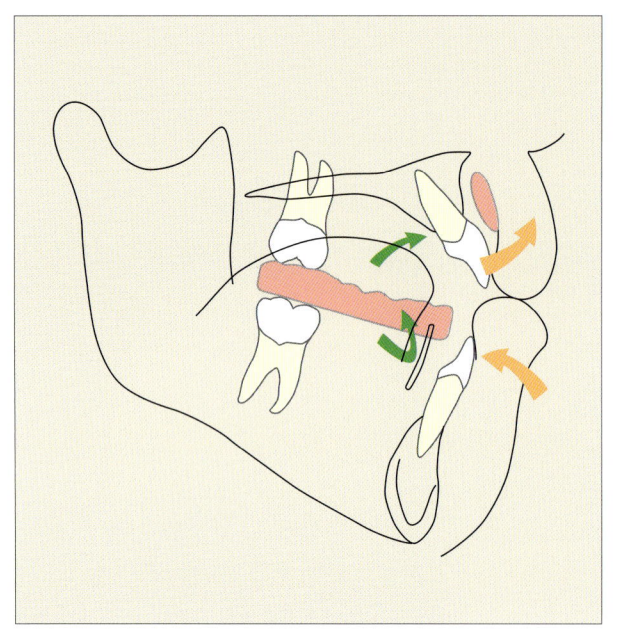

図 2-70 力の動き．黄の矢印は舌の動きを示す．

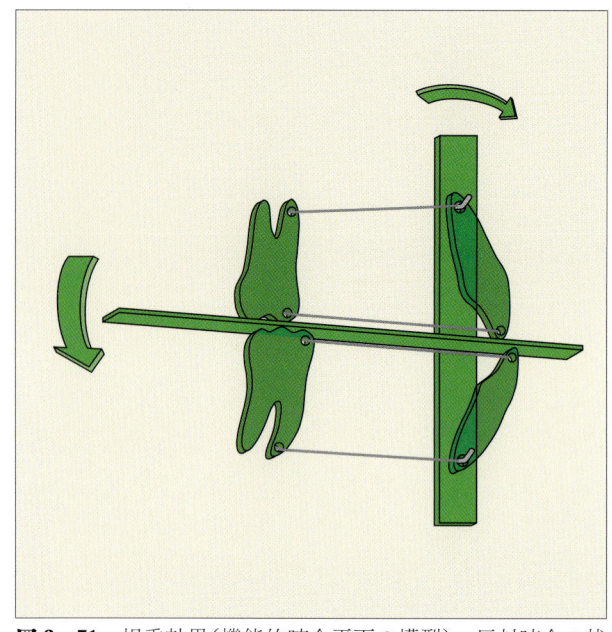

図 2-71 相乗効果（機能的咬合平面の模型）．反対咬合の状態を示している．機能的咬合平面の傾斜角度を下げ，水平位に移動することにより，被蓋は改善して大臼歯の関係はⅠ級になる．

り，永久前歯でのクロスバイトの改善はぜひ達成したい目標であった．

3）MUH の調整

ワイヤーが歯を押しているわけではないのに，なぜアンテリアクロスバイトが改善したのであろうか？ これは MUH の構造の項目で解説したように，スプリント，タングガイドバー，リップインターセプティブパッド，コフィンスプリングなどが一体となってそれぞれの役割を果たしたからにほかならない（**図 2-70**）．つまり，いくつもの作用が同時に起こることにより相乗効果が発揮されるのである．このなかでとくに注意を必要とするのが，タングガイドバーとリップインターセプティブパッドの効果である．

MUH が装着されると，これまで下顎前歯を押していた舌はタングガイドバーを押すことになる．これで下顎前歯にかかっていた舌の圧がなくなることになる．そして，下顎前歯にかかるのは主として下口唇の力になる．当然，下顎前歯には舌側へ押す力が加わり，さらにタングガイドバーで上方へ誘導された舌は，上顎前歯を唇側へ押すようになる．この作用は歯が未萌出であったり，萌出量が少ない場合にはあまり効果的ではない．効果がすぐに現れないからといって，MUH の働きが不十分とはいえない場合もあることを覚えておきたい．

重要なのは MUH のもついくつかの作用が同時に発揮されて相乗効果がもたらされるということである（**図 2-71**）．より効果的に MUH を用いるためには治療開始のタイミングも重要である．第一大臼歯をうまくコントロールしてはじめから好ましい上下の大臼歯関係を作ることがで

相乗効果

きればベストである．後の治療がきわめて楽なものになる．

もう1つ重要な点は，下顎の上行肢の発育促進効果である．**図2-72**のようなベクトルが発生することにより，下顎角がはっきりとした下顎骨の発育を狙いたいわけである．このためにはスプリントの厚みが薄すぎては効果がでない．一般には臼歯部で6mm以上は間隔が必要である．また，機能的咬合平面の調整のためにスプリントが下顎大臼歯の過萌出を抑え，上顎大臼歯に萌出のスペースを与えることも重要な調整である（**図2-73**）．スプリントの上顎側のアクリリックを削合して上顎大臼歯に萌出スペースを与える．この調整で，垂直的に良好な大臼歯関係を確保したいわけである．

図2-74〜76の患者は，固定式装置の装着をまったく希望しなかったため，2つ目のMUHを製作した症例である．**図2-76**ではMUHは十分効果的に働き，上下の4前歯が正常な被蓋になったことがわかる．ここまで改善しておけば，患者が希望すればいつでも継続治療ができる．継続治療の場合はすでにⅠ級の軽度の叢生の治療になるので，簡単に対処することができる．

最後に，今まで述べてきたMUHの選択基準，機能，製作法の要点をまとめて列挙する．

MUHの選択の基準
①上下顎骨の発育状態に着目
- 上顎骨の発育は十分か？
- 下顎骨の過成長はあるか？

②側貌などから中顔面の発育不全が著しいかどうか
- 必ずセファロ写真を撮りBimlerの分析で実際の上顎骨と下顎骨の大きさを測る
- Skeletal DiagramでClass Ⅲには3タイプある．患者がそのどれにあたるのかをBimlerの分析結果から確認する

③こうした顎骨の分類とは別に
- アンテリアクロスバイトがあるか
- ポステリアクロスバイトがあるか

MUHの機能
①上顎骨への発育促進作用
②上下の口唇の閉鎖訓練作用
③舌のポジションの上方への誘導作用
④下顎前歯へかかる舌圧の解除作用
⑤舌圧による上顎の口蓋前方部の発育促進
⑥CO-CRディスクレパンシーの解除作用

下顎の上行肢
下顎角

下顎大臼歯の過萌出

舌圧

PIFO の実践

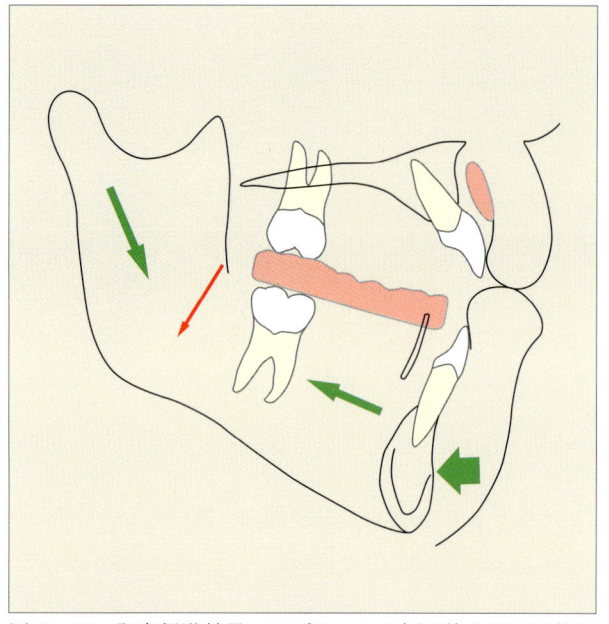

図 2-72 発育促進効果．スプリントの幅が狭すぎては効果がでない．一般には臼歯部で 6 mm 以上は間隔が必要である．オトガイ部分からの力は矢印の方向にベクトルを加える．下顎骨が矢印方向に成長してほしい．

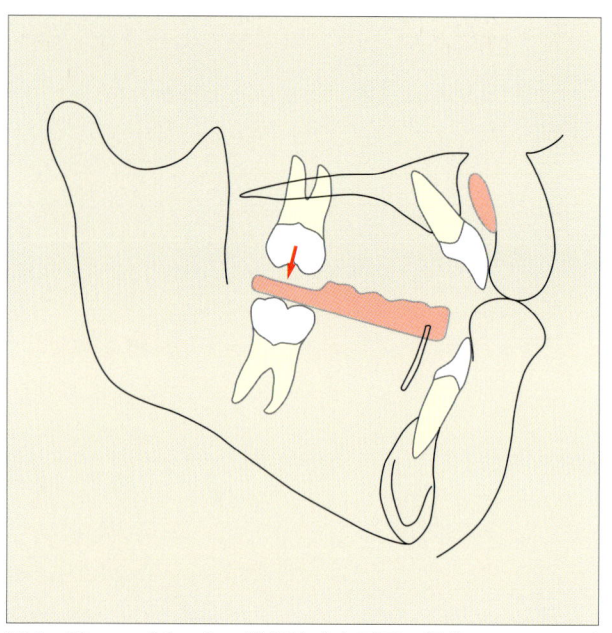

図 2-73 スプリント．機能的咬合平面の調整のためにスプリントが下顎大臼歯の挺出を抑え，上顎大臼歯に萌出のスペースを与える（萌出促進）．

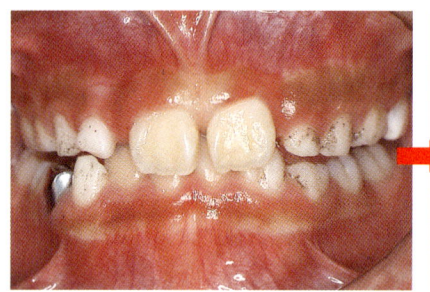

図 2-74 切端咬合まで改善．

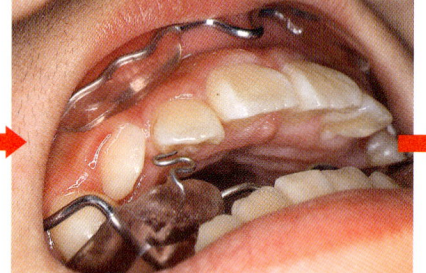

図 2-75 2 つ目の MUH を使用．

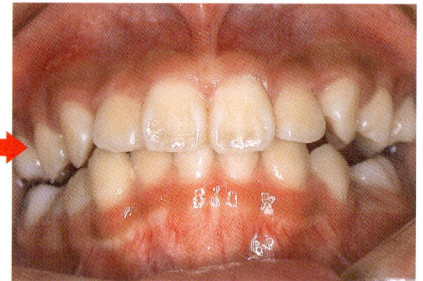

図 2-76 上下 4 前歯は通常な被蓋となる．

MUH の製作時の留意点
①構成咬合の必要がない
②上下顎の距離が重要
③上唇小帯と舌小帯の位置と長さがわかるように印象を採る
④下顎がどのくらい後退するかをあらかじめチェック
- ロールワッテを 3 分くらい咬ませておいてマニュプレーションで，下顎を押してみる．切端咬合ができるかどうかをみる

混合歯列期に MUH を用いる場合の留意点
①第一大臼歯の垂直的なコントロールが重要
②萌出が遅れぎみの上顎大臼歯には刺激を与えて萌出を促進
③アンテリアクロスバイトが十分に改善するまでは積極的な側方への拡大は行わない
④下顎歯列に固定装置やリップバンパーなどが同時に使えるという利点

リップバンパー

CHAPTER

3

PIFO の診断

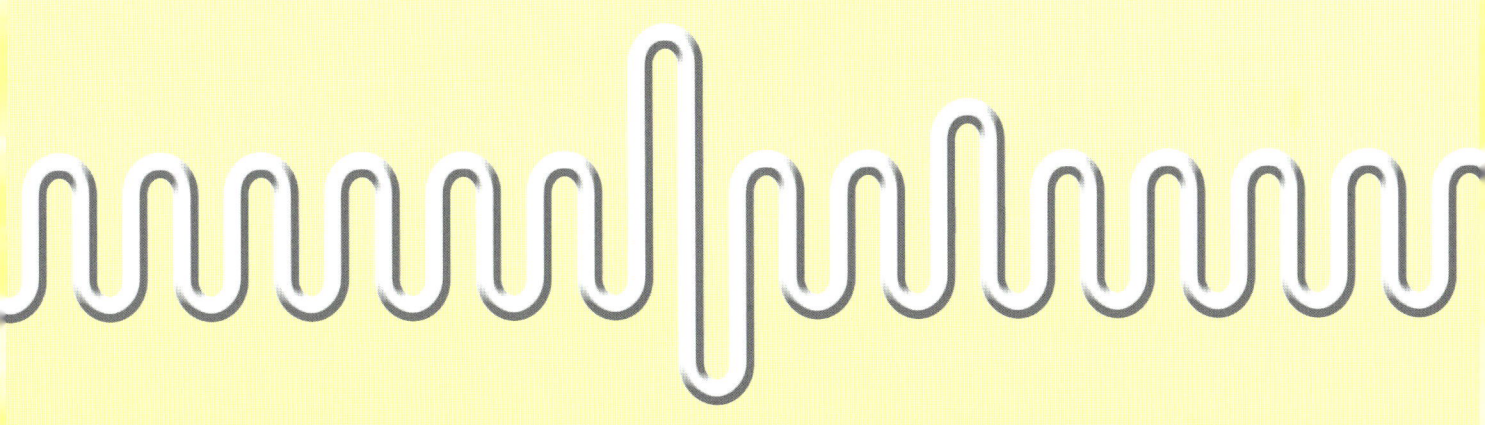

1. パノラマエックス線写真による診断

　PIFO では成長途中の子どもたちが対象であるため，パノラマエックス線写真による診断はその重要性が高い．

　PIFO では，パノラマエックス線写真を利用して，
①歯の数とその異常
②顎骨の成長の度合い
③上下のバランス
④歯の大きさとその萌出順序
⑤萌出スペースの過不足

などをみる．これらの診断のためには，上下の歯列を咬合させた状態で撮影するほうがよい．とくに，上顎骨と上顎歯列の診断は重要であり，そのためには上顎骨と下顎骨の違いを理解しておきたい．上顎骨は下顎骨と異なり，頭蓋骨といくつかの骨縫合でつながっている．すなわち，側頭骨や後頭骨の発育とその形状に大きく影響を受けることを念頭にした診断が必要である．

1）パノラマエックス線写真診断の重要性

　矯正治療の必要性について患者あるいはその保護者に説明する場合，もっとも効果的でわかりやすい説明をするためのツールとしてもパノラマエックス線写真は重要である．実際には説明のためばかりでなく，診断の面でも，とくに成長期の矯正治療に関してはセファロ写真と同等あるいはそれ以上に重要である．それでは，症例を通して説明してみよう．

　図 3-1 に示したのは 6 歳児を想定した歯列である．以下に各部について説明していく．

- 5 は永久犬歯である．梨状口の近くに位置している．
- 1 の乳犬歯の根尖はほぼ完成している．
- 2 は永久中切歯である．それらの根の形成が始まっている．
- 7 は乳歯の脱落の準備のため，歯槽骨の歯頸部部分が破壊され始めている．
- 4 は永久側切歯である．歯冠の一部が完成し，中切歯の舌側に位置している．

　もしも同じ高さに永久歯のすべての歯冠が形成されたら，もっと広いスペースが必要になる．高さをズラすことにより狭いスペースが工夫して使われている．

　図 3-2 は 7 歳の女児のパノラマエックス線写真である．上下顎のとくに anterior section（前歯相当部）が小さく，狭いことがわかる．乳歯列・混合歯列での矯正治療ではパノラマエックス線写真の情報はきわめて重要である．この場合は上下顎とも前歯部の成長促進が重要な治療となる．

　図 3-3，4 は large anterior section，つまり乳歯の 6 前歯間にスペースが十分あり，永久中切歯の歯冠はやや小さめというケースである．ま

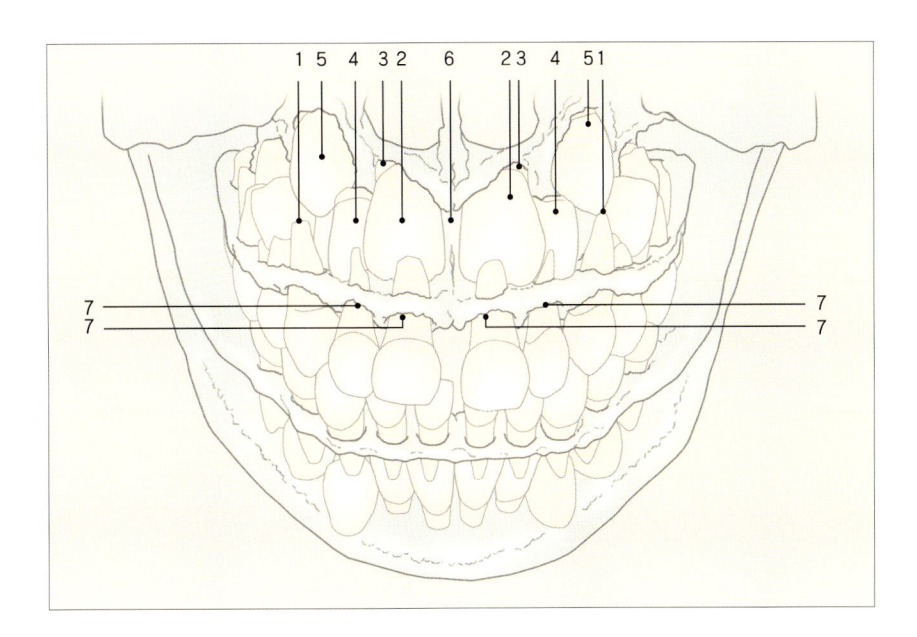

図 3 - 1

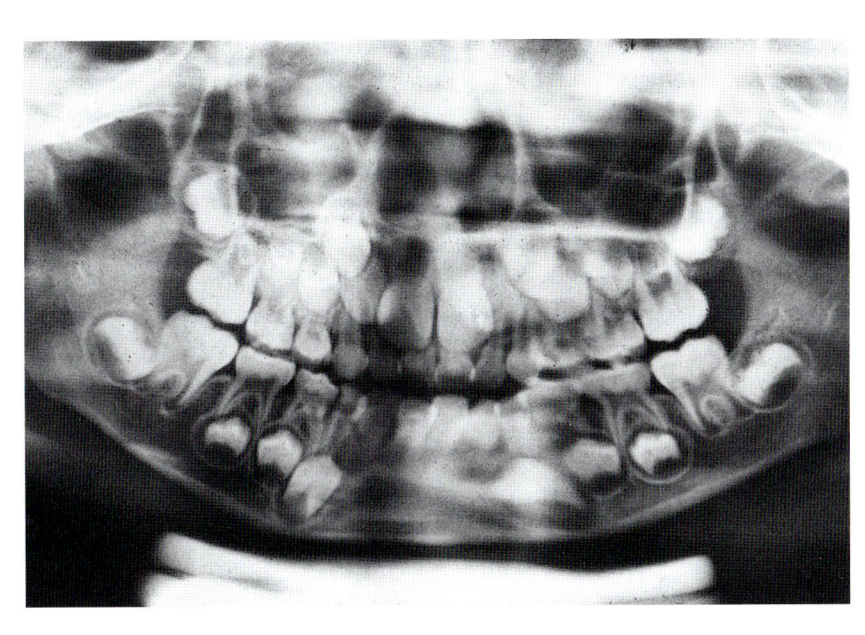

図 3 - 2

離開

プレマキシラ，上顎前方部

medium anterior section, 前歯相当部,
中等度

ずpのレベルでの位置関係をみてみよう．後続の永久歯の歯冠は正中を除いて接触している．赤い矢印で示すように，正中にはかなりの離開がある．それぞれの歯はローテーションをしていない．

さて今度はqのレベルでみてみよう．乳歯の根の舌側の永久歯の歯冠が接触はしていないものの，やや重なり合う状態である．しかし，青い矢印の部分と黄色い矢印の部分にスペースがあることに注目してほしい．また，これが十分に成長したプレマキシラ（上顎骨前方部）の状態であることを覚えておこう．

図 3 - 5，**6** は medium anterior section，つまり前歯相当部が中等度の大きさの場合である．**図 3 - 3**，**4** よりは乳歯の歯冠が近寄っているが，まだそれぞれのあいだには隙間がある．この場合をpのレベルでみてみよう．正中には空隙があるが，永久歯前歯の重なり具合が増して

41

PIFOの診断

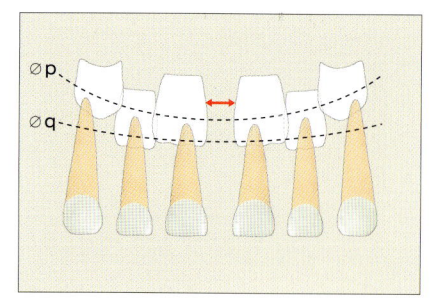

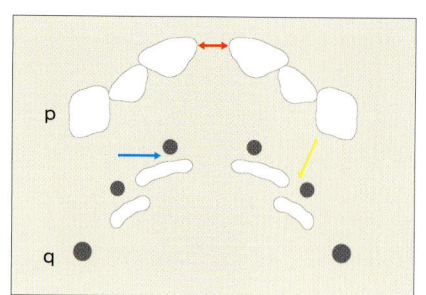

図3-3　図3-4

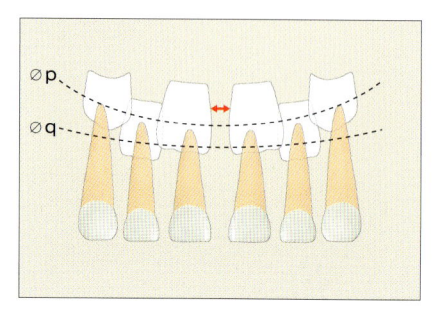

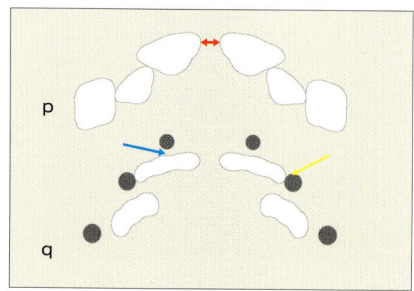

図3-5　図3-6

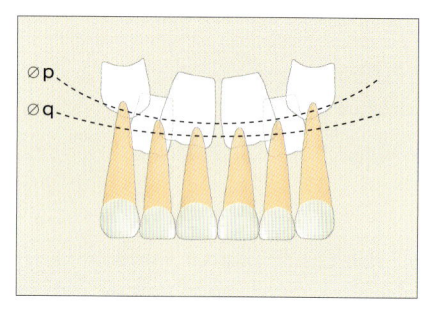

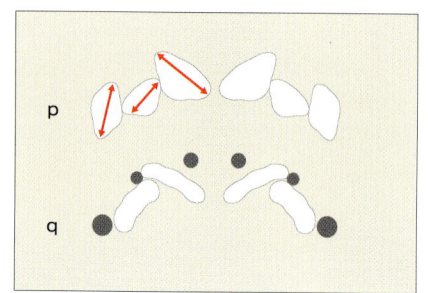

図3-7　図3-8

いる．qのレベルでみるとBの根と中切歯の歯冠が並んでいる．永久歯歯冠の重なり具合が増している．青い矢印部分は先ほどより狭くなっている．黄色の矢印部分にはスペースがなくなっている．

　図3-7, 8はsmall anterior section，つまり前歯相当部が狭い場合である．とくに日本人には多くみられるケースである．**図3-7**で示すように，乳歯列にまったく隙間がないのが特徴で，いわゆる閉隙歯列である．まずpのレベルでみてみよう．永久歯前歯はすべて重なり合いローテーションしている．qのレベルでみれば明らかなように，乳歯Aの根が中切歯の近心にあって，永久歯はそれを避けるためにローテーションしている．

　では，実際の症例でみてみよう．**図3-9〜11**のような顎骨の発育の遅延と「先天欠如」，「癒合歯」の組み合わせは少なくない．しかしながら，これまでの矯正治療の考え方では対応できない症例でもある．こうした症例は今後増加すると考えられ，「機能矯正」の重要性はますます高くなるであろう．

　図3-12は6歳2か月の男児(2003.3.31)である．上下の第一大臼歯は根の形成が著しく遅れていて萌出の準備が整っていない．このまま放置すれば，きわめて困難な矯正治療の症例になってしまう．すぐにこれ

small anterior section，前歯相当部が狭い

閉隙歯列

ローテーション

先天欠如，癒合歯

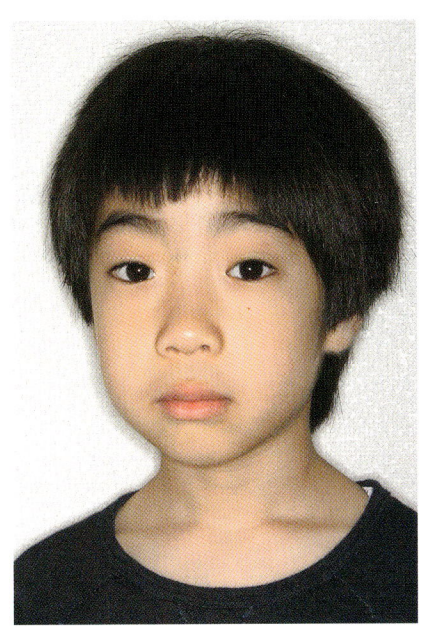

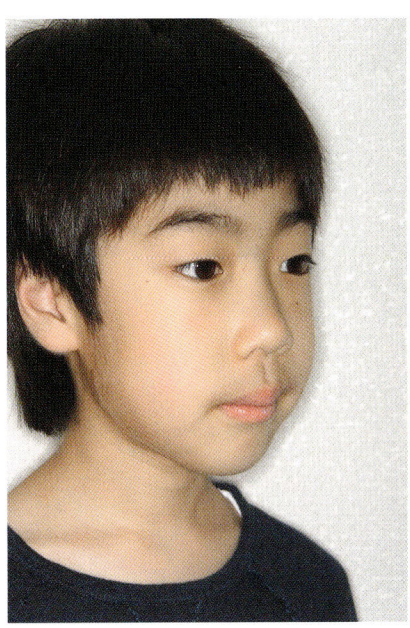

図 3-9, 10　外見では，とくにめだった特徴は認められない．

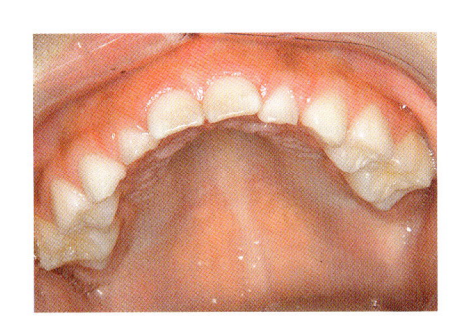

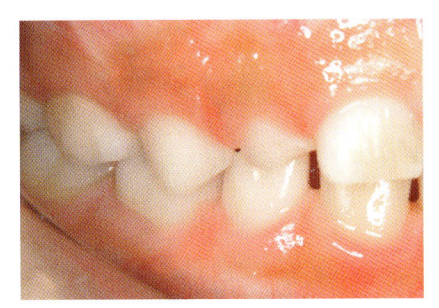

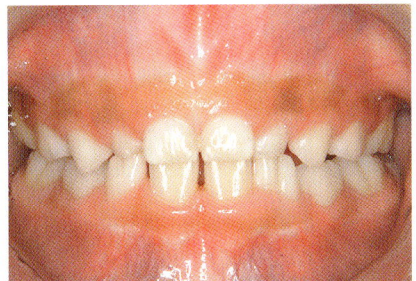

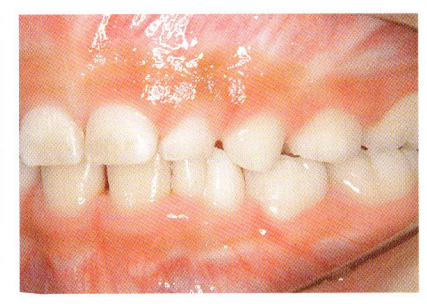

図 3-11　初診時の口腔内写真．下顎歯列では癒合歯があり，右側前歯の先天欠如の可能性がある．パノラマエックス線写真による診断が必要である．

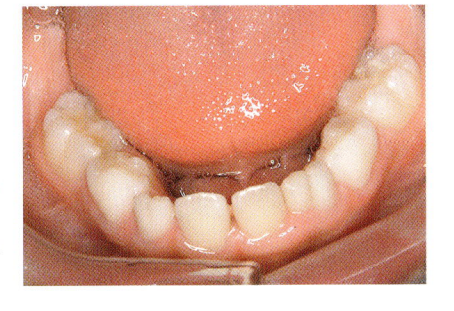

PIFO の診断

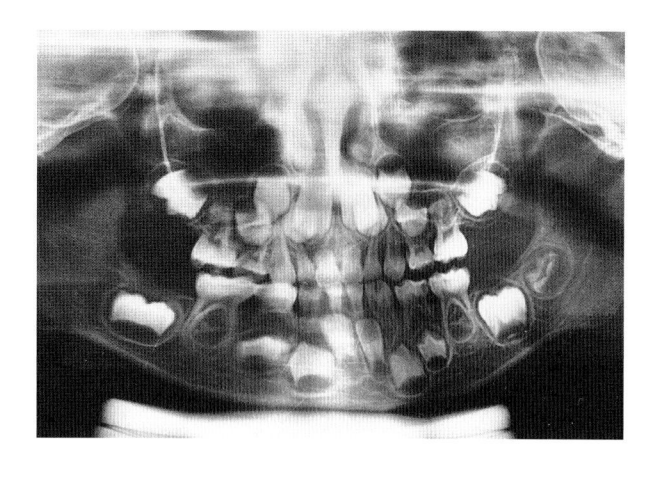

図 3 - 12

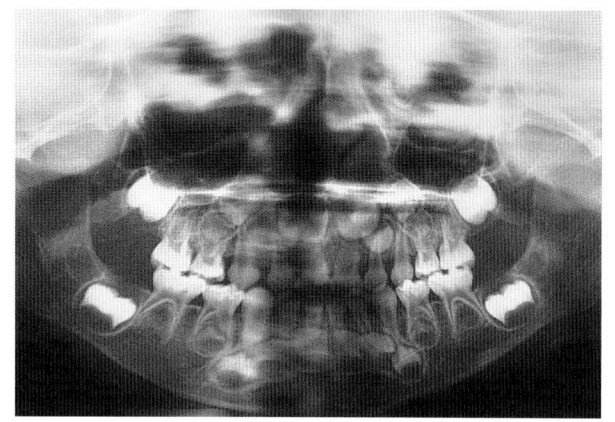

図 3 - 13

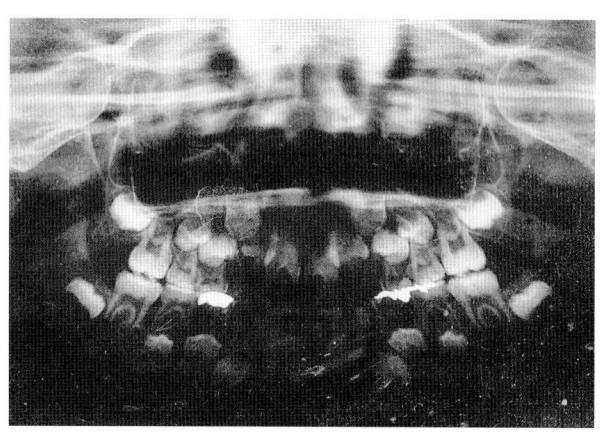

図 3 - 14

図 3 - 15

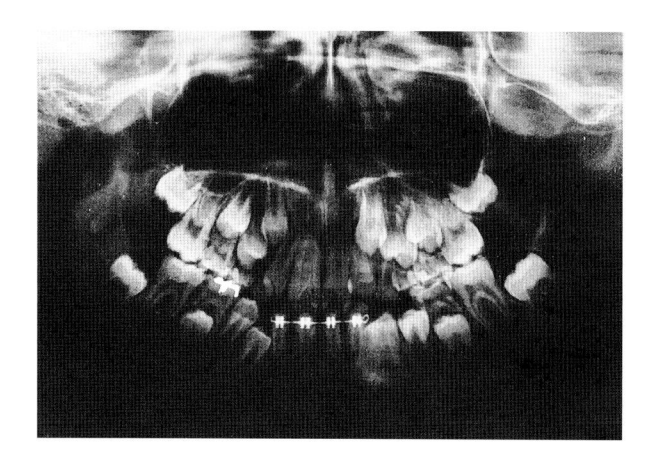

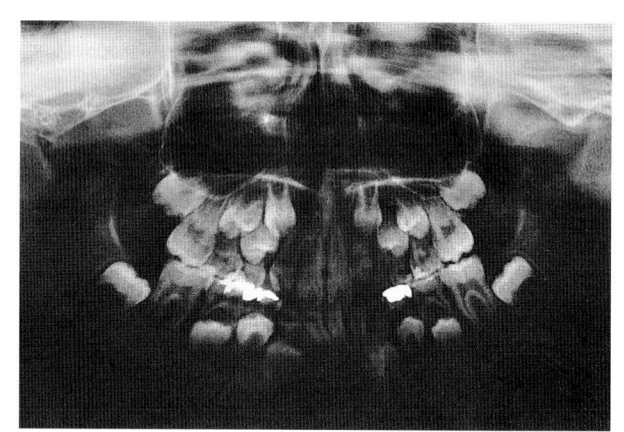

図 3 - 16

図 3 - 17

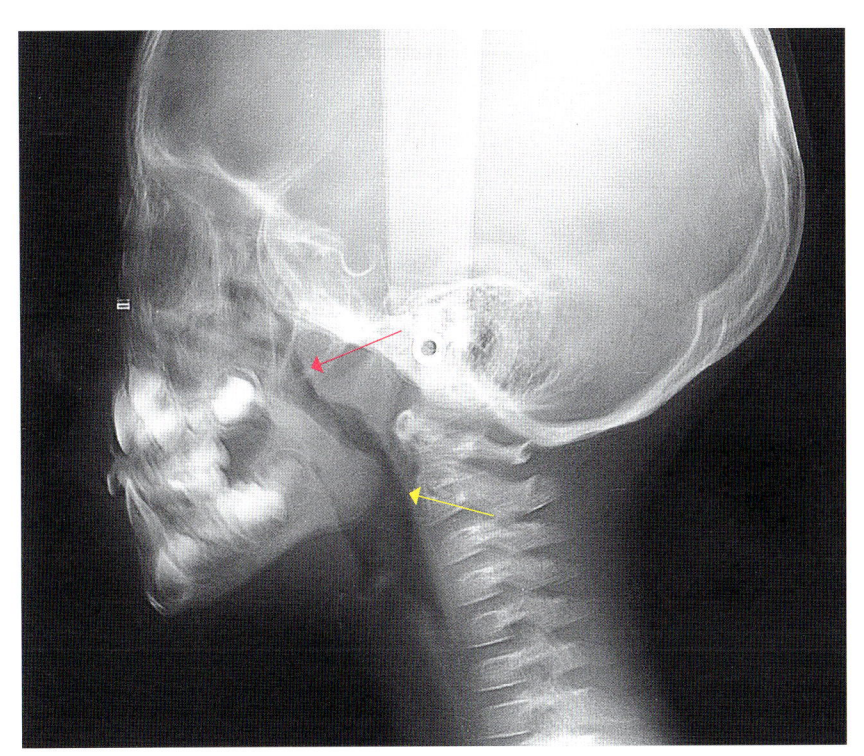

図3-18

以上の悪化を防止して発育の促進をはかる必要がある．こうした発育の遅延の症例では，母子手帳などを参考に全身的な発育の評価も行うべきである（128頁参照）．

発育の遅延
全身的な発育の評価

図3-13は3歳1か月の女児のパノラマエックス線写真である．**図3-12**の男児とは男女の差はあるものの成長・発育の差が歴然としている．**図3-14**は3年9か月後（2003. 11. 10：6歳10か月）のパノラマエックス線写真である．

一方，**図3-15**は6歳9か月の女児であるが，上下第一大臼歯は萌出し，咬合している．下顎の3前歯，上顎の2前歯も萌出している．ほぼ同じ暦年齢であるが，前のケース（**図3-12, 3-13**）の発育の遅れの著しさが理解される．**図3-16**は1年3か月後（2002. 9. 18：7歳11か月）のパノラマエックス線写真である．この症例ではBimler診断システムを適用した．**図3-17**が**図3-16**の1年後（2003. 9. 17：8歳11か月）のパノラマエックス線写真である．

Bimler診断システム

図3-18は7歳1か月の男児（2004. 2. 21）のセファロエックス線写真である．軟口蓋の下に大きな扁桃腺がはっきり認められる（黄矢印）．この気道障害はGlossoptosis（舌下垂）といい，成長を大きく阻害する．このケースでは赤い矢印で示すようにアデノイドも腫脹している．著しい気道通過障害である．こうした障害は脳への酸素供給不足を招き，身体的な成長発育の遅ればかりでなく，精神的な発育の遅れにもつながる．このGlossoptosisの子どもたちはPIFOの重要な対象者である．見逃してはならない．このことからもエックス線写真の重要性が理解されよう．

軟口蓋，扁桃腺
気道障害，Glossoptosis，舌下垂

脳への酸素供給不足
精神的な発育の遅れ

45

2. Bimler の診断システムの応用

Bimler の診断システムの構成は，
① Bimler のセファロ分析
② Bimler の歯列分析
③ Bimler の治療経過表
の3項目からなる．

1) セファロ診断の重要性

矯正治療において，なぜセファロ分析は重要なのであろうか？　そのもっとも重要な役目は，われわれが矯正治療を行うことによって改善できることとできないことを治療を開始する前に知ることである．そのためには，
①頭部全体のバランスを知る
②外科的処置以外矯正治療でできる範囲を知る
③治療の方向性を知る
④大まかな予後の良・不良を知る
ことがまず求められる．診断が正しければ，必ずゴールに辿り着くものである．その正確な診断には，
①問診
②パノラマエックス線写真
③セファロ写真
④口腔内写真
⑤模型
が不可欠であることは論を待たない．

よいセファロ分析を行うためには撮影時のオリエンテーションも重要である．セファロ写真撮影時の留意点を以下に示す．
①姿勢(頚椎が伸びるように)
②咬合(臼歯部を咬合させる)
③目線(フランクフルト平面が床と平行になるように)
④鼻の位置(Bimler 分析のためには鼻の位置からフィルムの端までの5 cm ほしい)
⑤イヤーロッドの位置(左右がしっかり外耳に入るように)

機能矯正の実践のためにはどのようなセファロ分析法が有効なのであろうか？　前々章ですでに解説したように，機能矯正治療は3つのフェイズからなりたっているので，はじめは歯そのものの問題はそれほど重要ではない．フェイズⅠ，Ⅱでは機能と骨格を重視しているので舌の位置や気道の状態，骨の大きさや位置関係がよくわかる分析法が必要となる．そう考えると，
①多くの計測点が歯でなく骨にあること
②混合歯列や乳歯列でも応用できること

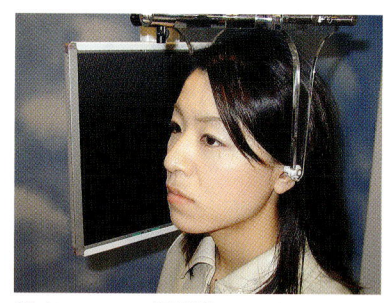

側方セファロ撮影時のオリエンテーション．

③年齢の変化に応じて比較できること

の3つが重要であることがわかる．

　では，実際にはいったいどのような分析法が機能矯正に向いているのであろうか？　これを前述のものとは違う角度からみてみよう．われわれに必要なのは，

①顔と顎骨の調和の程度がわかること

②上顎と下顎の前後的な関係のみならず，それぞれの頭蓋との関係もわかること

である．こうした条件を満たしているのは Bimler，McNamara の分析法である．現在，筆者らはこれに Ricketts の分析を加えて診断に応用している．

　図3-19は Bimler セファロ分析の日本語版テキストである．1977年に "Removable Appliances(可徹式矯正装置)" というタイトルで Dr. Thomas M Graber が編集した本が出版されて以来，英語版ではこの分析法が一部紹介されたが，日本語版では Bimler Appliances の章自体がカットされたため，日本への紹介がないまま25年経過してしまったという過去がある．日本語版テキストは，多くの歯科医師にこの有用な分析法を知ってもらうことを目的に，筆者が編集し直したものである．この表紙でもわかるように，モノクロでなくカラーの分析法である点も大きな特徴である．では，その一部を紹介しよう．

2）Bimler のセファロ分析

　Bimler のセファロ分析の水平的基準線は FH(フランクフルト平面)で，垂直的基準線は PTV(翼状窩)を通る線である．Bimler のセファロ分析には，他の分析法と異なるユニークな点がいくつかある．その1つが，現在使用されている多くの分析法が右向きの顔貌を使用するのに対し，Bimler のセファロ分析では左向きの顔貌を採用している点である．この本では分析の解説部分では左向きを採用しているが，実際の症例の解説ではその他の分析法をも使うため，右向きとした部分もある．つぎに，Bimler のセファロ分析では，norm(平均値)と患者の計測値を比較して平均値からの隔たりを知ることよりも，患者の計測値同士のバランスに重点が置かれているという点があげられる．簡単にいえば，大きい顔の人は大きいなりに，小さい顔の人は小さいなりにバランスがとれているかどうかが重要なのであって，それぞれの値が平均値からどれくらい離れているかが重要なのではないということである．このことは，臨床ではとくに有用な考え方であるといえる．

　図3-20に Bimler 分析で使用する計測点を示した．そのなかで Bimler の分析で特徴的な計測点はつぎの通りである．まず，オトガイの裏側に mentale(メンターレ)がある．つぎは noch(ノッチ)で，下顎の下縁でへこんだ部分である．下顎骨の最長の長さをはかるために必要な下顎頭の端を condylion(コンダリョン)という．最後が AP(エーピー)，apicale(ア

顔と顎骨の調和

上顎と下顎の前後的な関係，頭蓋との関係

Bimler の分析，McNamara の分析
Ricketts の分析

Removable Appliances，可徹式矯正装置，Dr. Thomas M Graber

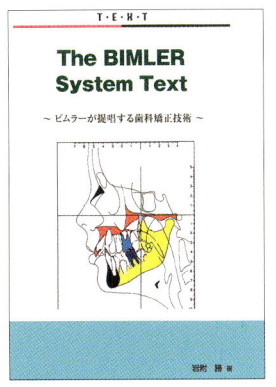

図3-19

右向きの顔貌
左向きの顔貌

平均値，計測値同士のバランス

計測点
オトガイ
メンターレ，ノッチ，下顎の下縁
下顎頭の端
コンダリョン，アピカーレ

PIFO の診断

Bimler 分析で使用する計測点

- SELLA
- NASION
- ORBITALE
- CAPITURARE-C
- PORION
- ANS
- AP
- CONDYLION　下顎頭の端を condylion（コンダリヨン）
- A
- PNS
- AP（エーピー）＝ apicale（アピカーレ）で上顎第一小臼歯の根先部分
- B
- GNATHION
- GONION
- "notch"　noch（ノッチ）
- MENTALE　オトガイの裏側に mentale（メンターレ）
- MENTON

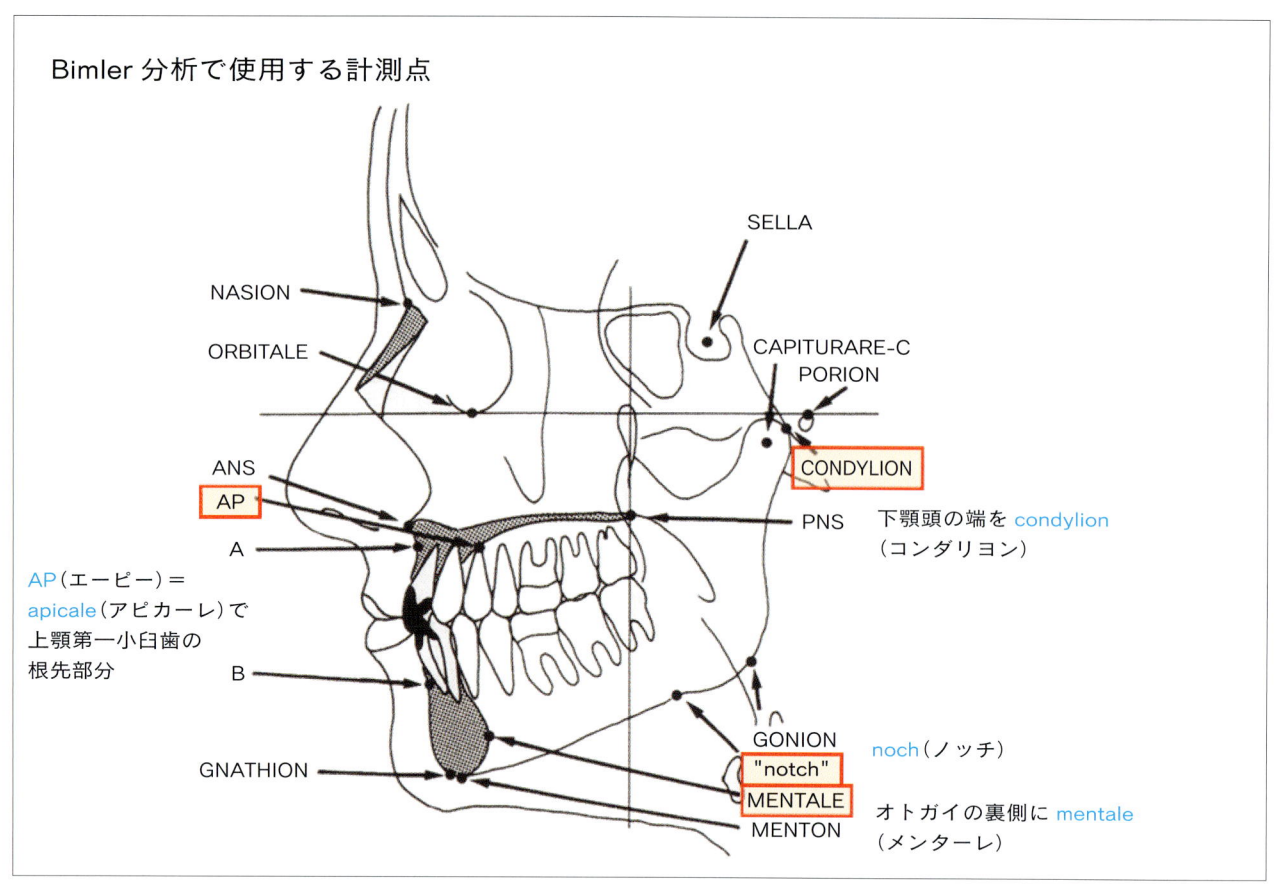

図 3 - 20

Suborbital Facial Index

1. A 点から FH に垂線
2. 下顎頭の中心の capiturale を通る線
3. オトガイのもっとも下の点の menton を通り FH に水平な線

DEPTH　84
HEIGHT　86
Difference in mm　2

facial type ＝縦の数値から横を引いたもの＝86−84＝2

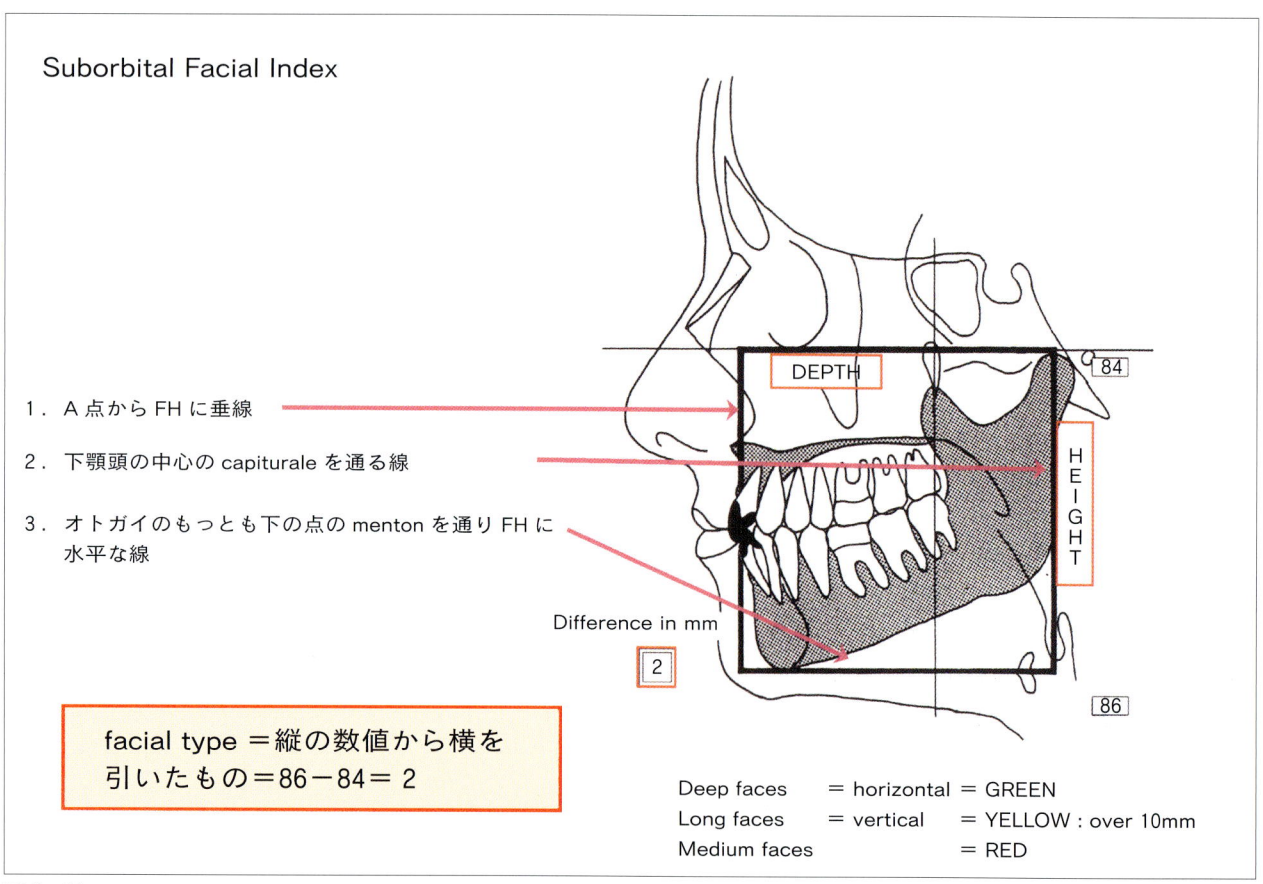

Deep faces　＝ horizontal ＝ GREEN
Long faces　＝ vertical　＝ YELLOW：over 10mm
Medium faces　　　　　＝ RED

図 3 - 21

48

ピカーレ)で，これらは上顎第一小臼歯の根尖部分に存在する．

　前述したように，セファロ分析を用いるもっとも重要な目的は，われわれが治療を行える範囲の症例かどうかの判断である．その簡単な判断法が**図3-21**の facial index(顔面指数)である．はじめに計測するのはその患者の顔面の特徴をもっとも明確に示している depth(奥行き)と height(高さ)の長さである．**図3-21**に示したように，A点からFHに垂線を引く．もう1つの縦の線を引く．下顎頭の中心の capiturale(カピテューラーレ)を通る線である．つぎに水平方向の線，すなわちオトガイのもっとも下の点の menton(メントン)を通りFHに水平な線である．すると四角形ができあがる．この四角形が正方形に近いか，長方形に近いかで診断は異なってくる．正方形に近いほど depth, hight のバランスがとれているということになる．縦の数値から横を引いたものが facial type(顔面タイプ，顔型)である．オトガイの前にある2重で囲った四角のなかに数値を書き込む．このケースでは縦引く横，つまり86-84で2となる．

　facial index をはかることで，奥行きと縦の長さのバランスを知った．つぎにはかるのは上顎骨・側頭骨・下顎骨の大きさである(**図3-22**)．上顎骨はA点から縦の基準線，つまりPTVを通る直線までの距離としてはかる．capiturale から PTV までの距離も同じようにはかる．これで depth(奥行き)の内訳ができたことになる．そこで，それぞれの数値を中央の左右の四角のなかに記入する．この合計は当然前に計測した depth(奥行き)と同じになるはずである．

　ここで，計測した capiturale から PTV までの長さに注目してみよう．**図3-23**では右へいくに従いT-TMの長さが減少している．下顎骨の大きさがほぼ同じであった場合は，下顎骨がどこに位置するかによりT-TMの数値が変わる．左側のように下顎が後退した位置にくるとT-TMは大きくなる．その反対に下顎が前方へ位置した場合はT-TMは小さくなる．つまり，この場合はアンテリアクロスバイトの可能性があるということになる．**図3-23**に示した3つのタイプをみると，その違いがわかる．何らかの治療を開始する前に，患者がどのタイプに該当しているかを知っておくことが重要なのである．

　はじめに述べたように，Bimler のセファロ分析はカラーコードで色分けすることで治療の難易度をわかりやすく判定できるよう工夫されている．**図3-24**はその数値の範囲と色分けを示したものである．ここでは3つの数値，すなわち上顎骨・T-TM・下顎骨について示している．たとえば，**図3-22**の場合は上顎が52mmであるから，**図3-24**を照らし合わせると赤を選ぶことになる．そこで，色鉛筆で数字を書いた四角の周囲を赤で囲う．つぎにT-TMは32mmであるから，これも**図3-24**に照らし合わせると赤となる．最後に，下顎骨の長さであるが，**図3-22**では119mmである．これも赤となる．カラーコードでは3つの数値がすべて赤となり，バランスがとれていることがわかる．しかも，これらの数値のいずれもが緑に近い数値で赤になっていることがわかる．

PIFOの診断

linear measurements

上顎骨はA点から縦の基準線，つまりPTVを通る直線までの距離としてはかる．

capituraleからPTVまでの距離も同じようにはかろう．

これでdepth（奥行き）の内訳ができた．それぞれの数値を中央の左右の四角のなかに記入する．

MAXILLA　T-TM

52　32　84

119

MANDIBULAR DIAGONAL

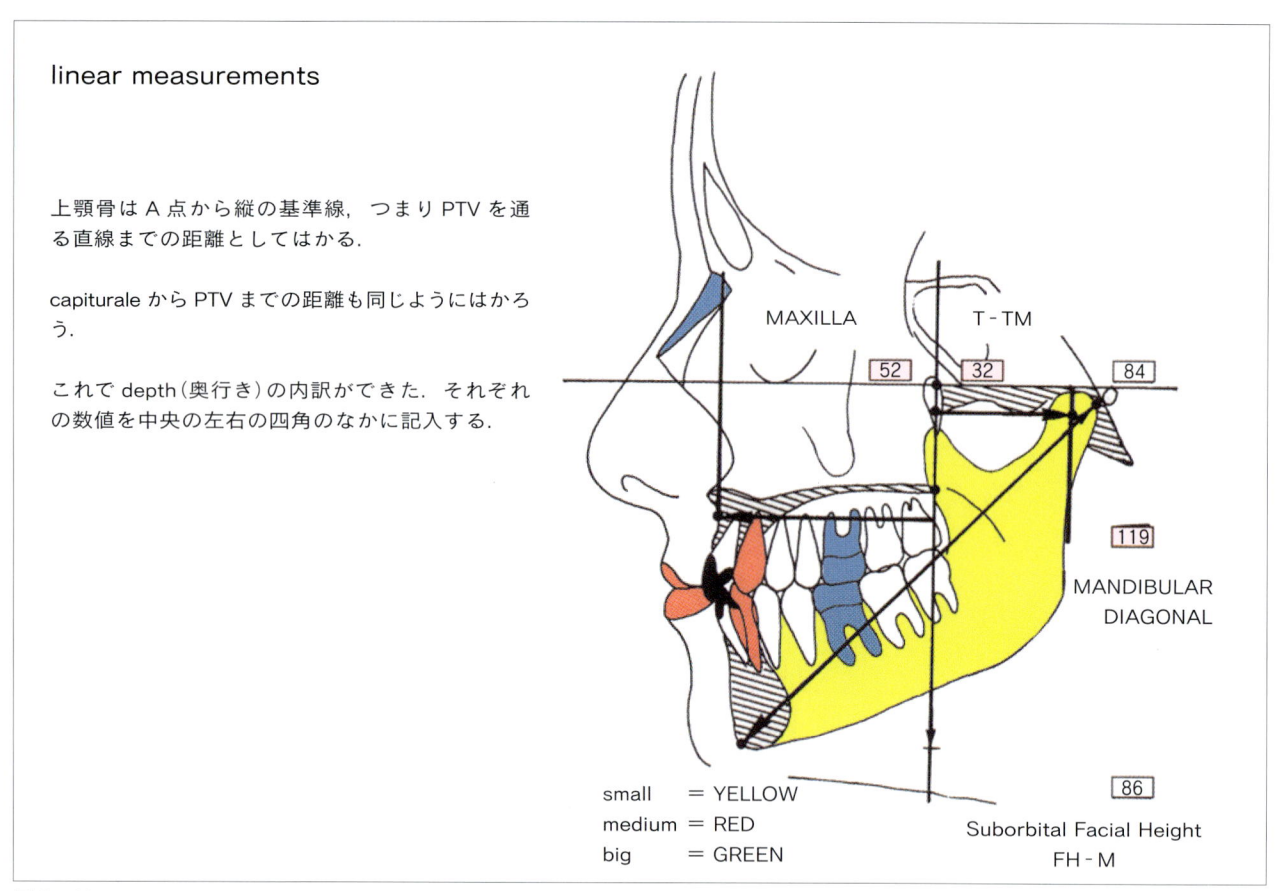

small　= YELLOW
medium = RED
big　　= GREEN

86

Suborbital Facial Height
FH-M

図3-22

linear measurements

T-TM　　　Temporal Position　　　T-TM

maxilla	T-TM		maxilla	T-TM		maxilla	T-TM
53	34		54	28		51	24

34　　　　　　28　　　　　　24

45　　　　　　27　　　　　　29

T-TMの長さが減少

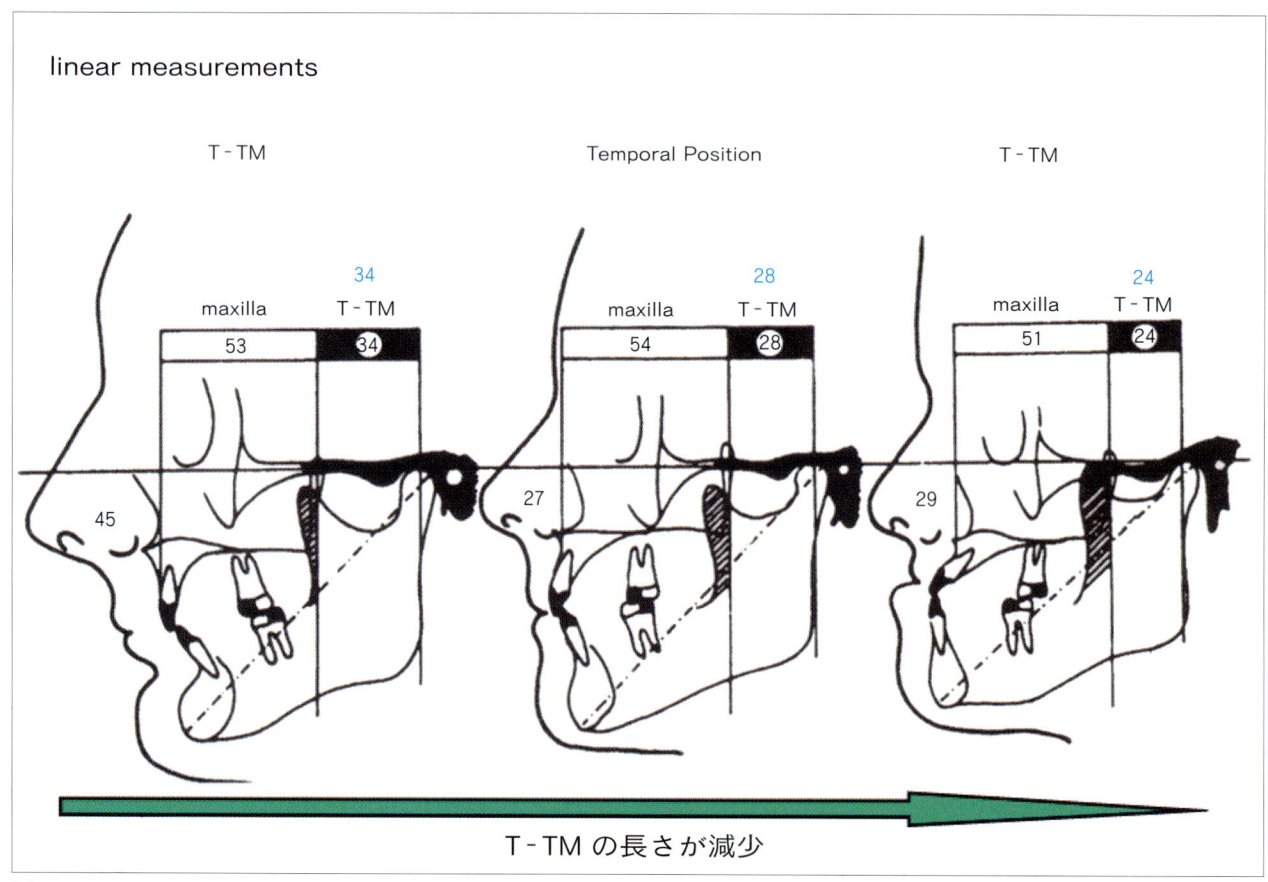

図3-23

ranges

Bimler 分析はカラーコードで色分けすることで治療の難易度をわかりやすく判定できるように工夫されている.

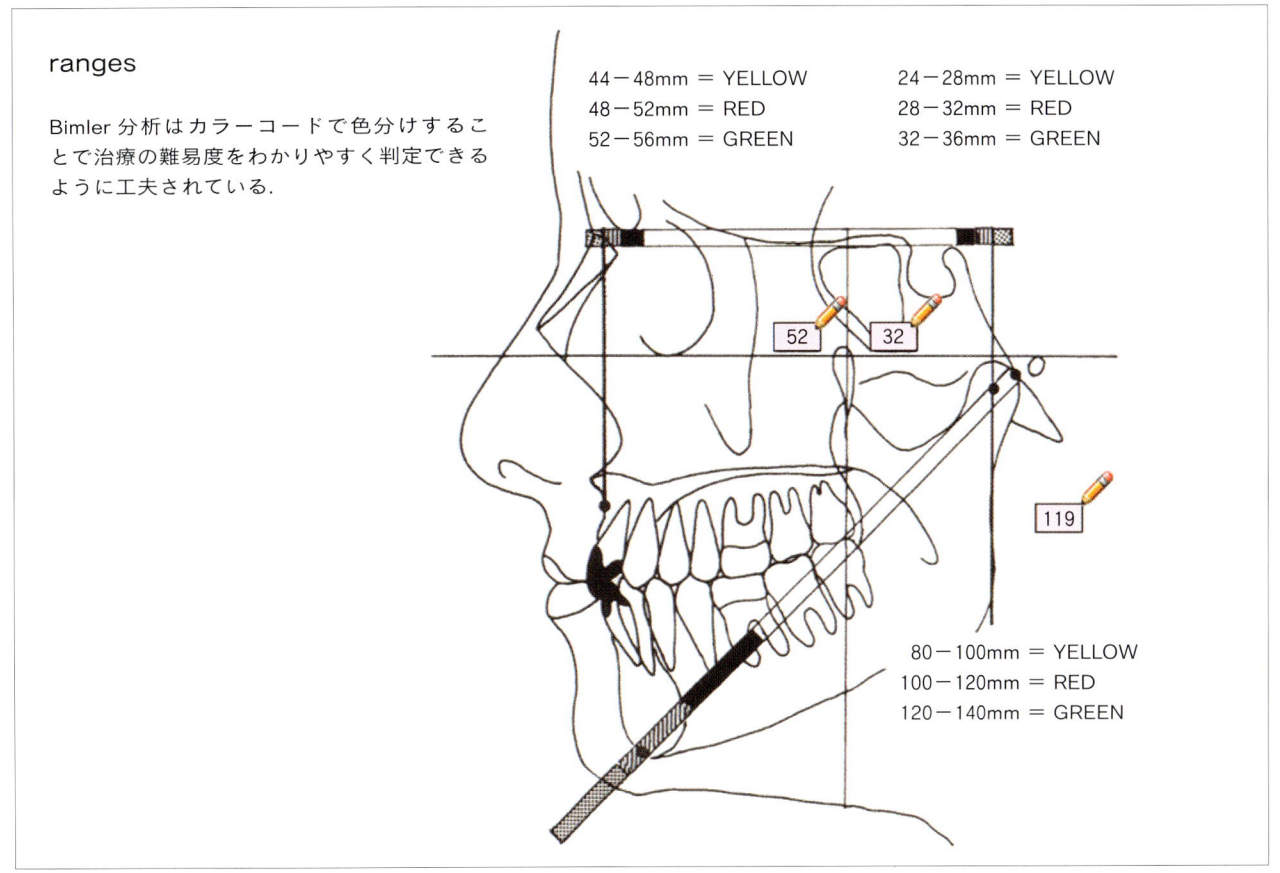

44－48mm ＝ YELLOW　　24－28mm ＝ YELLOW
48－52mm ＝ RED　　　　28－32mm ＝ RED
52－56mm ＝ GREEN　　　32－36mm ＝ GREEN

80－100mm ＝ YELLOW
100－120mm ＝ RED
120－140mm ＝ GREEN

図 3 - 24

骨格性オーバージェット

A 点から FH におろした垂線の足の A' と B 点からおろした足の B' との距離

↓

下顎が後退しているほど
この数値は大きくなる

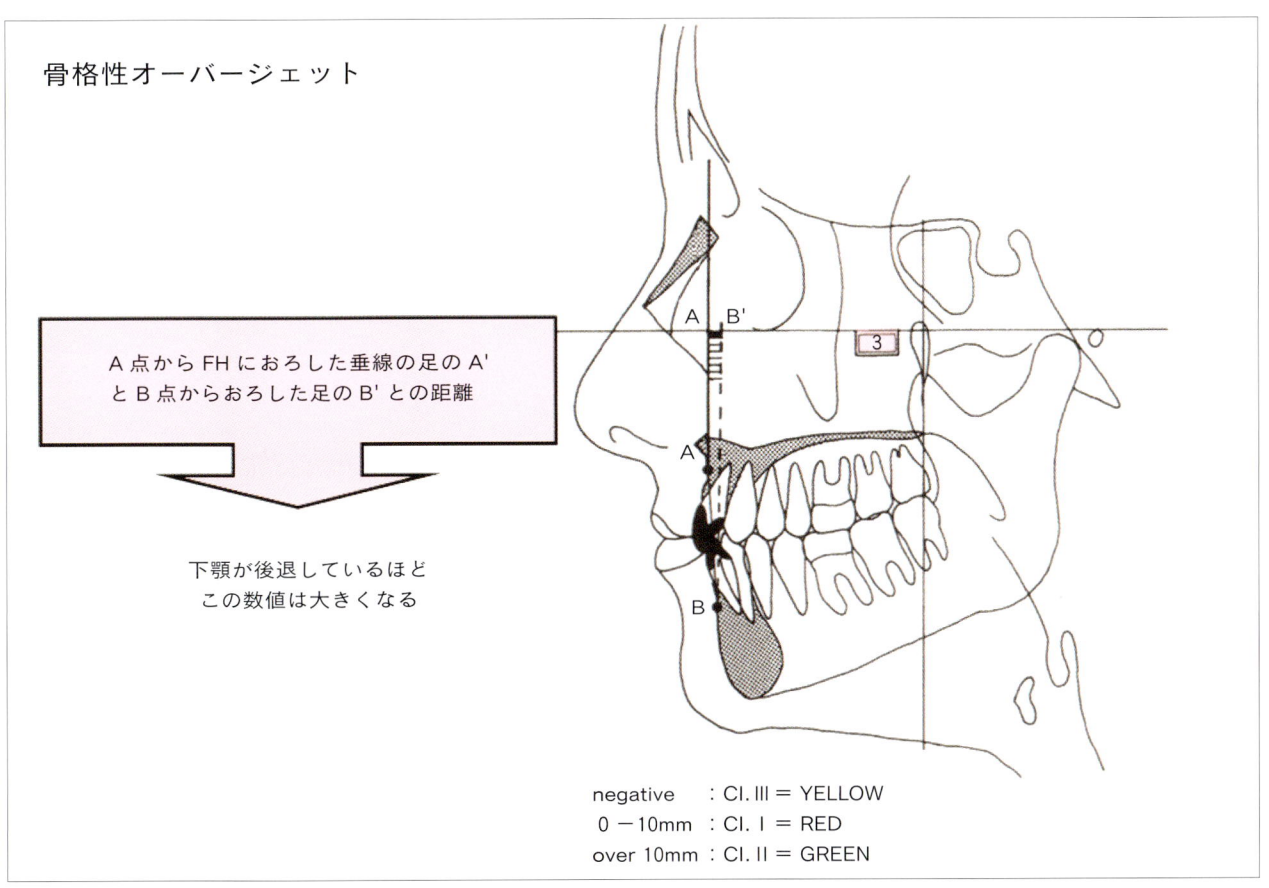

negative　　： Cl. III ＝ YELLOW
0 －10mm　： Cl. I ＝ RED
over 10mm　： Cl. II ＝ GREEN

図 3 - 25

骨格性オーバージェット

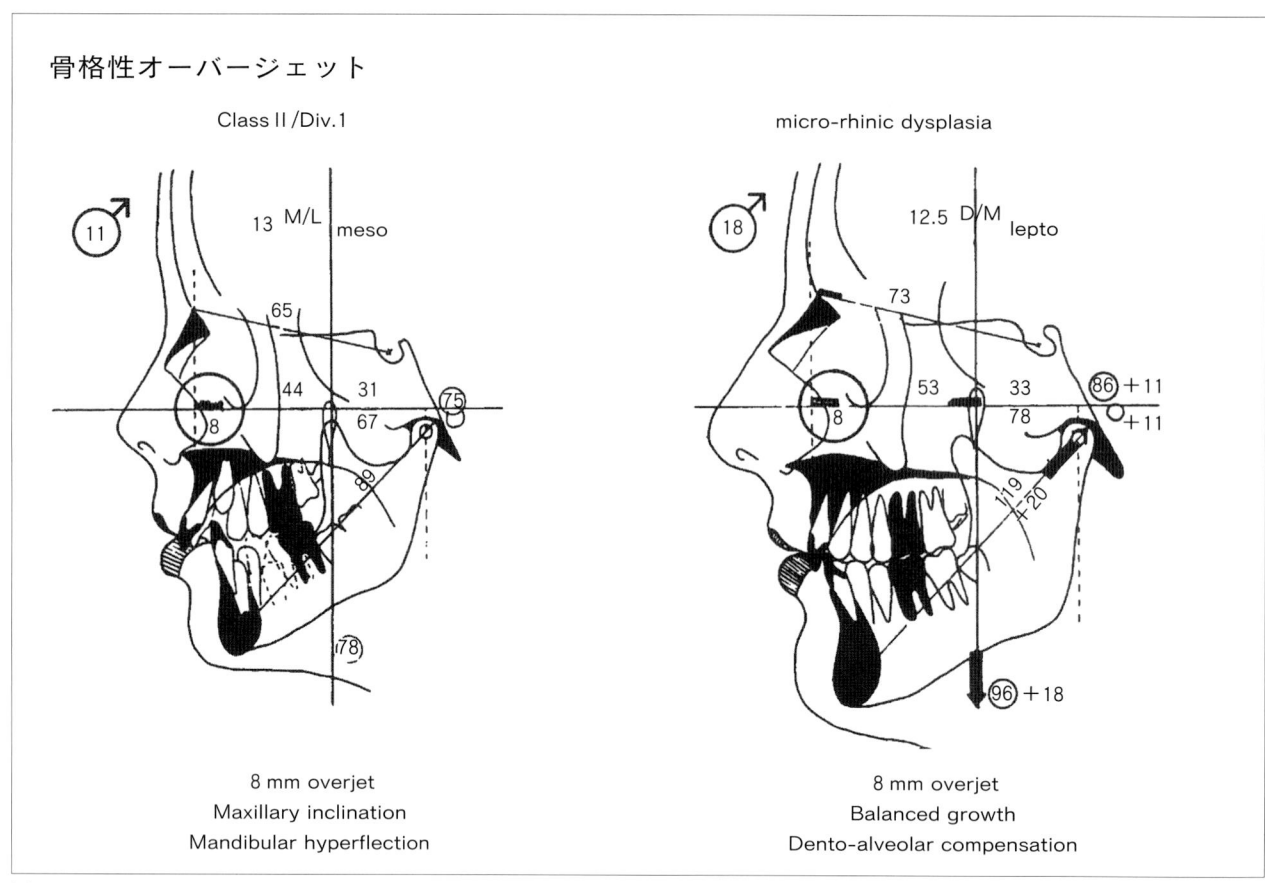

Class II /Div.1　meso
13 M/L
8 mm overjet
Maxillary inclination
Mandibular hyperflection

micro-rhinic dysplasia　lepto
12.5 D/M
8 mm overjet
Balanced growth
Dento-alveolar compensation

図 3 - 26

　今度は上顎骨と下顎骨の位置関係に注目しよう．A 点から FH におろした垂線の足の A'と B 点からおろした足の B'との距離を計測する．これを skeletal overjet(骨格性オーバージェット)と呼ぶ．下顎が後退しているほどこの数値は大きくなる．この数値は**図 3 - 25**のように 2 重の四角のなかに記入する．これも 0～10mm では赤になる．**図 3 - 22**の例では今まで計測した 4 つの値とも赤色になる．

　図 3 - 26の 2 つの例は骨格性オーバージェットが同じく 8 mm である．Bimler で治療する場合，下顎の治療位から元に戻ろうとする力は主として上顎前歯の後方への移動力となり，歯列の改善につながる．その結果，骨格性オーバージェットは大きくは変化しないことが多い．これはBionator などを使用した場合とは作用が異なるので，使い分けが重要になる．

3) SAGA Index

　これまでに計測した結果をまとめてみよう．奥行きと縦の長さとの差，上顎骨の長さ，T‑TM の長さ，下顎骨の長さ，それに骨格性オーバージェットを加えて一覧表にしたものを SAGA Index(大きさと成長の指数)と呼ぶ．**図 3 - 27**の例は 22 歳の女性で，奥行きと縦の長さとの差が 2 mm，上顎骨の長さが 52mm，T‑TM の長さが 32mm，下顎骨の長さが

skeletal overjet
骨格性オーバージェット

SAGA Index，大きさと成長の指数
奥行き，縦の長さ

CHAPTER 3

SAGA Index

奥行きと縦の長さとの差，上顎骨の長さ，T-TM の長さ，下顎骨の長さ，それに骨格性オーバージェットを加えて一覧表にしたものを SAGA Index (Size and Growth Index) と呼ぶ.

MAXILLARY DEPTH
JOINT POSITION
FACIAL DEPTH
MADIBULARY LENGTH
FACIAL TYPE
SKELETAL OVERJET

52	22	32
3	2	119

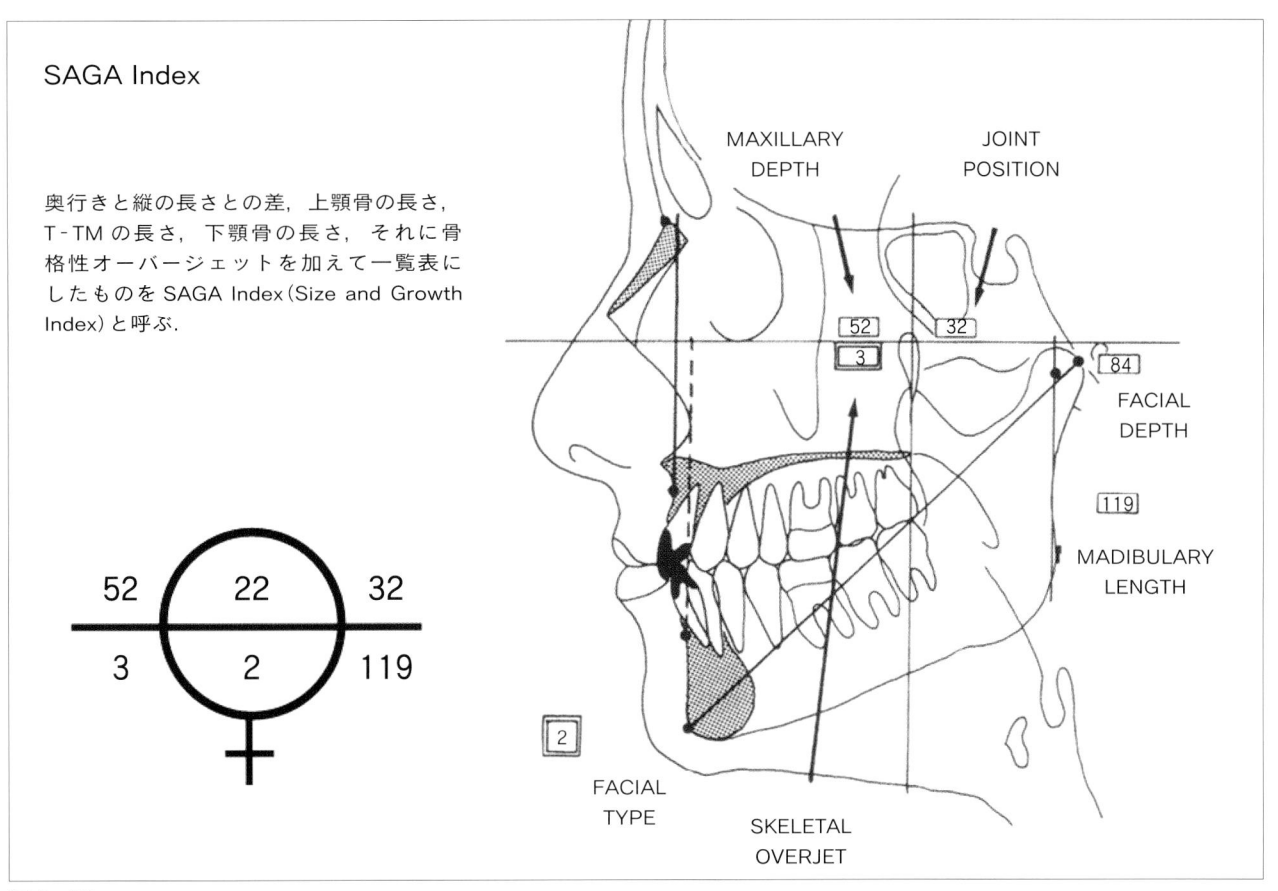

♀

図 3 - 27

SAGA Index

4	11	31		53	18	33
8	3	99		8	10	119

Maxilla	Age	T-TM
Overjet	Type	Mandible

♀

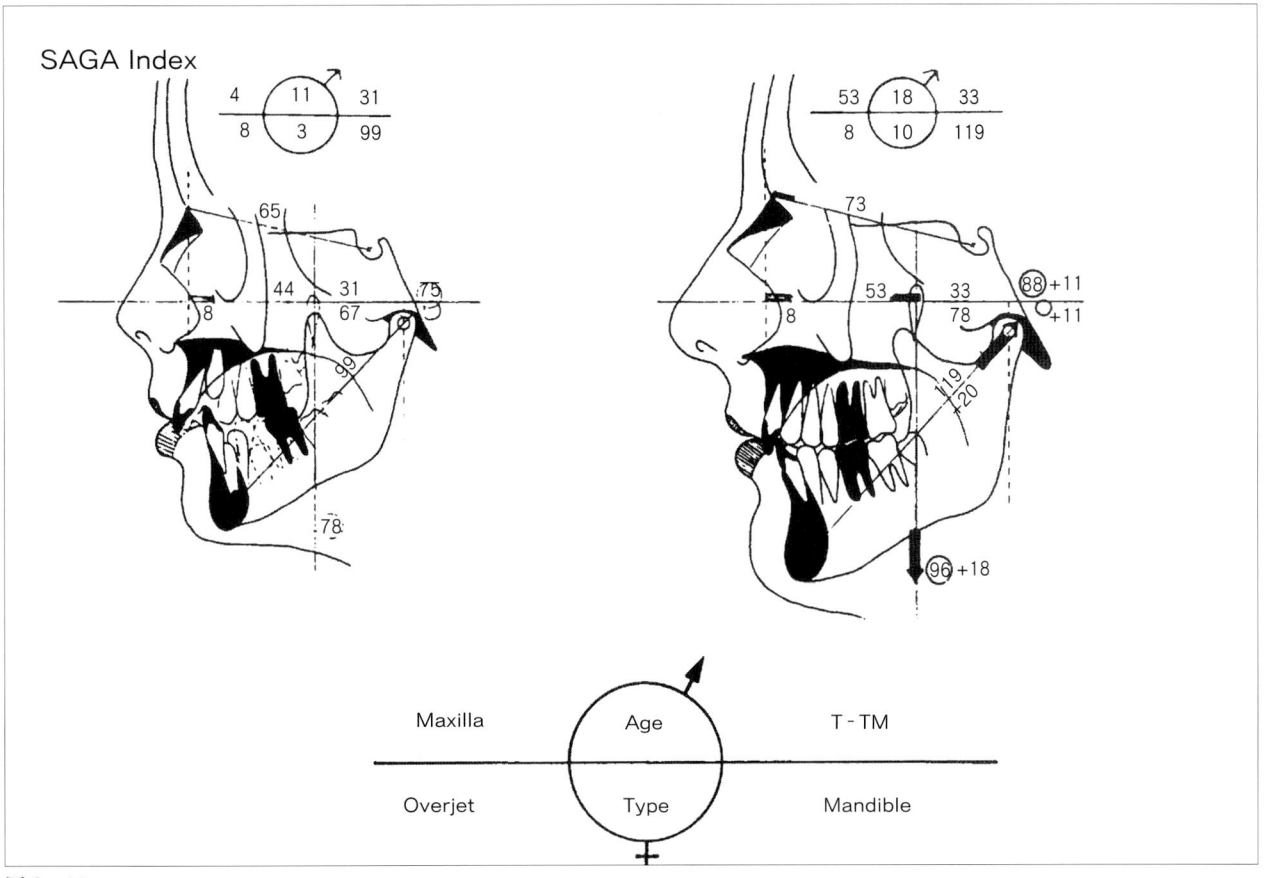

図 3 - 28

53

compact analysis

SAGA Index にさらにいくつかの計測値を加えたものが compact analysis である.

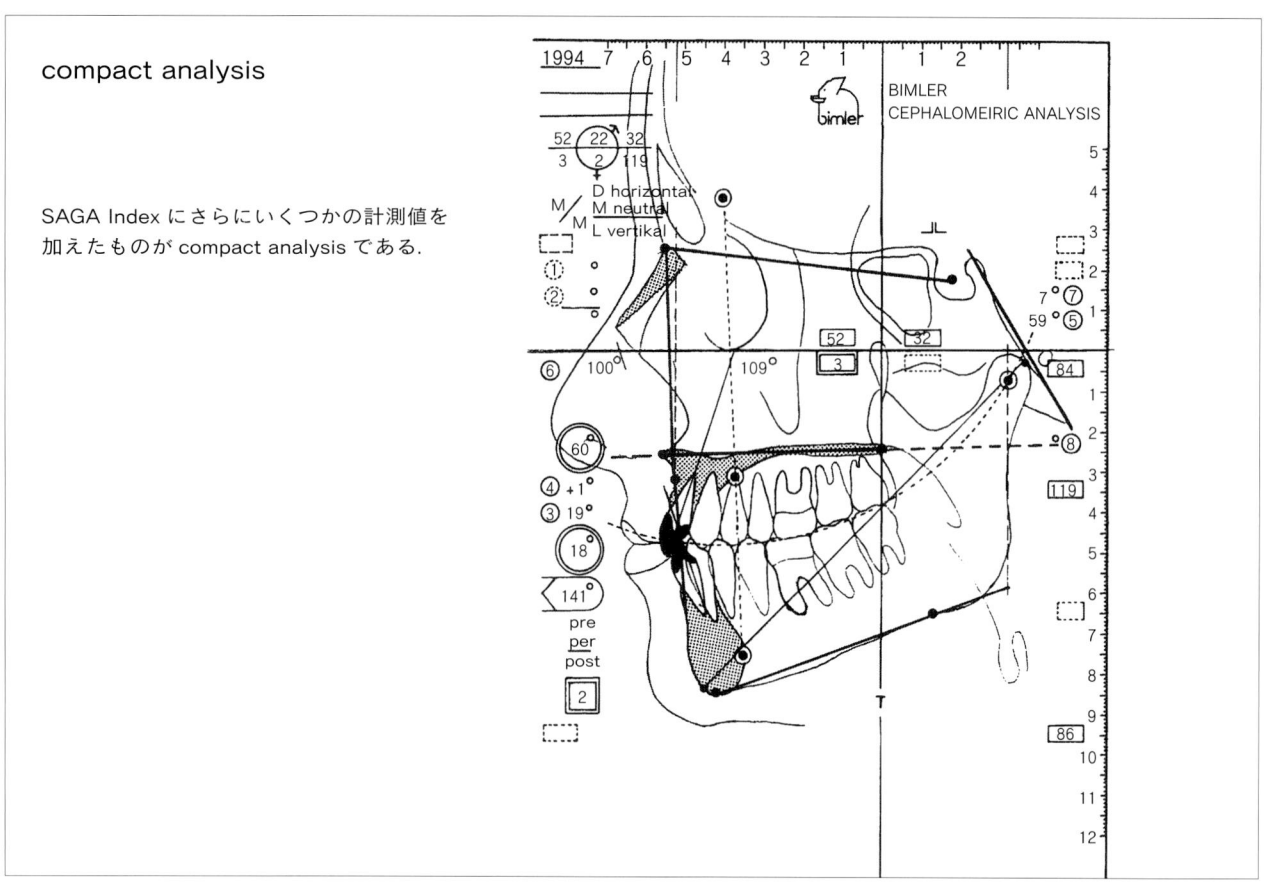

図 3 - 29

119mm, それに骨格性オーバージェットが 3 mm ということになる.

実際の症例を記入したものが**図 3 - 28**の 2 つの SAGA Index である. 左の症例は11歳の男児で, 奥行きと縦の長さとの差が 3 mm, 上顎骨の長さが44mm, T - TM の長さが31mm, 下顎骨の長さが99mm, それに骨格性オーバージェットが 8 mm ということになる. 一方, 右の症例は18歳の男性で, 奥行きと縦の長さとの差が10mm, 上顎骨の長さが53mm, T - TM の長さが33mm, 下顎骨の長さが119mm, それに骨格性オーバージェットが 8 mm ということになる. この SAGA Index は, もっとも重要な指数をまとめたもので, 症例の評価と比較に大いに役立つ. 治療方針を決める前にいつも記入する習慣にしよう.

SAGA Index にさらにいくつかの計測値を加えたものが compact analysis である(**図 3 - 29**). より詳細に症例を知るためのもので, 症例によってはここに含まれる計測値の重要性が高まる. それらはオープンバイトや著しいディープバイトの症例などである.

3) インターインサイザルアングル

FA の選択と設計の前に, SAGA Index に加えて重要なのがインターインサイザルアングル(上下歯軸角)である(**図 3 - 30**). FA 使用中に可能な限りこの歯軸角を改善しておくことは重要である.

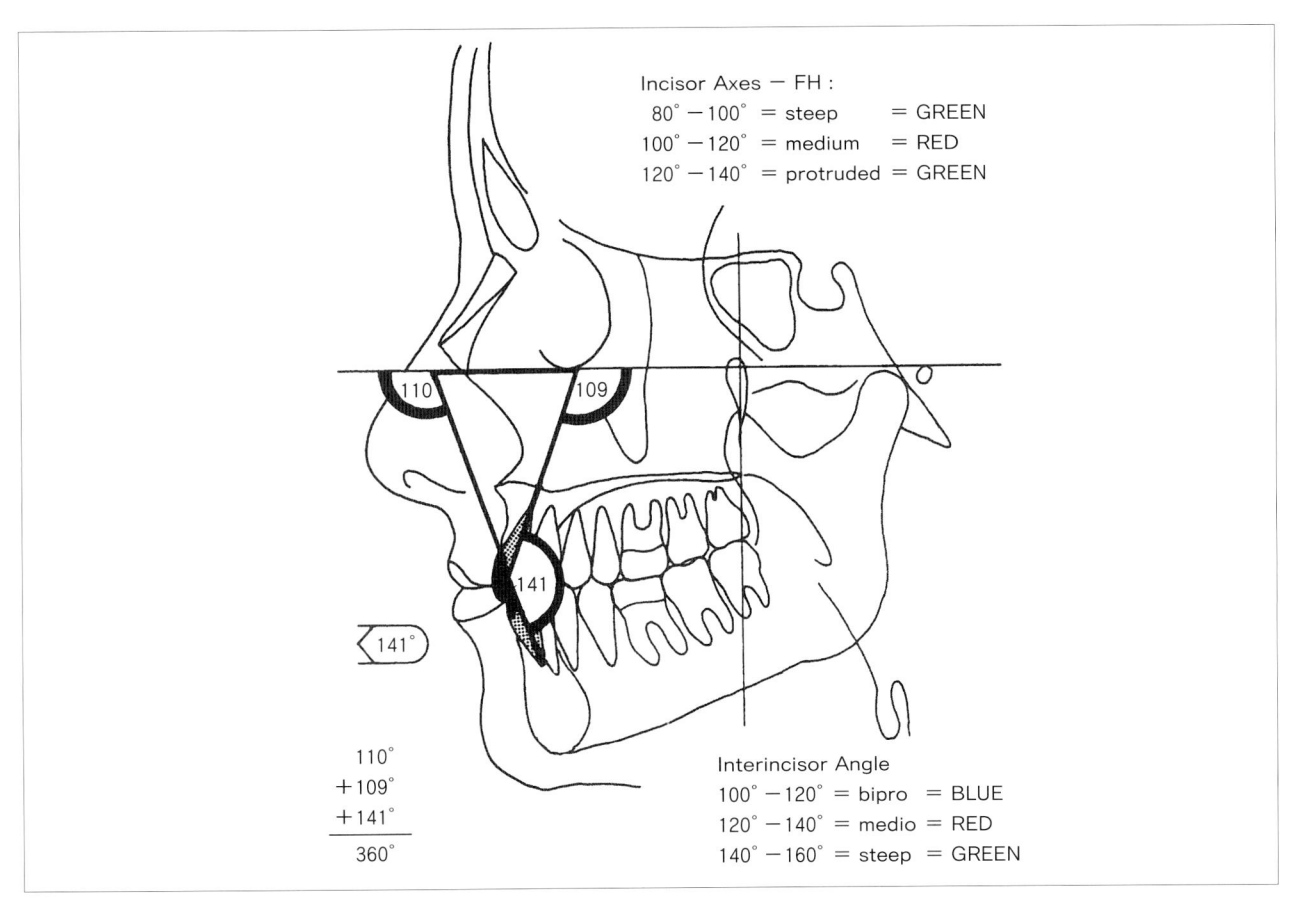

```
Incisor Axes － FH :
   80°－100° = steep     = GREEN
  100°－120° = medium    = RED
  120°－140° = protruded = GREEN
```

```
 110°
+109°
+141°
─────
 360°
```

```
Interincisor Angle
100°－140° = bipro  = BLUE
120°－140° = medio  = RED
140°－160° = steep  = GREEN
```

図 3 - 30

U - Arch

Pont Index

　安定した咬合のためには，上下歯軸の FH に対する角度が重要である．それは，上下前歯それぞれ100～120°が目標である．そしてインターインサイザルアングル自体は120～140°の範囲を目標とする．FA 使用中に可能な限りこの角度を調整することが理想であるが，多くの場合は U-Arch で最終的な調整を行うことになる．

　前述の SAGA Index と合わせて，インターインサイザルアングルによって FA の選択と設計が決まる．

4）Bimler の歯列分析

　図 3 - 31は半透明のシートでできており，患者の歯列弓の上に重ねて用いる．以下に解説を加える．

　図 3 - 32のように，まず上段左側に患者氏名を記入し，右側には担当医名を記入する．つぎに中断左側の Pont Index には，**図 3 - 33**のように上顎の 4 前歯の幅径をはかった値を記入する．たとえば，中切歯が10.0 × 2 mm，側切歯が7.0× 2 mm だとしよう．すると，Pont Index ＝10.0 × 2 ＋7.0× 2 ＝34.0 となる．そこで，**図 3 - 34**のように34のところに赤丸を付ける．Pont Index の34に該当するマークは青い矢印の 2 本線であるから，**図 3 - 35**のように右のアーチのなかに上顎・下顎ともに 5 か所ずつマークが付くことになる．

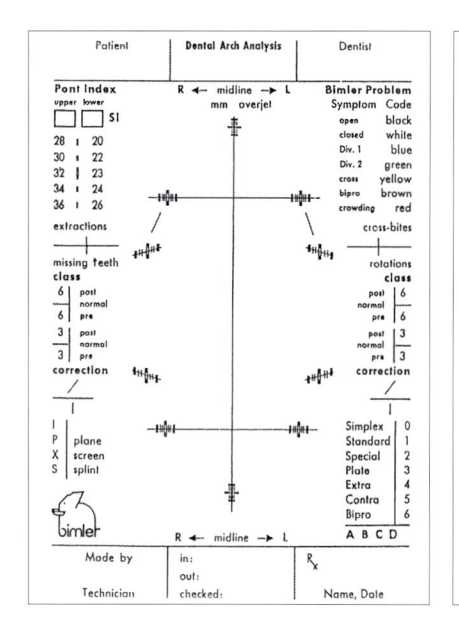

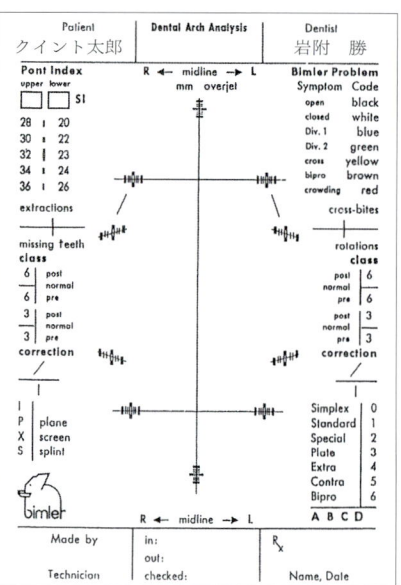

PIFO の診断

図 3 - 31 図 3 - 32

図 3 - 31　歯列分析シート.
図 3 - 32　まず上段左側に患者氏名を記入，右側には担当医名.

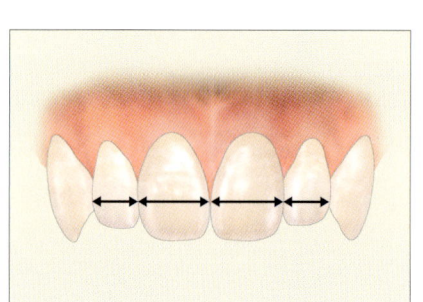

図 3 - 33　上顎 4 前歯の幅径をはかる. 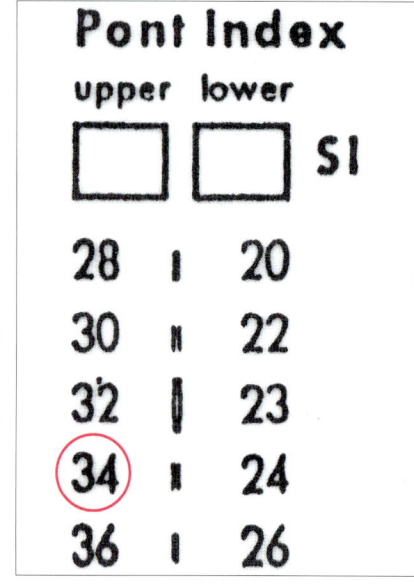
図 3 - 34　Pont Index. 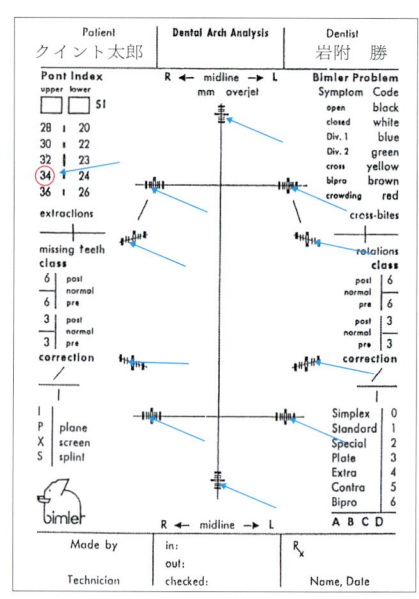
図 3 - 35　計測した Pont Index に合うマークを利用する.

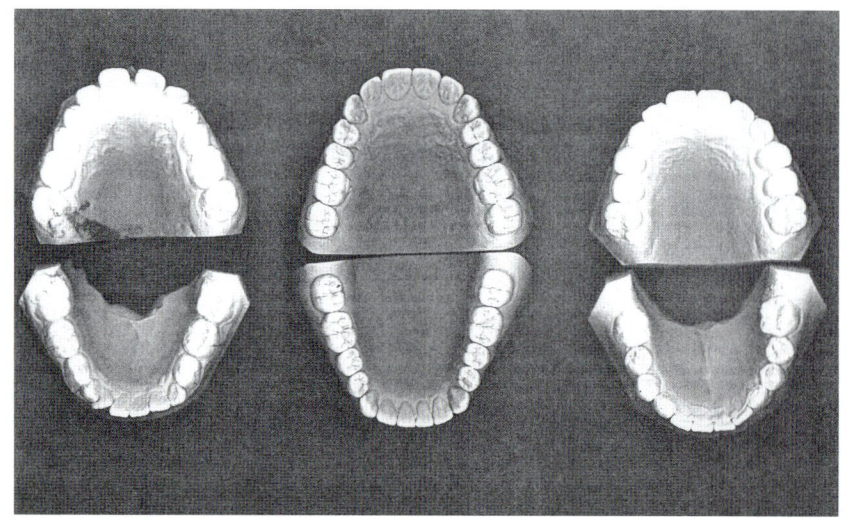

図 3 - 36　コピーされたさまざまな歯列の形態.

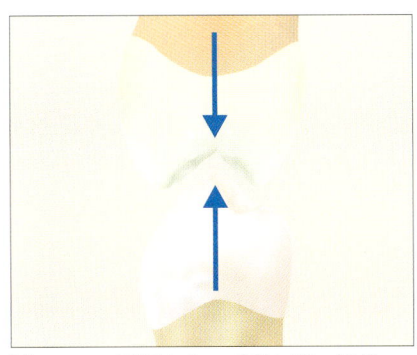

図3-37 目標とする咬頭と窩の関係.

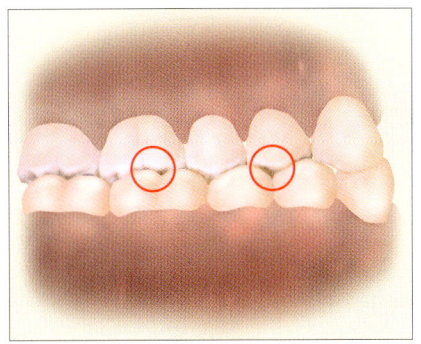

図3-38 目標とする上下側方歯群の関係.

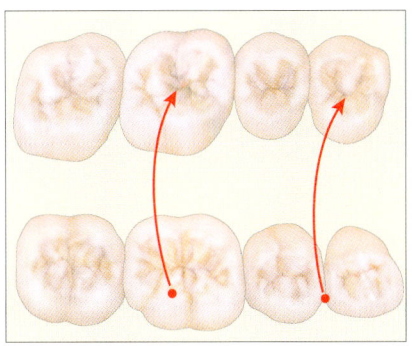

図3-39 目標とする上下の大臼歯と小臼歯の関係.

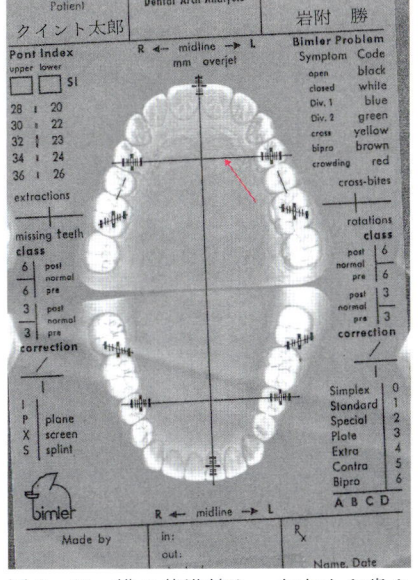

図3-40 横の基準線を，左右小臼歯を結んだ線に合わせる.

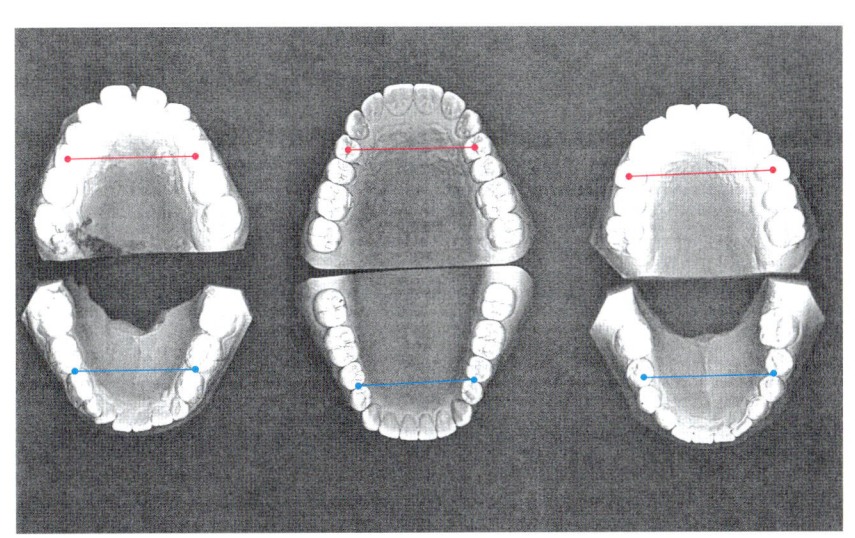

図3-41 赤 4⊥4，青 5 4|のコンタクト↔|4 5 のコンタクト2つは同じ値になるように治療する.

遠心頰側咬頭，上顎第一大臼歯の中心窩

左右第一小臼歯の中心窩

下顎小臼歯間のコンタクト部分

Pont Index

　つぎに，あらかじめ**図3-36**のように患者の石膏模型の咬合面をコピーマシンでコピーしておく．Class I の上下歯列関係を達成するには，**図3-37～39**のような咬頭と窩の関係にならなくてはいけない．すなわち，小臼歯部では下顎の小臼歯のコンタクト部分が上顎小臼歯の中心窩に相当する．また，大臼歯部では下顎第一大臼歯の遠心頰側咬頭が上顎第一大臼歯の中心窩に相当することが目標となる．

　ここで，**図3-40**のように半透明のシートを上顎歯列模型に重ねる．そして，左右第一小臼歯の中心窩を結ぶ線を図の水平意線(赤い矢印)に重ねる．つづいて，**図3-41**のようにそれぞれの模型の上顎小臼歯中心窩に赤丸を付ける．同じように模型の下顎小臼歯間のコンタクト部分に青丸を付ける．治療目標はこれら上下の点同士が重なり合うことである．これで，Pont Index からどれだけ拡大すればよいのか？あるいは縮小すべきなのか？がおおよそ予測できる．

PIFO の診断

図 3 - 42

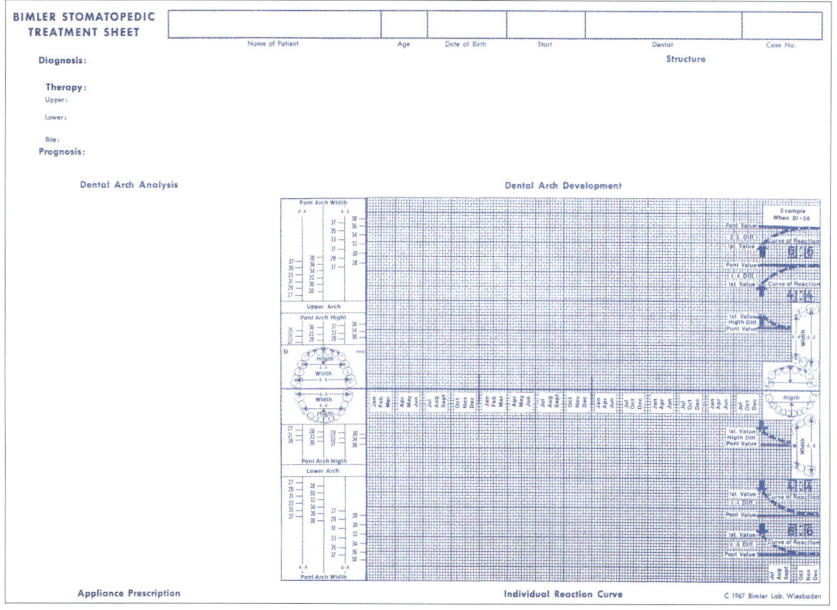

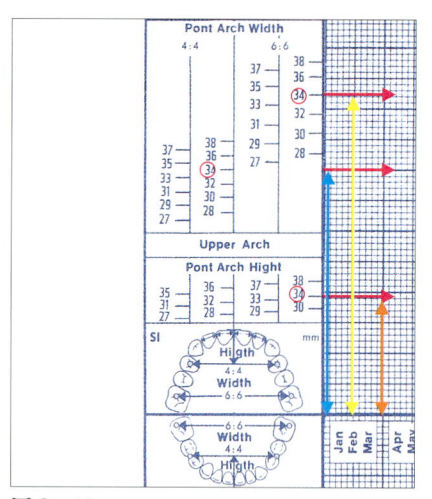

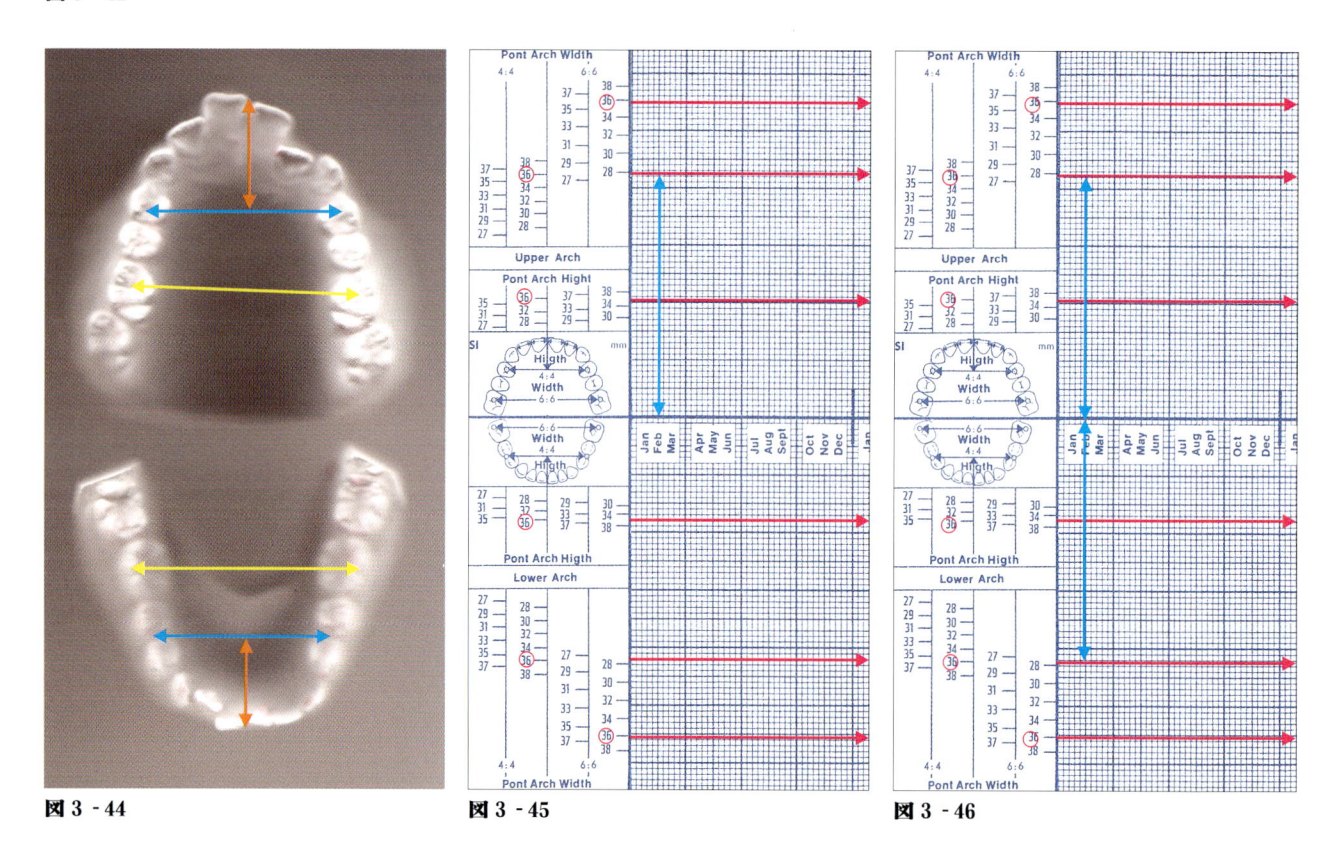

図 3 - 43

図 3 - 44

図 3 - 45

図 3 - 46

5）Bimler の治療経過表

図 3 - 42 が治療経過表で，そのなかにも Pont Index が記入してある．先ほどの例では Pont Index を 34 とした．治療経過表の左側の枠のなかに該当する数字「34」が上顎・下顎それぞれ 3 か所ずつある．まず図 3 - 43 のように上顎の「34」を 3 か所マークする．これがそれぞれの目標値となる．青い矢印で示した長さ 40mm が小臼歯間の距離の目標値である．

Pont Index

目標値

58

図 3 - 47　　　　　　　　　　　　図 3 - 48

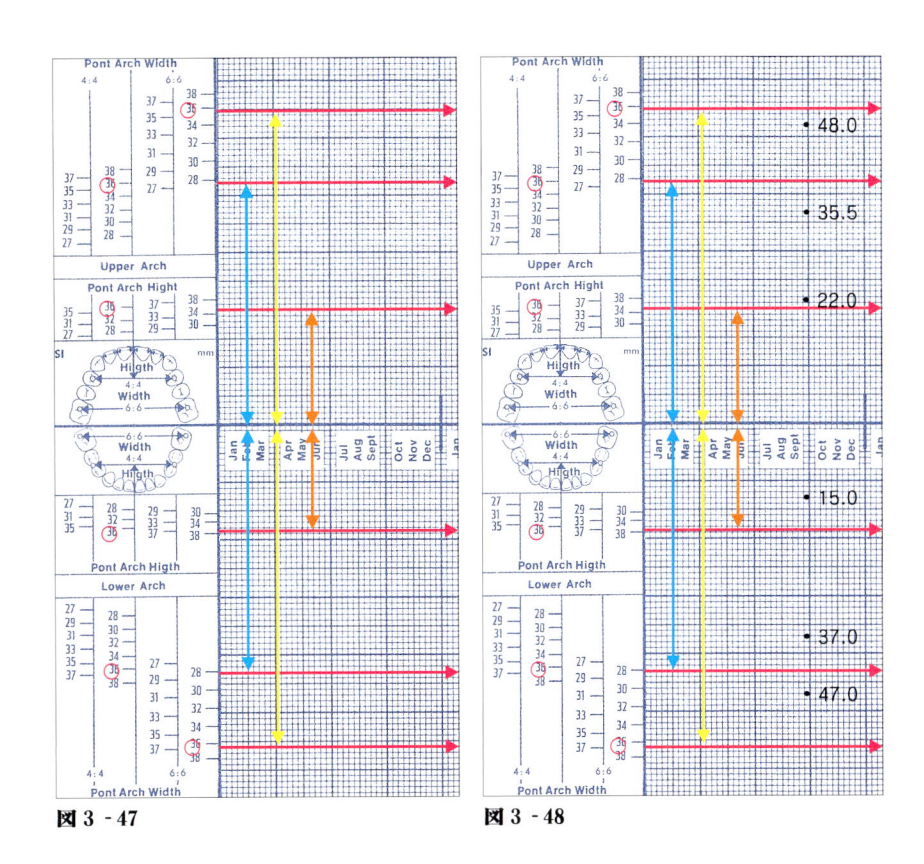

同様に黄色の矢印で示した長さ53mmが大臼歯間の距離の目標値となる．オレンジ色で示したのは小臼歯間を結んだ線から切歯までの距離を示している．この場合は19.5mmが目標値である．

では，実際に分析を始めてみよう（**図 3 - 44**）．計測された値は以下のようになる．

- Pont Index：$(9.5＋8.5)\times 2 ＝36$
- 上顎小臼歯間距離の計測値：35.5mm
- 上顎大臼歯間距離の計測値：48.0mm
- 上顎アーチ高さ：22.0mm
- 下顎小臼歯間距離の計測値：37.0mm
- 下顎大臼歯間距離の計測値：47.0mm
- 下顎アーチ高さ：16.0mm

まず，**図 3 - 45**のように36mmにマークする．そして，上顎小臼歯間の距離はグラフから42mmであり，実際の計測値は35.5mmであるから，42.0－35.5＝6.5となり，約6.5mmの拡大が目標値となる．同じように下顎についても計測する．まず36mmにマークする（**図 3 - 46**）．小臼歯間の距離はグラフから42mm，実際の計測値は37.0mmであるから，42.0－37.0＝5.0となり，約5.0mmの拡大が目標値となる．なお，将来的にClass Ⅰになる位置での目標値であるから，上下の大臼歯間・小臼歯間は同じ値になるはずである．アーチの高さについてはオーバージェット分の差がでることになる．

計測値

Class Ⅰ
アーチの高さ

PIFOの診断

表1 計測結果の評価.

	計測値	目標値	拡大・縮小量の目安
U 4-4	35.5	42.0	6.5
U 6-6	48.0	55.0	7.0
U arch	22.0	20.5	−1.5
L 4-4	37.0	42.0	5.0
L 6-6	47.0	55.0	8.0
L arch	15.0	18.5	3.5

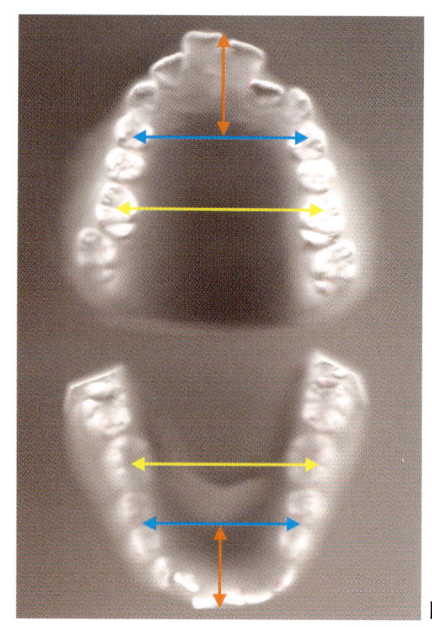

図3-49

　同じように，大臼歯間距離についても計測する．まず，36mmにマークする(**図3-47**)．上顎大臼歯間の距離はグラフから55mm，実際の計測値は48.0mmであるから，55.0−48.0＝7.0となり，約7.0mmの拡大が目標値となる．まったく同様に下顎についても行う．下顎大臼歯間距離の計測値は47.0mmであるから，55.0−47.0＝8.0となり，約8.0mmの拡大が目標値となる．

　つづいて，アーチの高さについても計測を行う(**図3-48**)．上顎は20.5mm，下顎は18.5mmで，オーバージェットの分の差がでていることがわかる．これらの値を目標値と比較してみよう(**表1**)．

　図3-49のオレンジ色で示した上下のアーチの高さについて考えてみよう．計測結果から，20.5−22.0＝−1.5(Upper)，18.5−15.0＝3.5(Lower)である．つまり，上顎前歯は1.5mmの後方移動，下顎前歯は3.5mmの前方移動が目標となる．これはFAの選択と設計に大きく関与してくる．すなわち，この症例では，

・上下顎歯列の側方拡大
・上顎前歯の後方移動
・下顎前歯の前方移動

が達成できる装置を選択し，それに合った設計が必要になる．この症例では，下顎歯列の拡大量と下顎前歯部の叢生などからBionatorの選択が考えられる．その設計についてはセファロ分析の結果を総合して決定することになる．

後方移動

前方移動

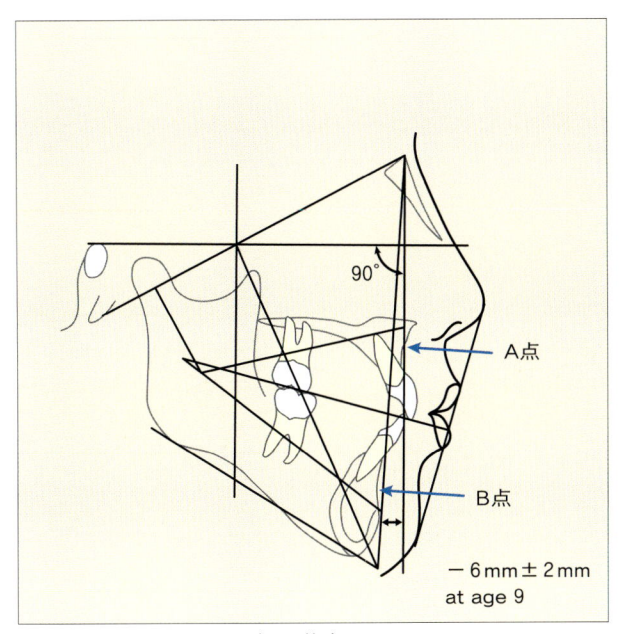

図3-50　McNamara分析の基本．

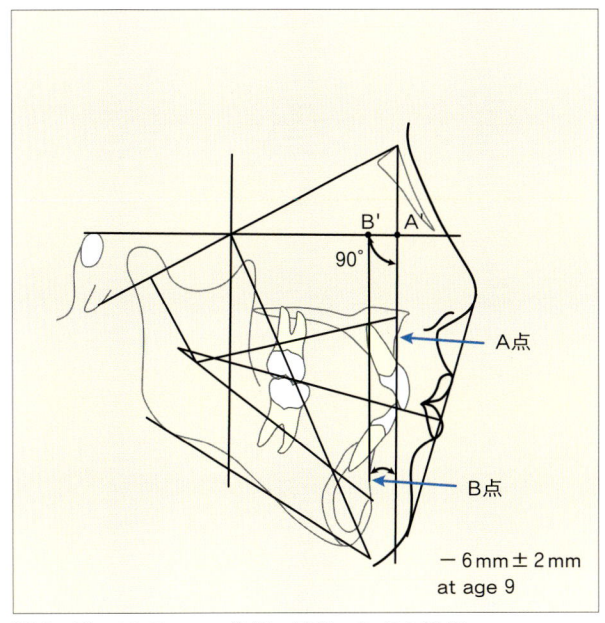

図3-51　McNamara分析の応用．B点を採用．

Na，ナジオン

facial diagram

ポゴニオン

3．McNamara Line の応用

　McNamara Line は Na(ナジオン)から FH 平面におろした垂線である(**図3-50**)．一般に McNamara 分析では，この Line と上顎の A 点，下顎 Po(ポゴニオン)の距離を計測する．Bimler のセファロ分析では，歯が並ぶスペースの限界をより的確に表している下顎骨の B 点を基準点に選んでいるので(**図3-51**)，この A 点，B 点と McNamara Line の位置関係から facial diagram を分類する．

　図3-50に示したように，日本人9歳時でポゴニオンと McNamara Line の位置関係は－6±2mm である．Bimler の分析では B 点を採用しているので－6±2mm と考えてよい．つまり－10～－6mm くらいが問題のない値となる．

　A 点，B 点と McNamara Line との関係と，A 点と B 点との関係から計測される骨格性オーバージェットが FA の選択と設計に重要となる．

　ここで注意すべきことは，この位置関係だけで判断してはいけないということである．Bimler のセファロ分析では上顎骨，下顎骨そのものの大きさを計測しているので，それと考え合わせて判断すべきである．

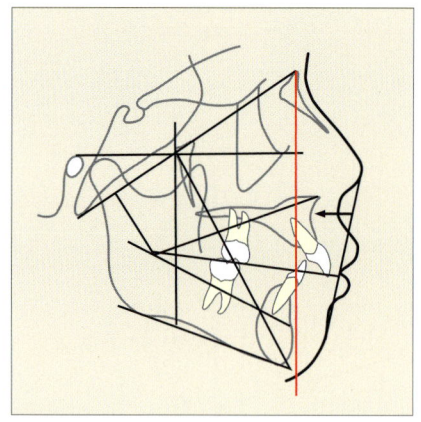

PIFO の診断

図 3 - 52　ⅡA.
図 3 - 53　ⅡB.
図 3 - 54　ⅡC.
図 3 - 55　ⅢA.
図 3 - 56　ⅢB.
図 3 - 57　ⅢC.

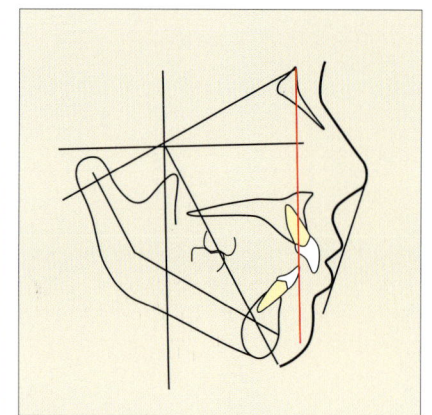

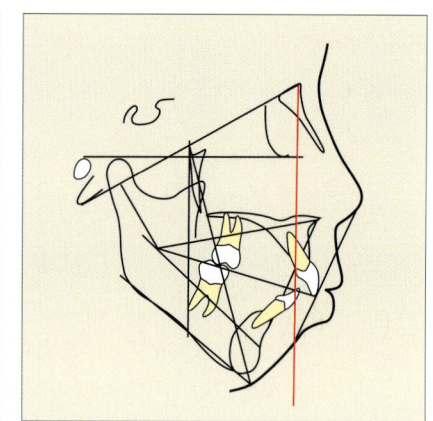

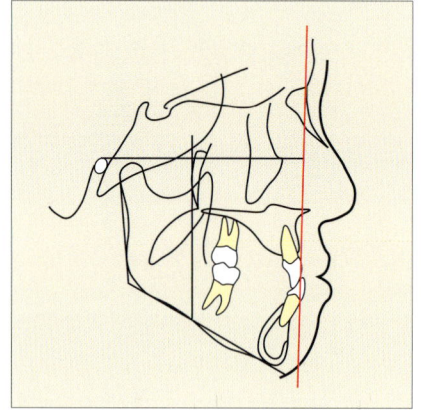

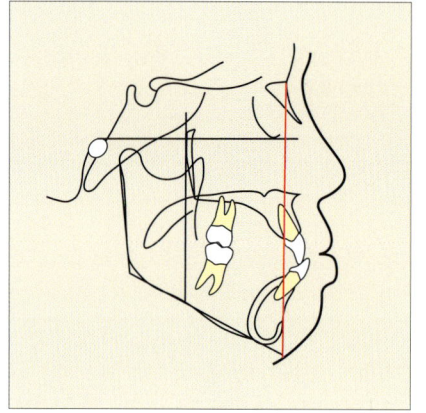

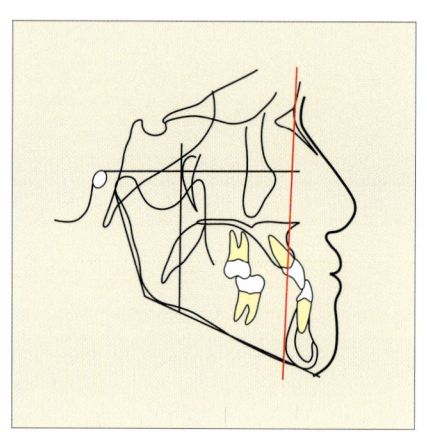

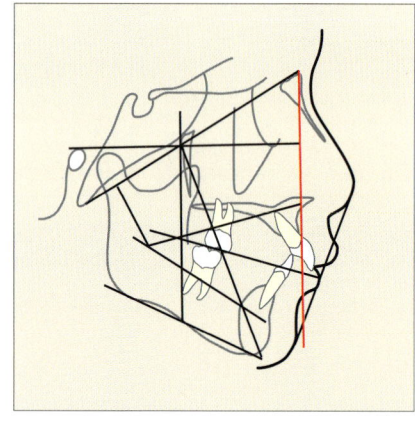

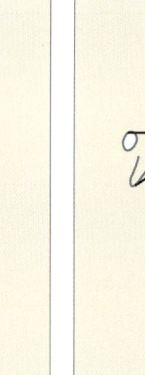

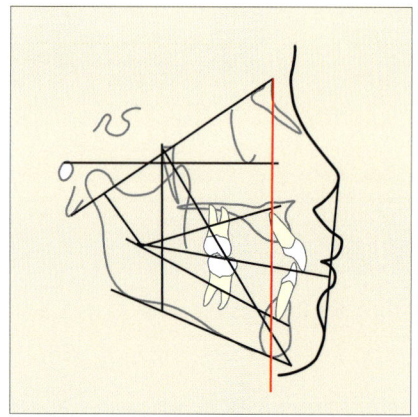

図 3 - 58　BR.
図 3 - 59　BP.

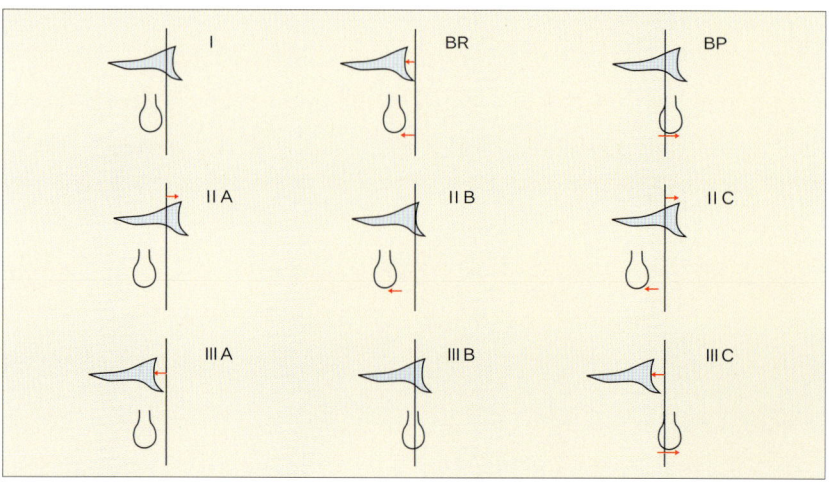

図 3 - 60

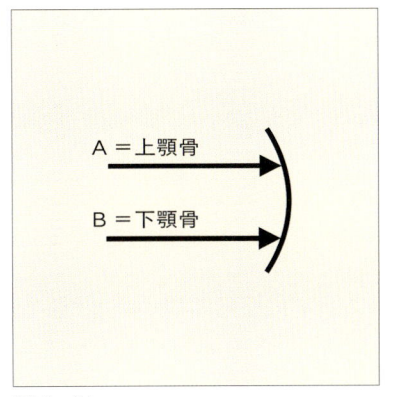

図 3 - 61

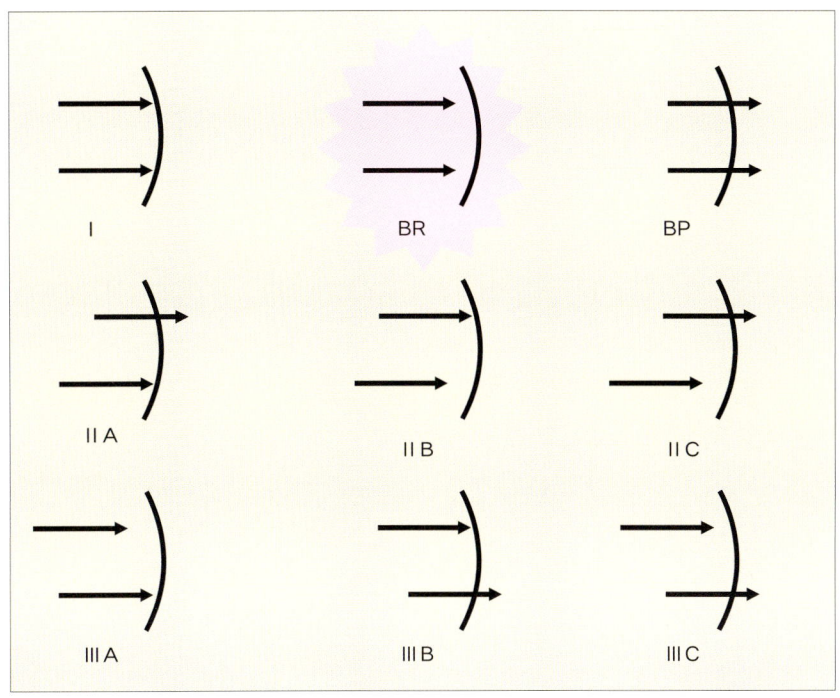

図 3 - 62　9つの骨格タイプ.

4．skeletal diagram による不正咬合の分類

　図 3 - 61は skeletal diagram といって，顔貌と上顎骨・下顎骨の位置関係のバランスをみるものである．**図 3 - 61**のように上顎骨と下顎骨のバランスがよい場合をタイプⅠとする．理想的にはすべての症例で歯の治療に入る前にこのタイプⅠにしておきたい．そうすれば後は歯を並べるだけになる．当然，楽な治療になるし，期間も短くて済むであろう．おのずと治療結果もよくなるはずである．

　skeletal diagram は SAGA Index と McNamara Line から不正咬合を 9 つに分類する．タイプⅠからタイプ BP まで以下の 9 タイプに分けて考える．

骨格タイプⅠ：正常
骨格タイプⅡA：上顎骨の前突
骨格タイプⅡB：下顎骨の後退
骨格タイプⅡC：上顎骨の前突と下顎骨の後退
骨格タイプⅢA：上顎骨の後退
骨格タイプⅢB：下顎骨の前突
骨格タイプⅢC：上顎骨の後退と下顎骨の前突
骨格タイプ BR：上下顎骨の後退症
骨格タイプ BP：上下顎骨の前突症

　図 3 - 62は，上記の文章で表現した 9 つの骨格タイプを図解したものである．いろいろな症例のセファロ分析結果を分類してみると，日本人

では「タイプBR」の上下顎骨の後退症，つまり上顎骨も下顎骨も発育が不十分であるケースが少なくないことに驚かされる．一般に歯の前突がある患者では，顎骨ごと突出しているのではなく，顎の骨が小さいからこそ歯があふれでるように前突していることが多い．歯を後方へ押す前に，まず，顎骨自体の成長を促進することが重要である．

> 上下顎骨の後退症

1）セファロ分析を用いないで治療する危険性

skeletal diagramはⅡ級でA点のほうに問題がある場合をⅡAとし，B点に問題がある場合をⅡBとすると覚えればよい．ⅡCというのはA点，B点ともに問題がある，つまりCombinationのCである．

> CombinationのC

セファロ分析をしないで石膏模型だけで診断した場合，ⅠとBR，BPの区別は不可能である．この区別はせずに何でも「非抜歯」で矯正治療を行おうとすると，結果的に上下前歯が前突した咬合になってしまう場合が少なくない．また本来抜歯すべきでないケースを抜歯矯正してしまうと上下前歯が直立して口元のへこんだ顔貌になってしまう．この3つの区分は重要であるので，つねに意識すべきである．

Ⅲ級の場合にも，同じような注意が必要である．アンテリアクロスバイトがあるだけでⅢ級と判断し，治療を開始するととんでもないことになる．歯列は同じようにみえても，ⅢAとⅢBははっきりと区別しなくてはならない．下顎骨のみの外科手術によってよい結果が得られるのはⅢBの場合だけである．もしもⅢAに下顎骨のみの手術を行うと舌の力によって下顎の歯列が押しだされてさまざまな問題を起こしかねない．こうした臨床的な診断ミスを減らすために，このskeletal diagramの利用は効果的である．自分が担当しているのが，ⅢAなのかⅢBなのかを知っていればこうしたミスは起こりえない．

> アンテリアクロスバイト

5．FAの選択とそのデザイン（設計）

PIFOを実践するうえにおいて，セファロ分析の結果はFAの選択とその設計に役立つものでなくてはならない．これまで一般的に使用されてきたセファロ分析法は，残念ながらそうした目的には応えられないものであった．というのも，多くの計測値が「歯」を基準にしたものであり，かつ角度の計測が主であったためである．

前章でBimlerのセファロ分析のSAGA Indexとインターインサイザルアングルを計測することを解説した．ここでは，それらの結果を用いてどのようにFAを選択し，個別の設計をするかを解説する．このプロセスはとくにBionatorの設計において重要である．

1）Bionatorの設計について

Bionatorは，
・下顎骨全体を前方位にできる

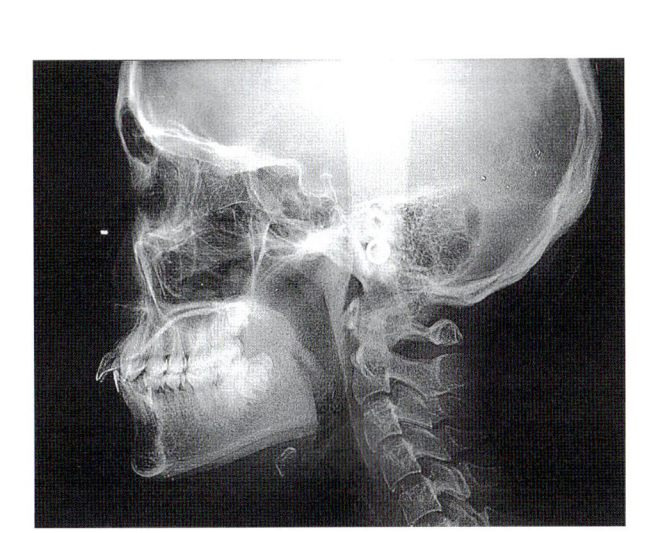

図 3-63 図 3-64
図 3-65

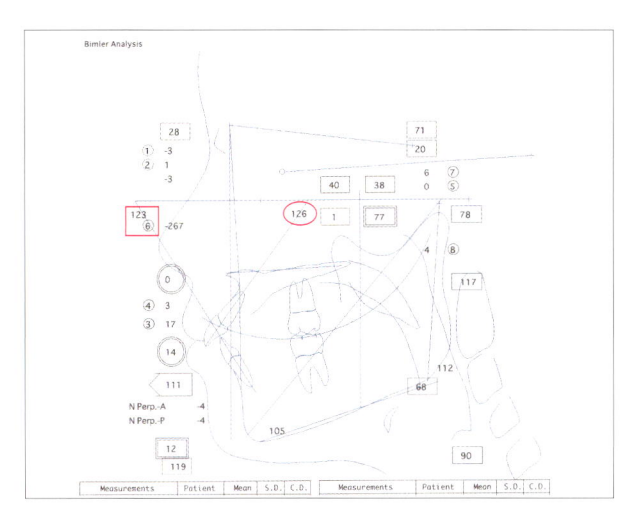

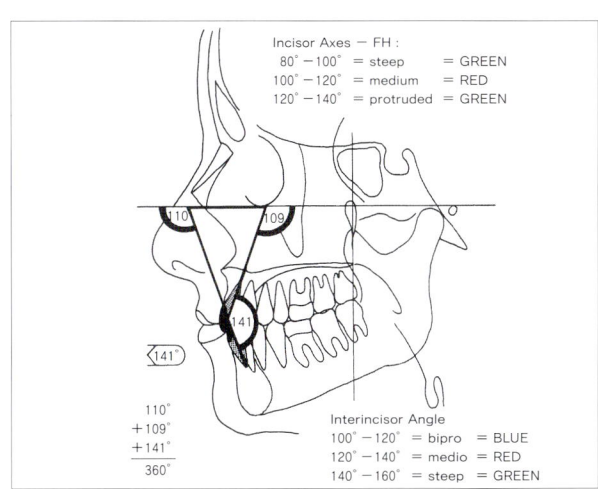

表2	Incisor Axes - FH.
80°～100° = steep	= GREEN
100°～120° = medium	= RED
120°～140° = protruded	= BLUE

前突

・上下顎骨の成長促進ができる
・上下顎骨の形態を変化させられる
・上下歯列弓の拡大ができる

などの特徴を有している．とくに，歯列に関してはオクルーザルカバーの付与の位置によって上下前歯のインターインサイザルアングルをコントロールできる．その1つの例を症例にあてはめて考えてみよう．**図3-63～65**に示すセファロの症例にBionatorを用いる場合の設計を考えてみよう．

図3-63～65の計測結果から，上顎前歯の歯軸傾斜は126°で**表2**から120°～140°に入り，前突を示している．同様に下顎前歯も123°で前突を示している．すなわち，上下前歯がともに前突している．下顎前歯をこれ以上前方傾斜させないためには臼歯部にもカバーがいる．下顎前歯部にはオクルーザルカバーを付ける必要がある．骨格性オーバージェットが1（**図3-66**の赤丸：下顎はほとんどこれ以上前方位にする必要がない），facial typeが12，つまり垂直的な成長を示しているタイプ（この症例では水平方向の成長もよい）であり，大臼歯部のさらなる挺出は好ましくない．よって，

PIFO の診断

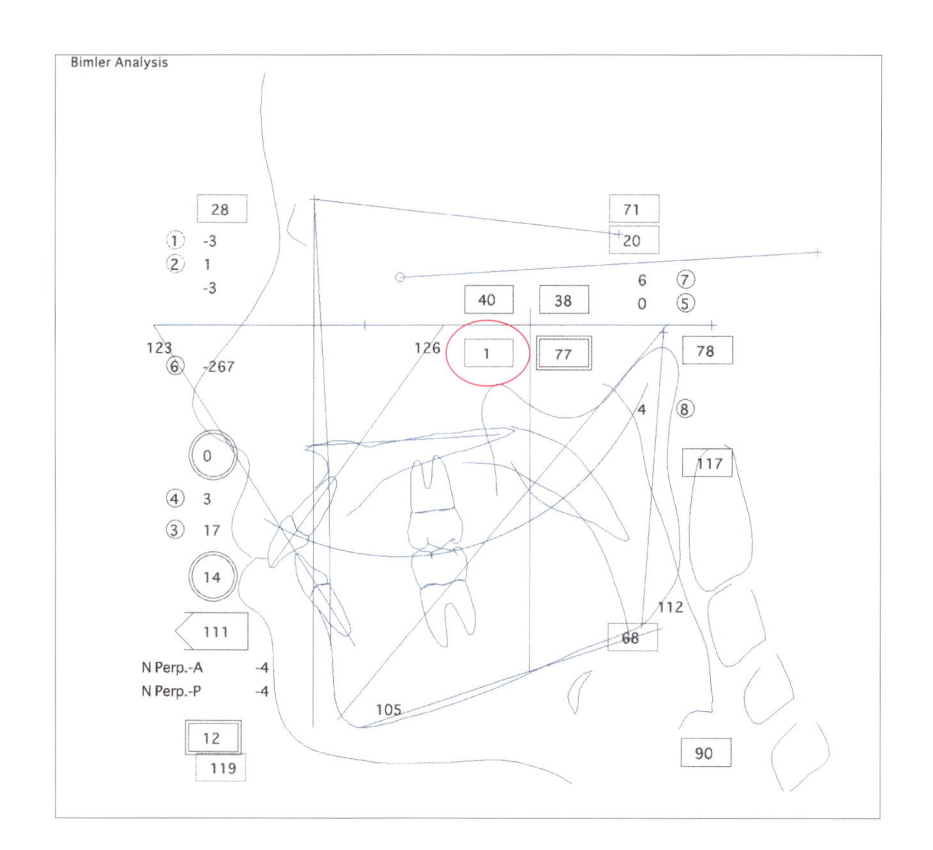

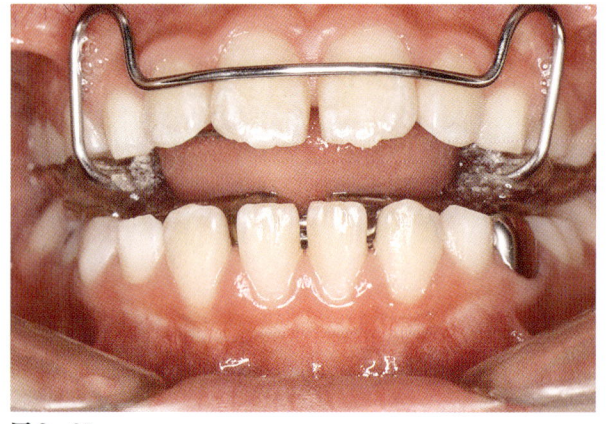

図 3 - 66

図 3 - 67

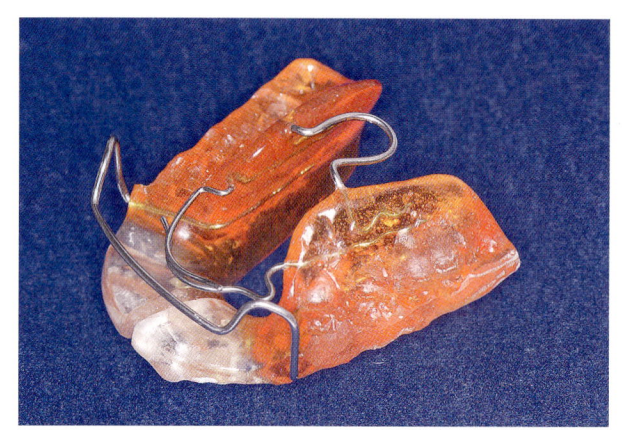

図 3 - 68

①フルカバー
②アンテリアカバー
③ポステリアカバー
④ノーカバー

のうち，①のフルカバーがよいことになる．

なお，この症例のように，上下顎で拡大量が異なる場合が一般的である．すでに述べたように，上下一体型の FA を使用する場合には，この上下顎での拡大量の違いをコントロールする必要がある．また，あまりに狭窄が著しい場合は FA で Inter - arch（上下歯列間）の問題に対処する前に Intra - arch（歯列内）の問題をある程度改善しておくほうがよい場合もある．これについては別の項目で解説する．

6．咬合の安定

1）下顎の安定した位置を優先

PIFOでは下顎の安定した位置を優先する．3つのフェイズの治療のうち，フェイズⅠとⅡでの重要な治療は下顎の安定したポジションの獲得である．**図3-69**で示すように咬合の安定のキーポイントは3つある．つまり，

①前歯の良好な関係
②臼歯部の良好な関係
③顎関節の良好な関係

である．PIFOではFAを用いて，まず③の顎関節の良好な関係を獲得する．そしてその段階で前歯と臼歯の関係，つまり上下歯列の関係がどうなっているかを診査し，フェイズⅢの「歯の矯正」に移る．

前歯の良好な関係についてもう少し詳しくみてみよう．目標とする上顎の3－3と下顎の3－3の関係を図示すると**図3-70**のようになる．赤い点で示した上下の歯のコンタクトポイントは上顎1－1で3か所あり，すべての歯が1歯対2歯の関係になっている．たとえば，下顎前歯に1歯の先天欠如があるケースでは，この関係を達成するために欠損した歯のスペースを獲得するしかない．もし下顎が3前歯のまま矯正治療されると，すべての歯の位置関係が少しずつズレて，長期的には不安定な咬合となってしまう（**図3-71**）．

図3-72は前歯の関係を側面からみて図示したものである．このうちで目標とするのはD，Eである．ただし後述するskeletal diagramのBP，BRのケースで，この顎骨の関係が改善されずに，歯だけがD，Eの関係になっても咬合は安定しない．こうしたケースでは，まず，BP，BRをフェイズⅠ，Ⅱで改善しなくてはならない．

図3-73は良好な咬合関係の歯列を舌側からみたものである．臨床ではできないことなので模型の診査のときには必ず舌側からもチェックする．

図3-74は歯と舌と上下口唇の関係を示している．フェイズⅠ，Ⅱに対してFAを使うと，口唇の機能改善を行うことによって，より良好なこれら3者の関係が達成される．

フェイズⅠ，ⅡでFAを使って顎骨の安定した位置関係を達成することは，治療開始前に習慣となっていた咀嚼パターンを改善することにもつながる．FAを使うと，中枢神経によるフィードバックシステムに働きかけ，これまで脳の中枢神経にインプットされていた咀嚼パターンが少しずつ新しいものに書き換えられ，やがては新しいパターンが優勢となる（**図3-75**）．こうした改善が十分に発揮されるか否かは，正確なセファロ分析と歯列分析，それにともなうFAの選択とデザインに依存している．

セファロ分析，歯列分析，FAの選択，そのデザインというプロセス

PIFO の診断

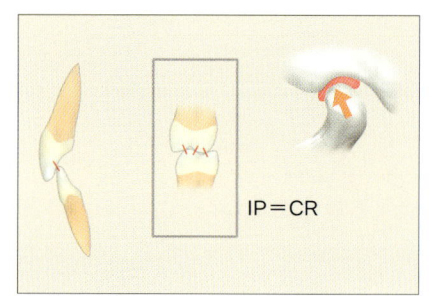

図 3 - 69 咬合安定の 3 つの要素.

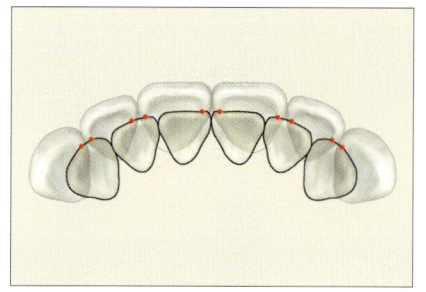

図 3 - 70 前歯部の関係.

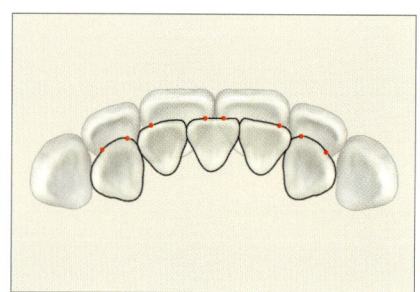

図 3 - 71 下顎に 1 歯先天欠如があった場合に，その欠損スペースを獲得しないで矯正治療を行った場合.

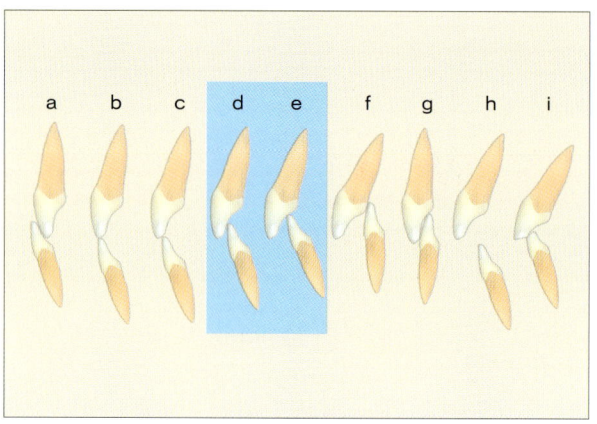

図 3 - 72 側面からみた前歯部の関係.

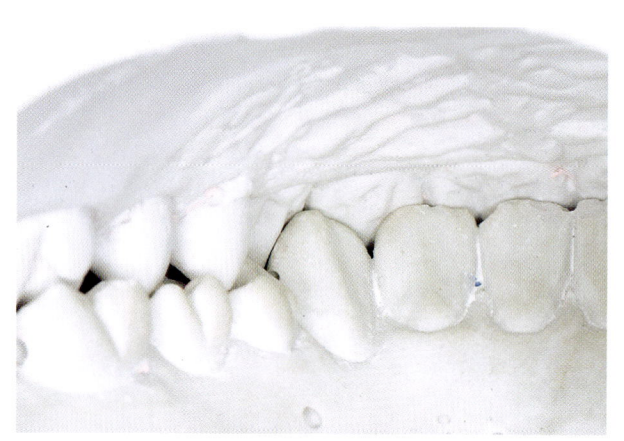

図 3 - 73 舌側からみた良好な咬合状態.

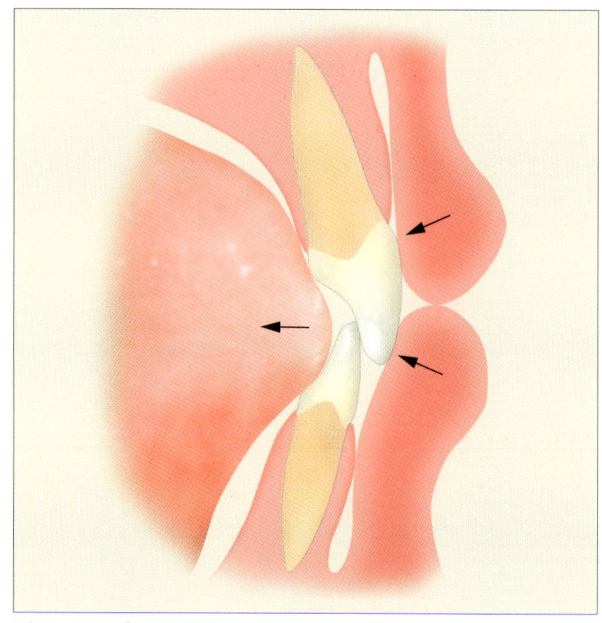

図 3 - 74 良好な前歯と舌と口唇の関係.

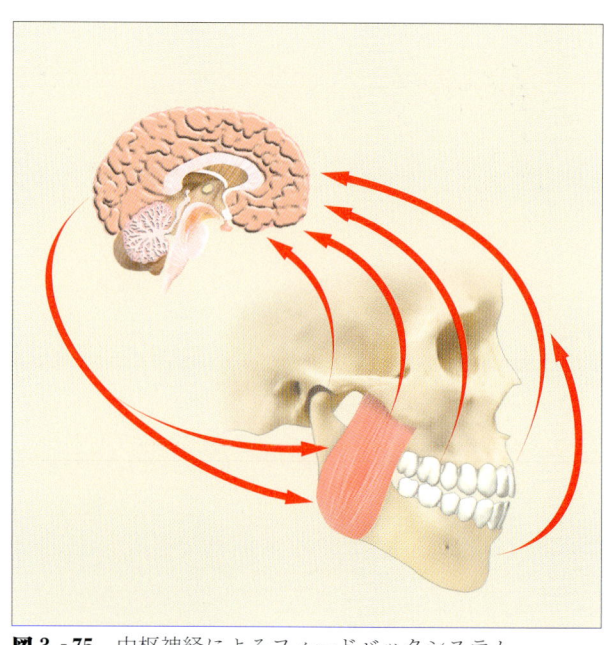

図 3 - 75 中枢神経によるフィードバックシステム.

を繰り返し行うことによって技術が習得され，より的確な診断ができるようになる．

2）歯の大きさと不正咬合
（1）歯の大きさと不正咬合の関係
フェイズⅠ，Ⅱの治療で上下顎骨の関係が改善された後，フェイズⅢの治療に入る．このとき，治療開始前にフェイズⅢのための診査が必要になる．

図3-76a～dはいずれも顎骨関係は改善された状態を示している．**a**は歯の大きさと顎骨のバランスが理想的な場合を示している．しかし，**図3-76b～d**では歯の大きさに問題があるために歯列弓に問題が起きている場合を示している．**b**は歯の大きさが大きいために前歯が前突して前へ倒れてインターインサイザルアングルが小さくなっている．顔貌も改善が必要である．**c**は同様に歯の大きさは大きいが，前歯が前突せずに歯列の一部に叢生が生ずることで補償している．つまり顔貌には問題がない．**d**は**b**，**c**が合わさったタイプの不正咬合である．つまり上下歯列に叢生があり，かつ前歯が前突していて顔貌も改善が必要である．この3つのタイプは区別して対応する必要がある．混合歯列期の「歯列の治療」はU-Arch（ユーティリティアーチ）を用いて行うことになる．

いずれのタイプも何らかの方法で歯列を短縮しなくてはならない．選択肢としては，
①歯の抜歯
　・小臼歯の抜歯
　・第二大臼歯の抜歯
②歯の大きさの縮小
③側方拡大
④大臼歯のデローテーション（ローテーションの改善）

がある．臨床的には②，③，④を組み合わせることでほとんどのケースに対応できる．ただし，顎骨の大きさ自体が非常に小さくて，大臼歯の異所性の萌出や，第二大臼歯の萌出障害などが起きれば，その改善のために抜歯が必要になることもある．

（2）図3-76b，dへの対応
この治療に応用するU-Archは上下前歯部を舌側方向へ引くことができるデザインが効果的である．

3）咬耗と咬合
不正咬合が長期に放置されたケースでは，生理的な範囲を超えた歯の咬耗が起きることがある．**図3-77～79**に示したのは下顎前歯に咬耗が起きた場合である．もしもコンタクトポイントを超えて咬耗が進んだ場合には，結果として犬歯間の距離が短縮し，咬合の安定が壊されてしま

PIFOの診断

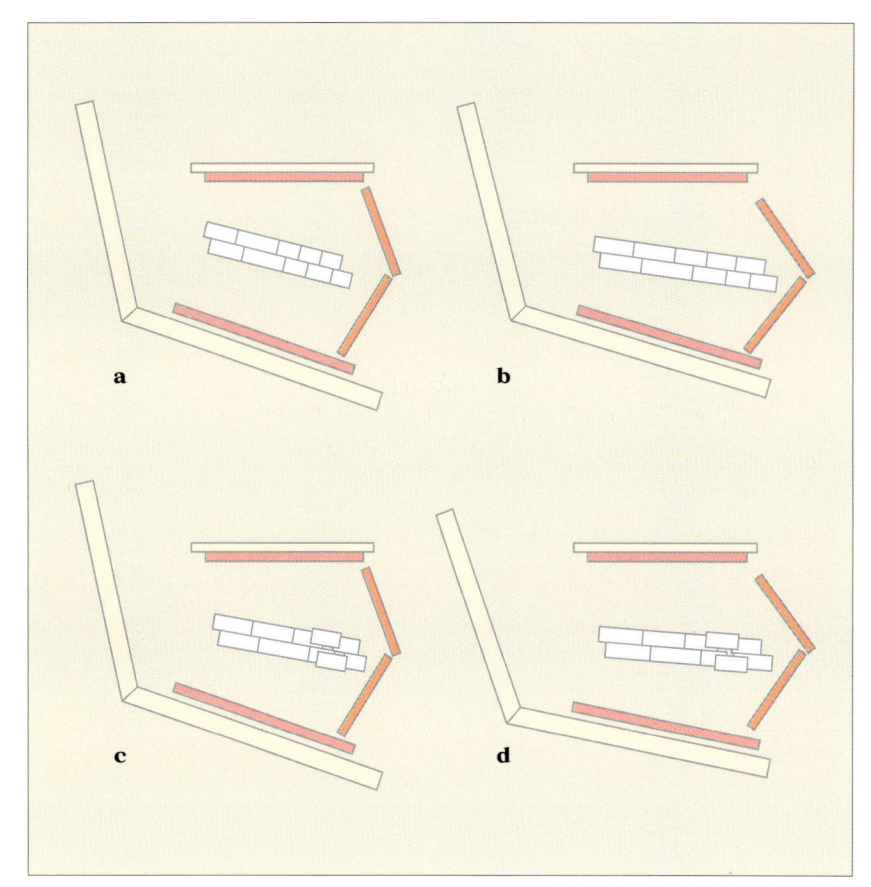

a

b

c

d

40mm

40mm
34mm

図3 - 76

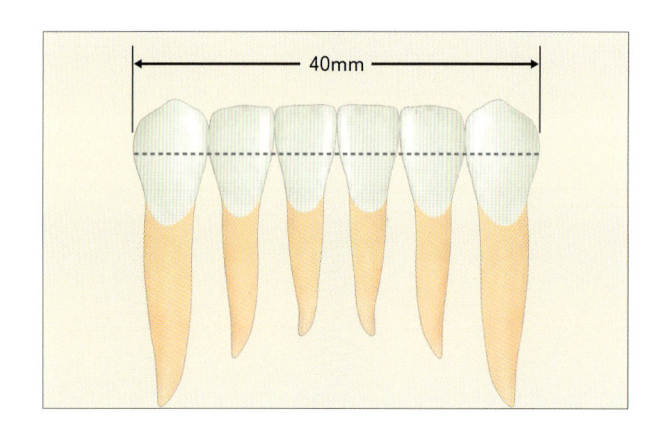

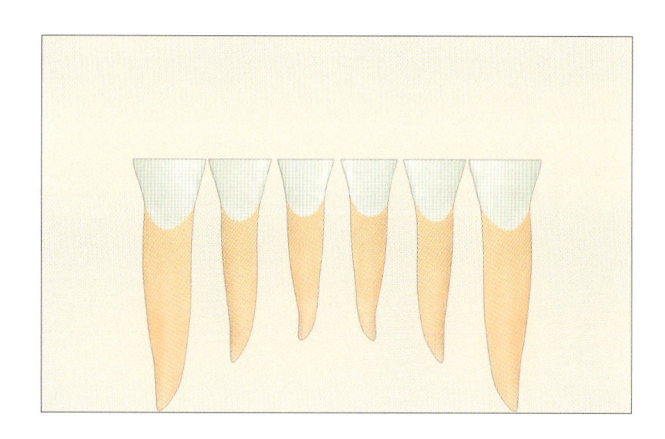

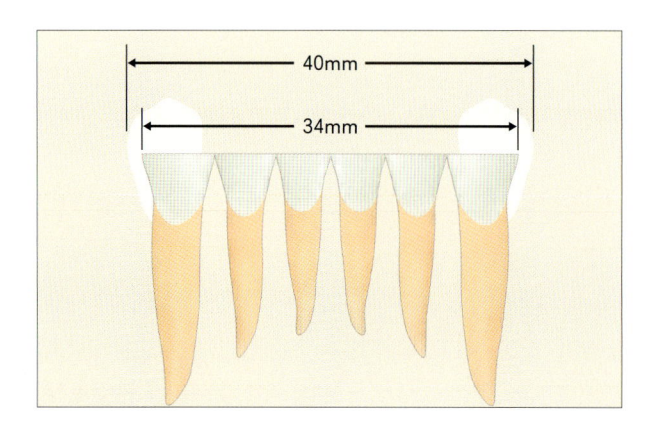

図3 - 77 図3 - 78
図3 - 79

う．しかし，こうした段階での矯正治療はきわめて複雑なプロセスで行わなくてはならないばかりでなく，いったん起きてしまった歯の変形は，修復処置以外に対応法がない．つまり矯正治療と修復治療の両方を行う必要がある．

　このような困難なケースでも，早期に対応していれば歯の咬耗による変形も未然に防ぐことができたはずである．PIFO は，不可逆的な変化である歯の咬耗が進む前に対応することによって，歯の遺伝的な形態を可能な限り保存する矯正法でもある．

歯の変形
修復処置以外

遺伝的な形態

CHAPTER 4

PIFOの臨床：下顎の治療を優先させる症例

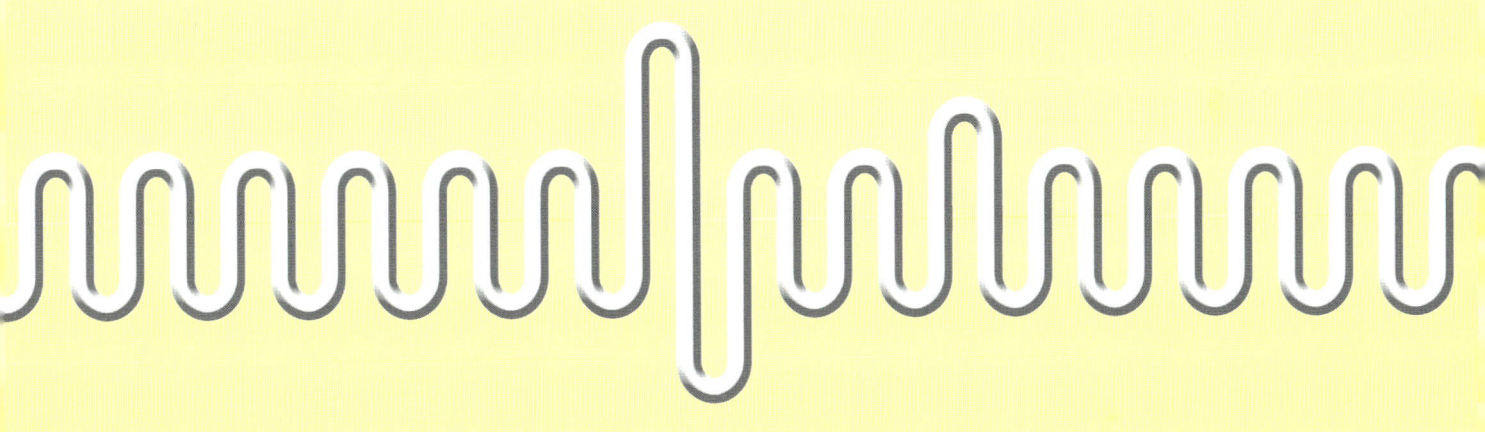

PIFO の臨床：下顎の治療を優先させる症例

1. 顎骨の発育と気道の改善ケース

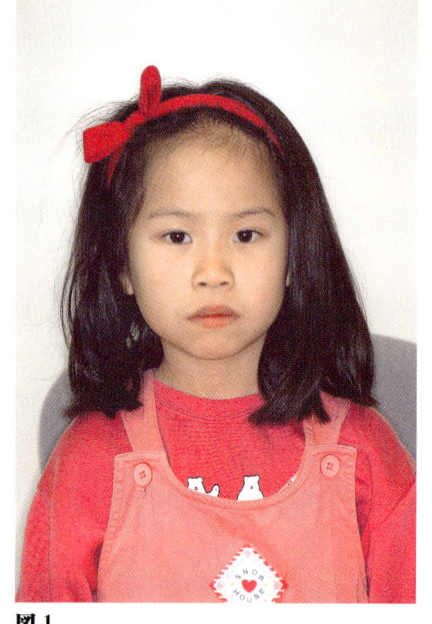

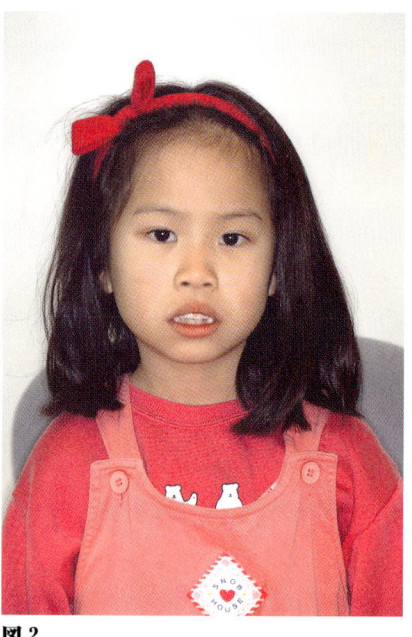

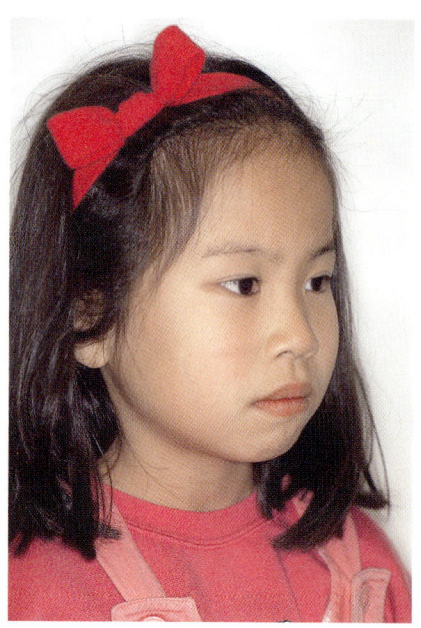

図1

図2

図3

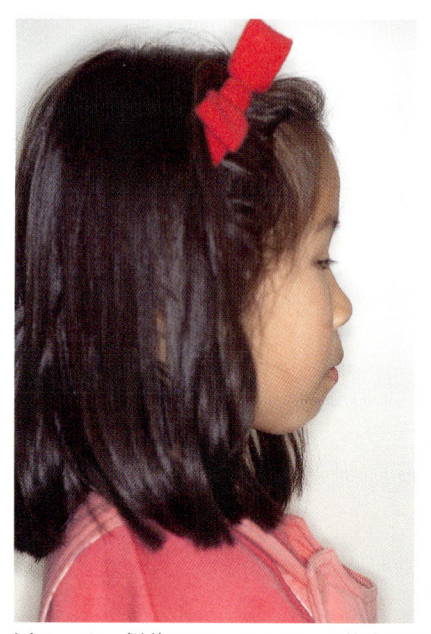

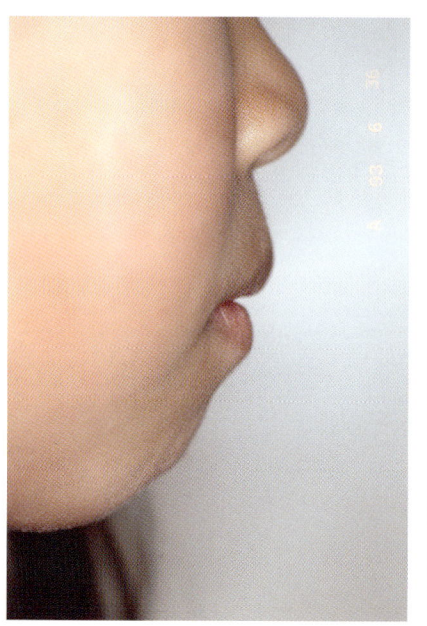

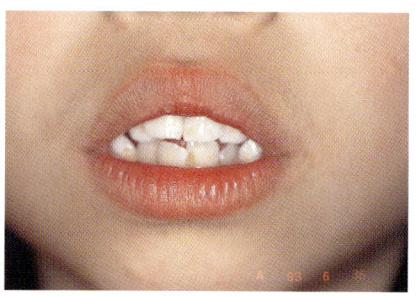

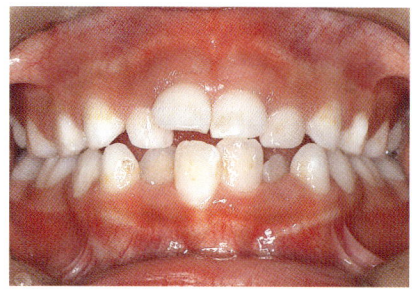

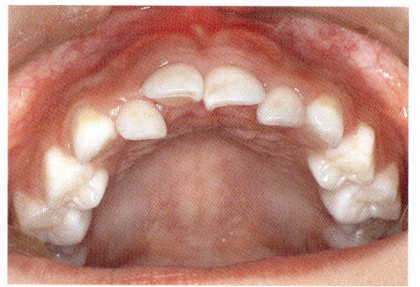

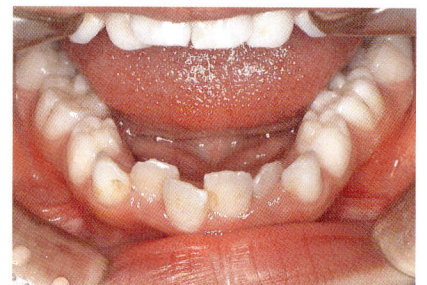

図4〜6 側貌では，オトガイの筋肉の緊張がはっきりとわかる．B点がかなり後退している．すなわち，下顎後退位が明らかである．
図4｜図5｜図6

図7〜9 上顎はまだ乳歯列である．下顎は前歯4歯が永久歯に交換している．
図7｜図8｜図9

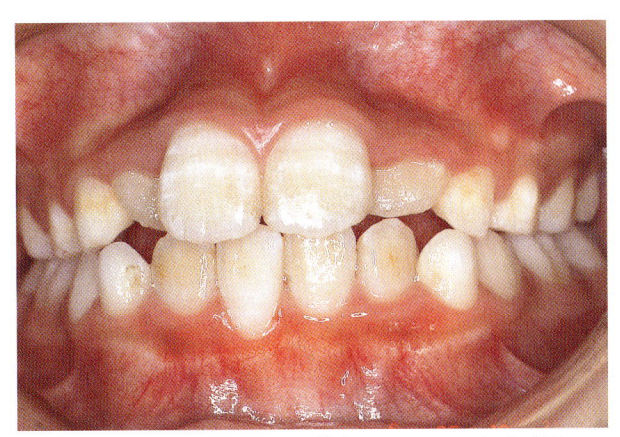

図10 約6か月経過．上顎の前方スペースはまだ不足している．

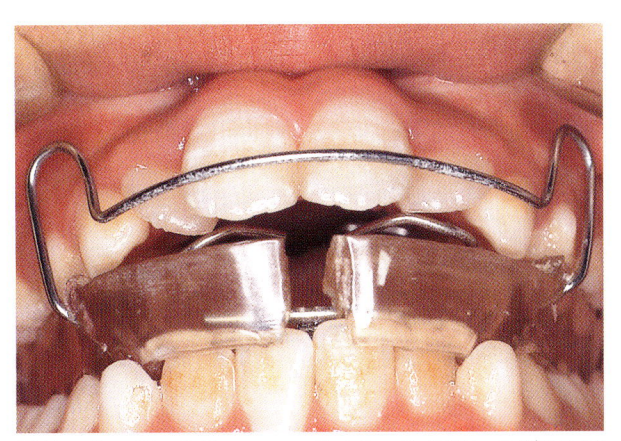

図11 リンガルリテンションワイヤーを応用して 2|2 を唇側へ押す．

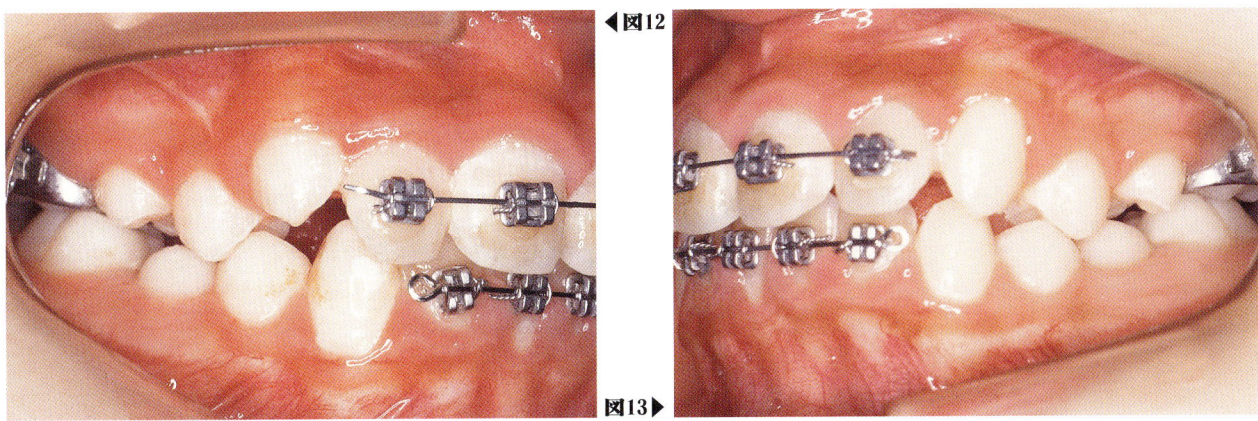

図12, 13 側方歯群．前歯と大臼歯のコントロールで，側方歯群の十分なスペースが確保されることが理想である．犬歯，第一，第二小臼歯が自然に咬合してくれれば，後戻りの可能性は少なくなる．

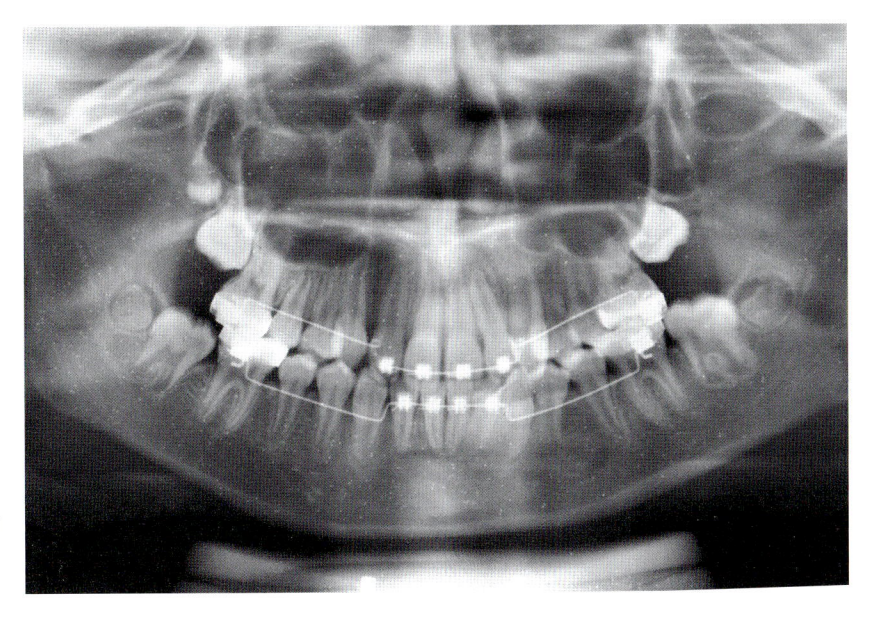

図14 パノラマエックス線写真．側方歯群がそれぞれの顎骨にほぼ垂直に萌出してきているのがわかる．

PIFO の臨床：下顎の治療を優先させる症例

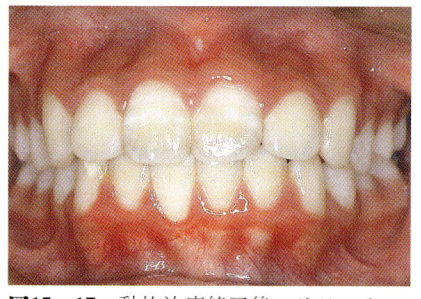

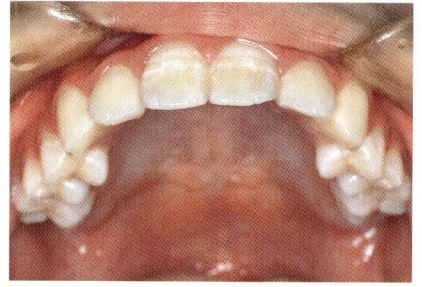

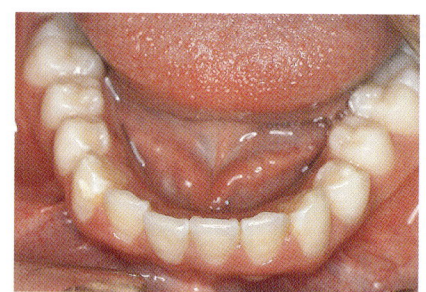

図15〜17　動的治療終了後，リテーナーへ．　　　　　　　　　　　　　　　　　　　　　図15｜図16｜図17

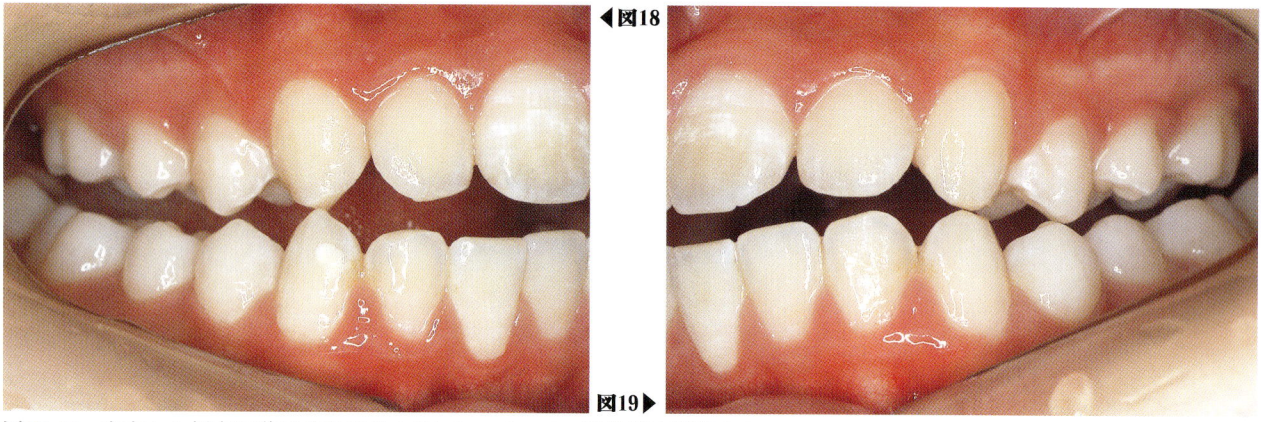

図18, 19　左右とも側方運動で犬歯がガイドになっていて，臼歯部は離開する．

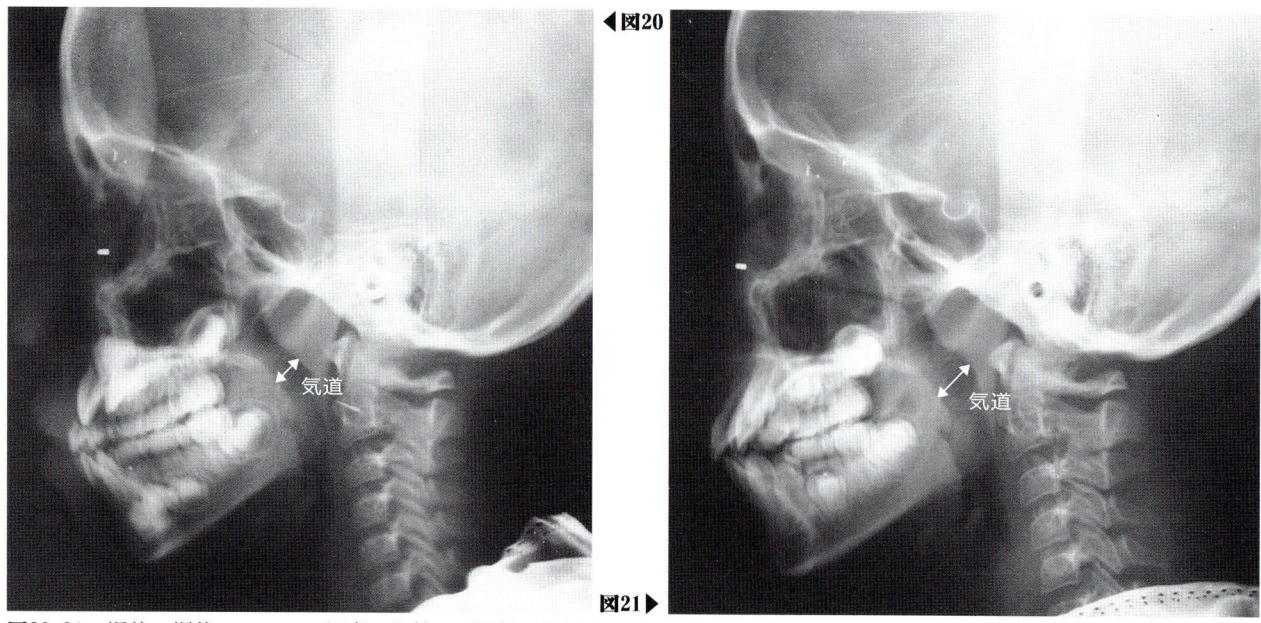

図20, 21　術前・術後のセファロ写真の比較．下顎骨の位置変化によって，気道の拡大が効果的に行われた．

2．Bionator のみのケース

図 1 ～ 3 オトガイ部分の筋肉に緊張がみられる．実際は口唇を開いている時間が長く，静止画だけではその情報をとるのが難しい場合もあり，理想的には動画，つまりビデオ撮影が望ましい．

図1｜図2｜図3

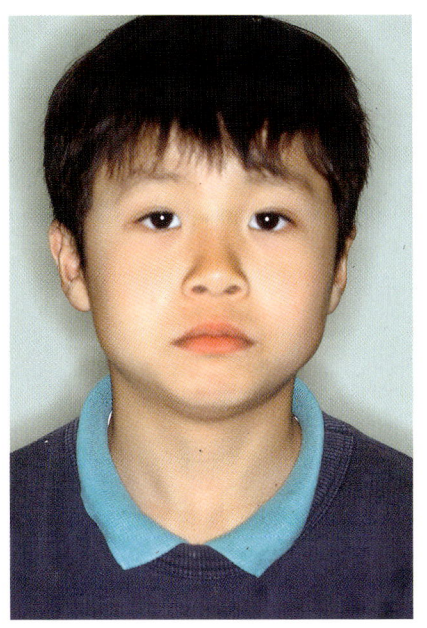

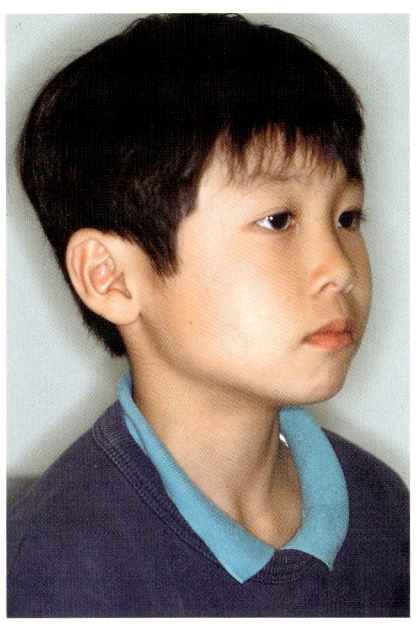

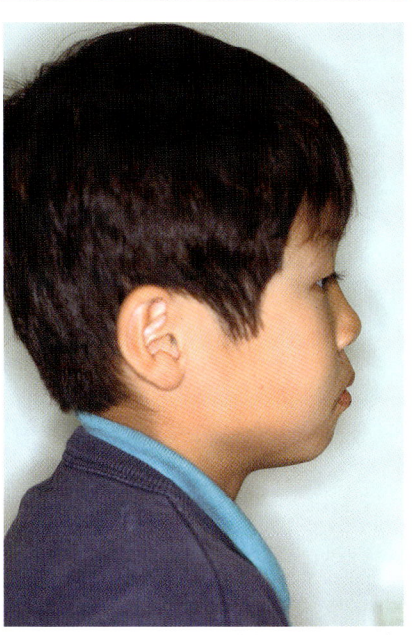

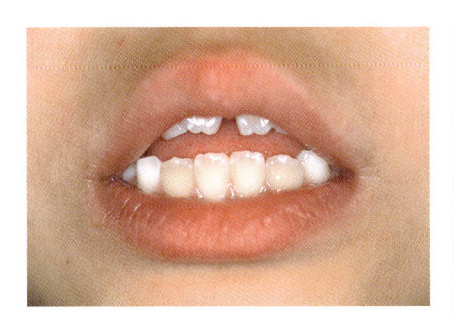

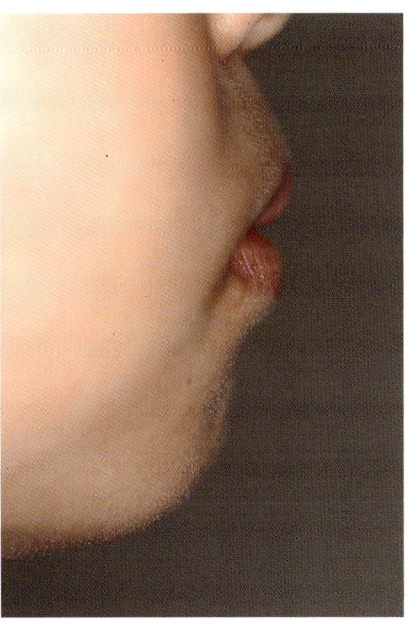

図4｜図5

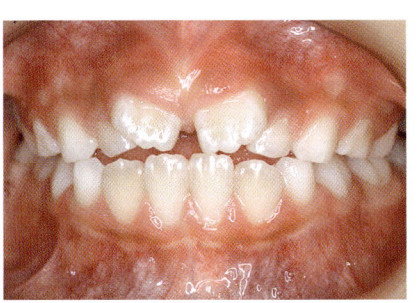

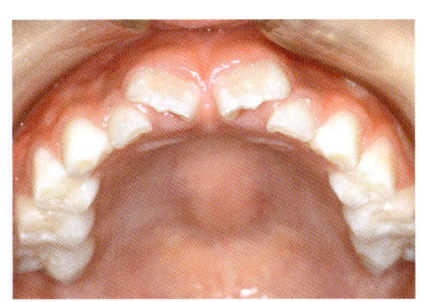

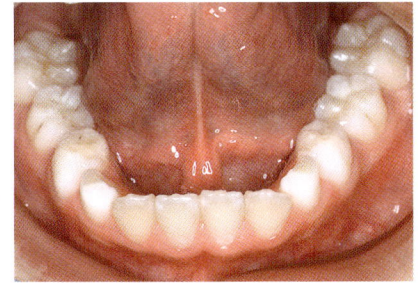

図4，5

図 6 ～ 8 上顎前歯ははっきりしたローテーションを示している．これは anterior section が狭いことの現われである．このような場合に前歯にブラケットを付けてローテーションを改善するなどの治療は好ましくない．まずはじめに根本原因である small anterior section そのものを改善する必要がある．

図6｜図7｜図8

PIFO の臨床：下顎の治療を優先させる症例

◀図9

図10▶

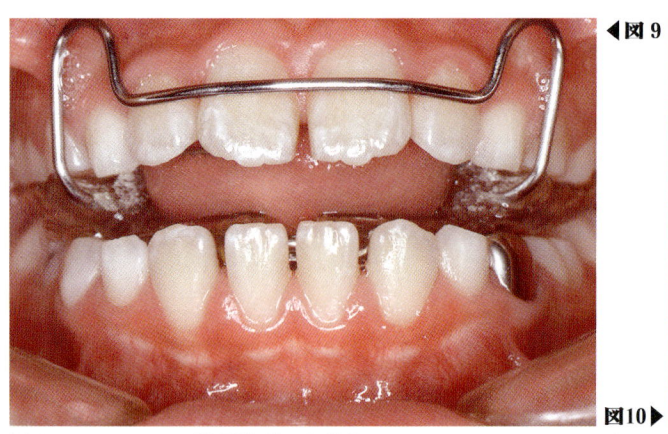

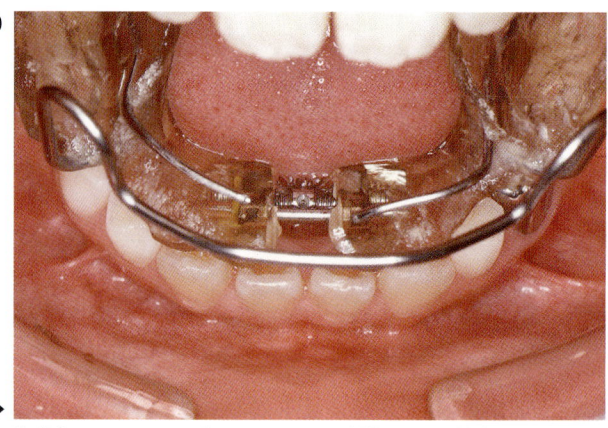

図9, 10 Bionator 装置装着．臼歯部にアクリリックカバーがあり，前歯部にないタイプの Bionator を製作した．前歯部にカバーがないということは，下顎前歯は唇側への傾斜を許すことになる．

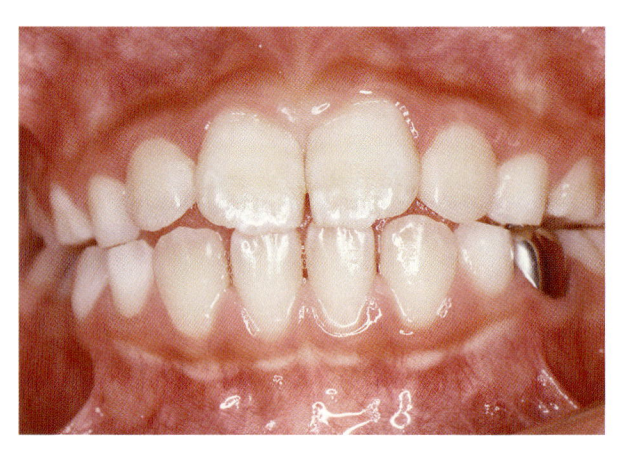

図11	
図12	図13

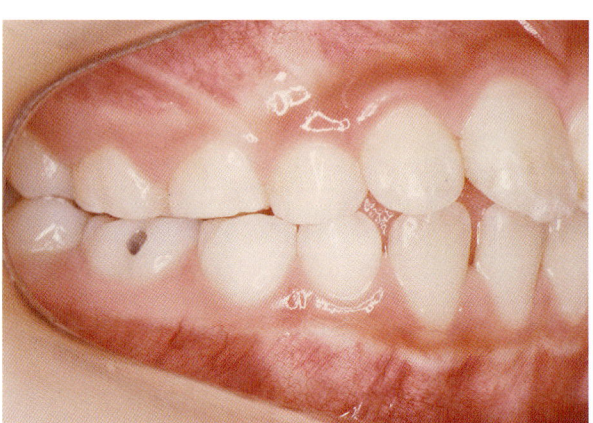

図11～13 顎の前歯はローテーションがかなり改善してきている．これは small anterior section が少しずつ改善してきたためである．

◀図14

図15▶

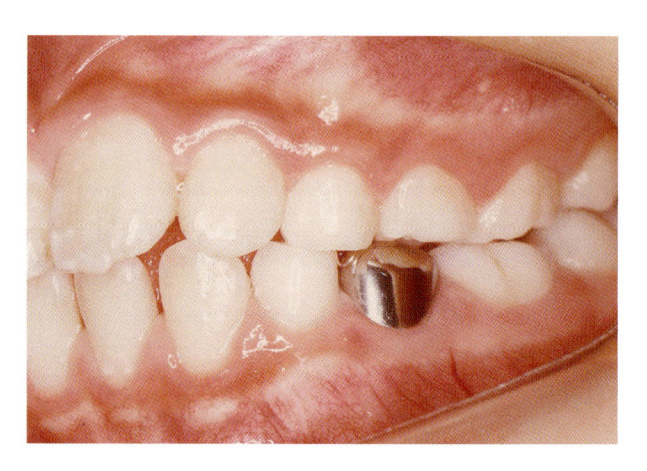

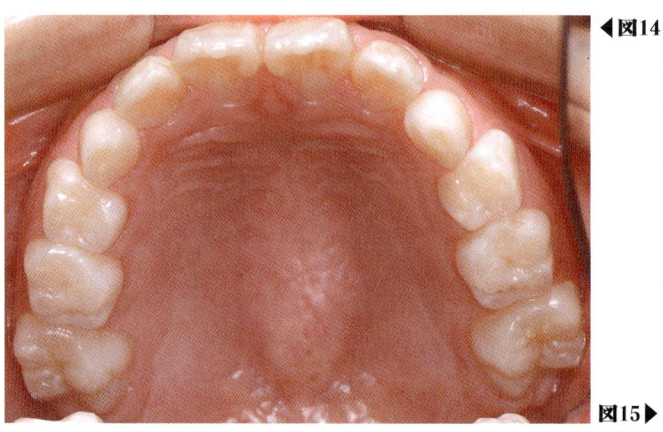

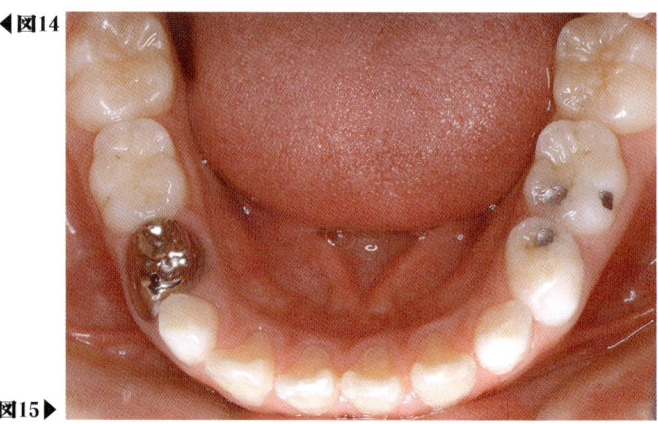

図14, 15 上顎の4前歯，下顎の4前歯とも回転が少なく，正常に近い位置に並んでいる．

78

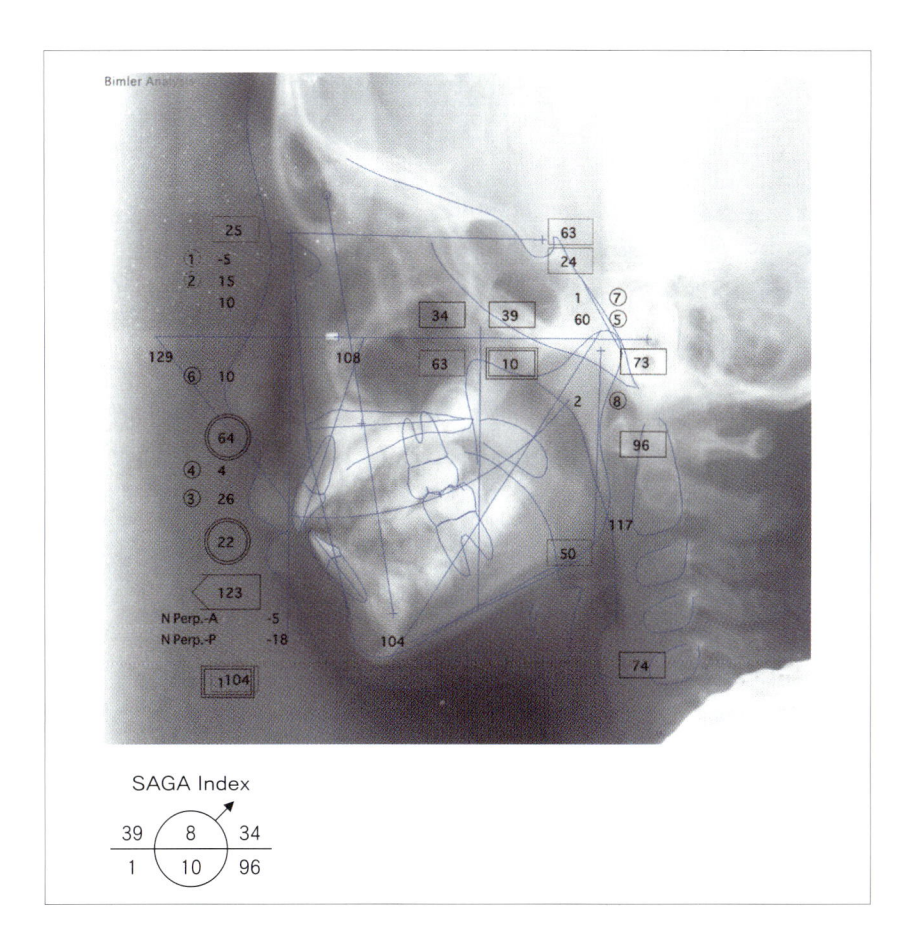

図16 Bimler のセファロ分析（治療前）.

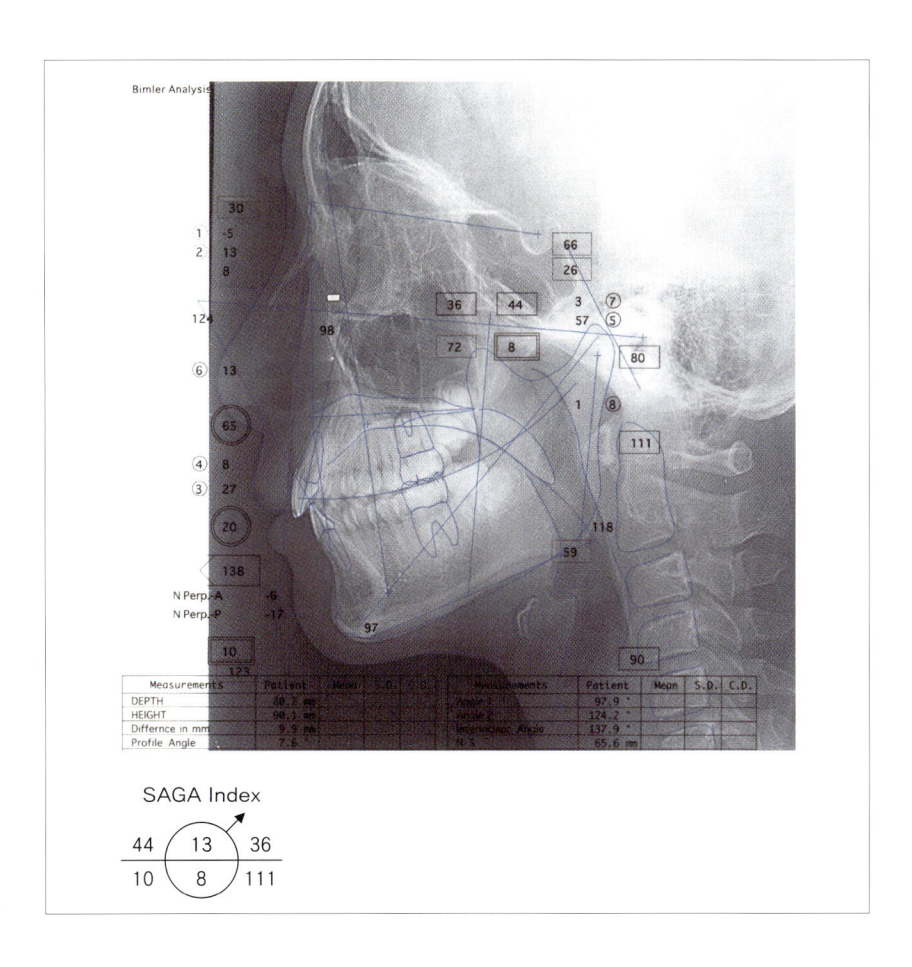

図17 Bimler のセファロ分析（治療後）.

PIFO の臨床：下顎の治療を優先させる症例

3．上下前歯の前突のある症例：Bionator のケース

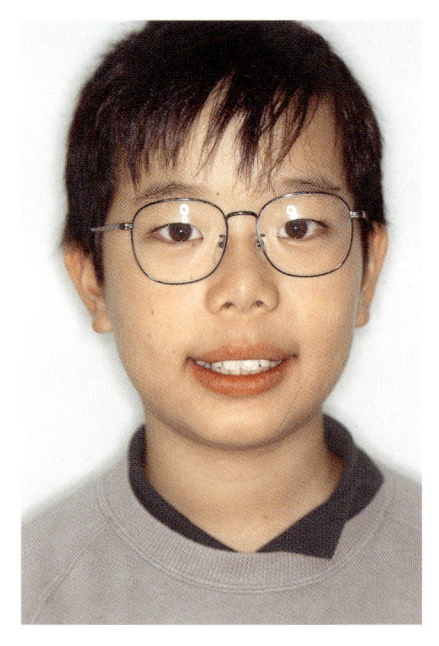

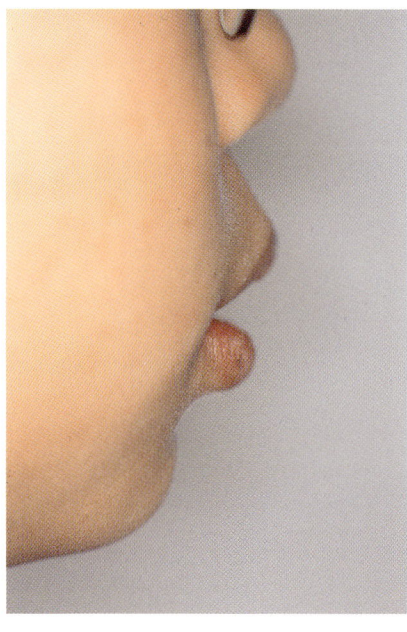

図1｜図2

図1 日常生活をしているときに，いつも開口になっている．
図2 下唇は反転してオトガイ部分がへこんでいる．

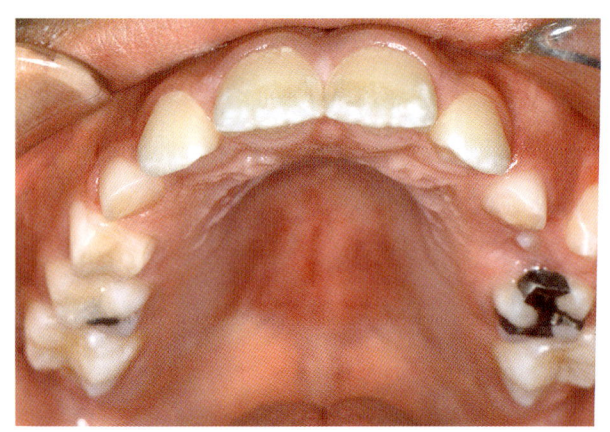

図3 上顎前歯はやや前突している．

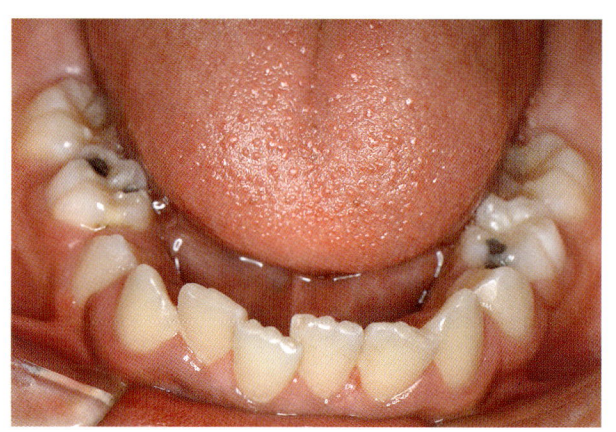

図4 下顎前歯は叢生である．

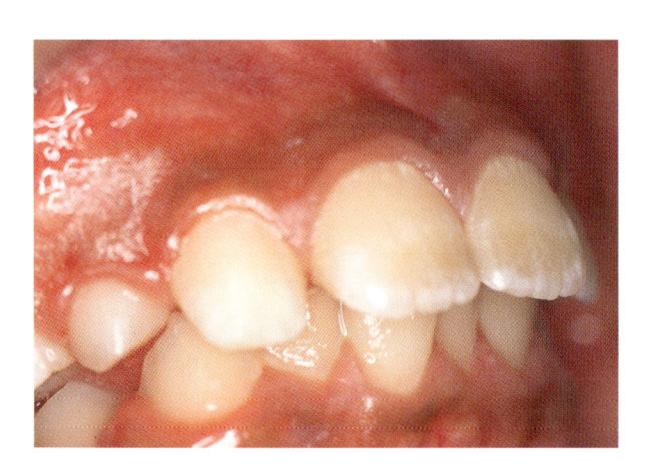

図5 下顎骨は後退し，深く咬み込んでいる．

80

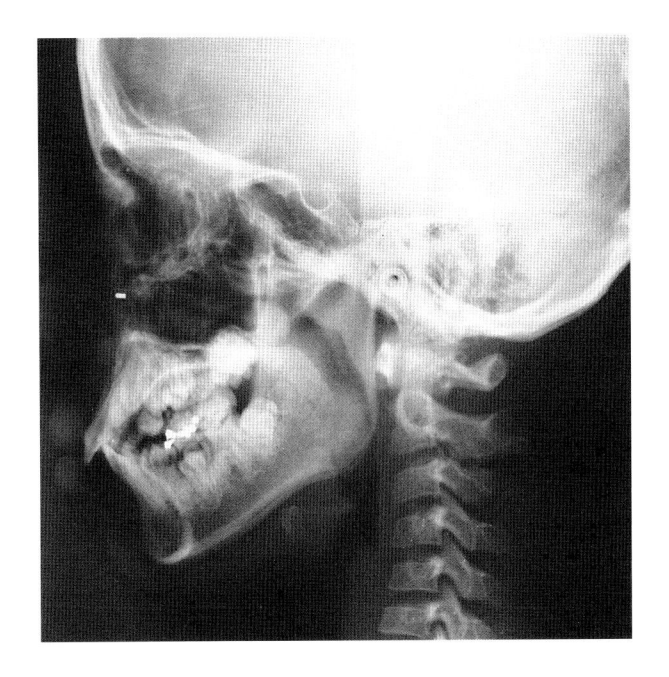

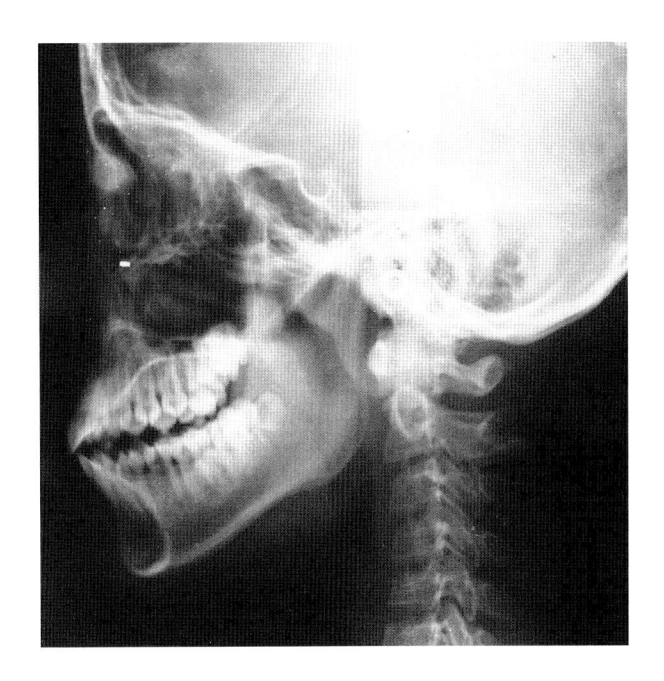

図6 | 図7
　　 | 図8

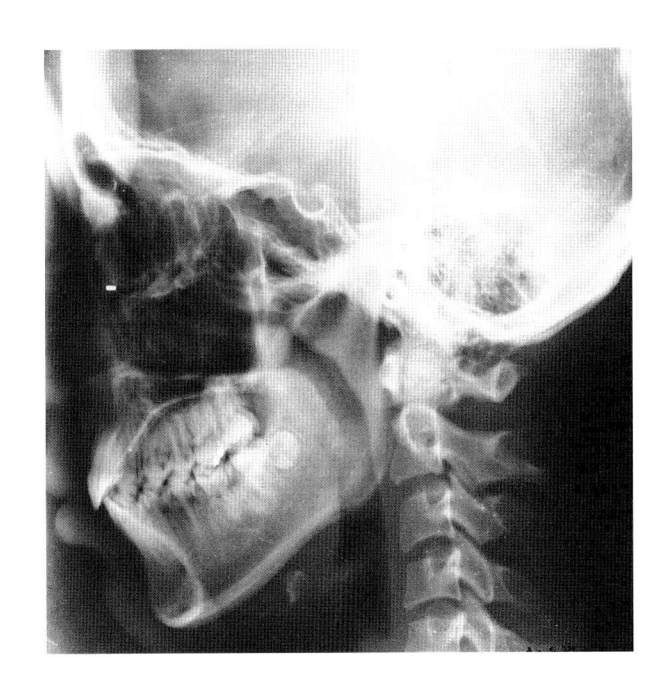

図6 初診時の側方セファロ写真．
図7 Bionator 使用後．
図8 Bionator 終了時．

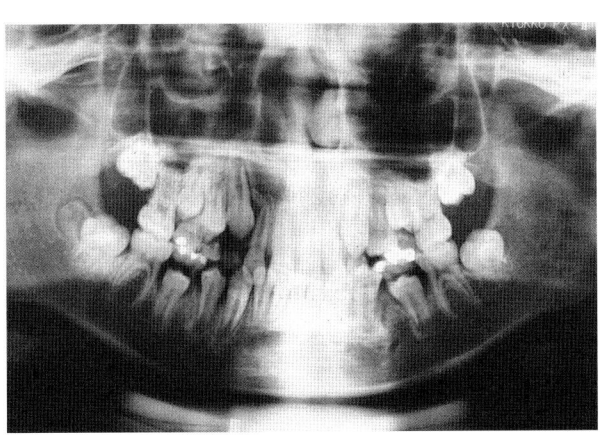

図9 3|3 のスペースは確保されている．

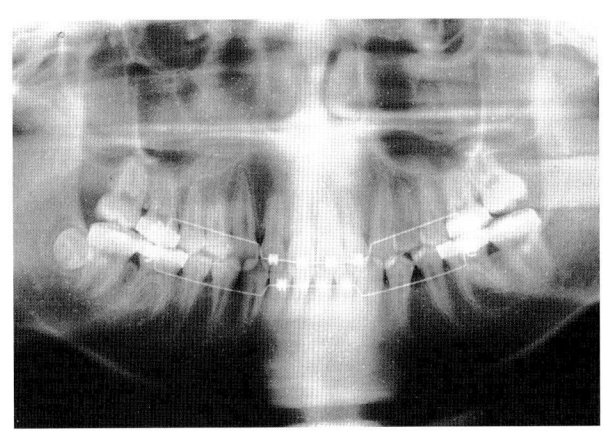

図10 U - Arch による上下前歯のコントロール．

4. Bionator のアジャストの仕方

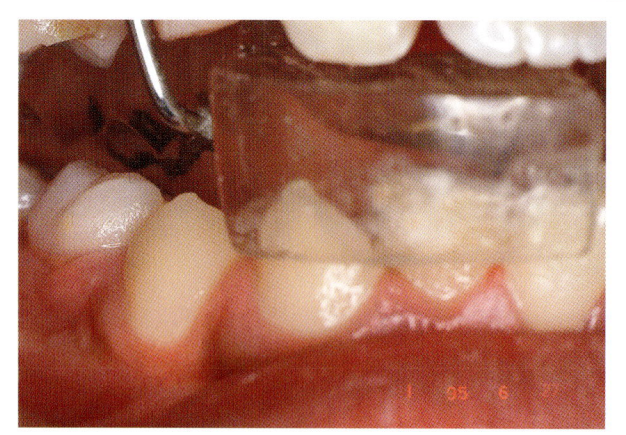

図1　前歯部カバー付き Bionator.

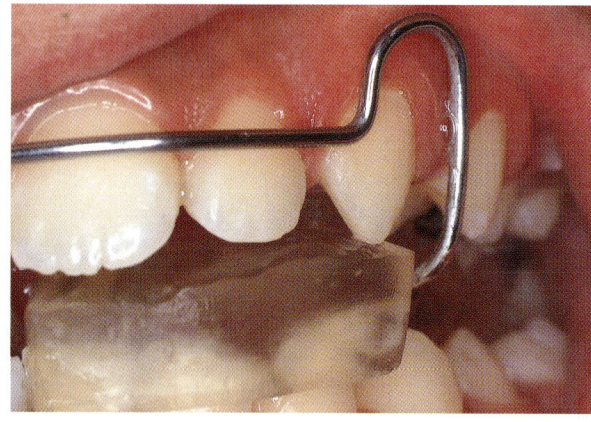

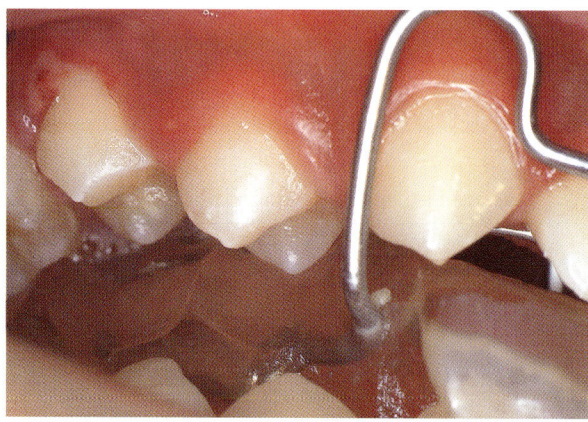

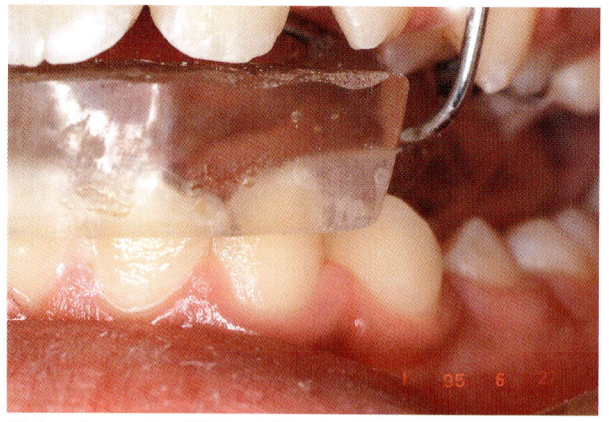

図2　カバーする範囲は症例に応じて決める.

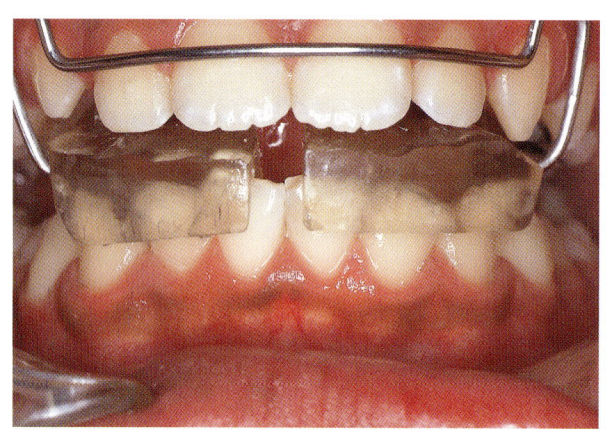

図3　拡大が進んだところ.

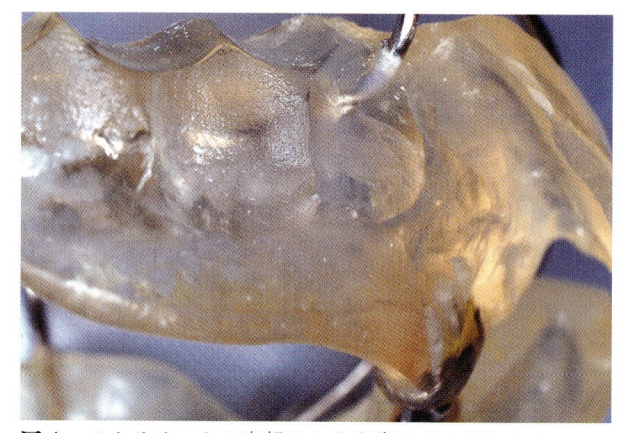

図4　アクリリックの突起により臼歯はガイドされる.

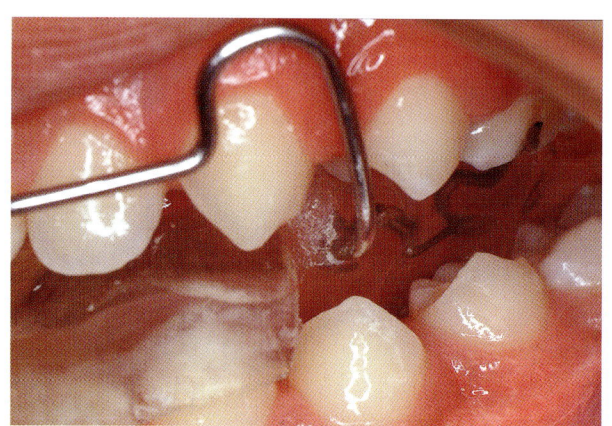

図5 ｜図6
図7 ｜

図5　｜3 が前歯部カバーに接触し始めた.
図6　挺出を防げないように削合する.
図7　臼歯部はその萌出に合わせてそのつどアクリリックを削合する.

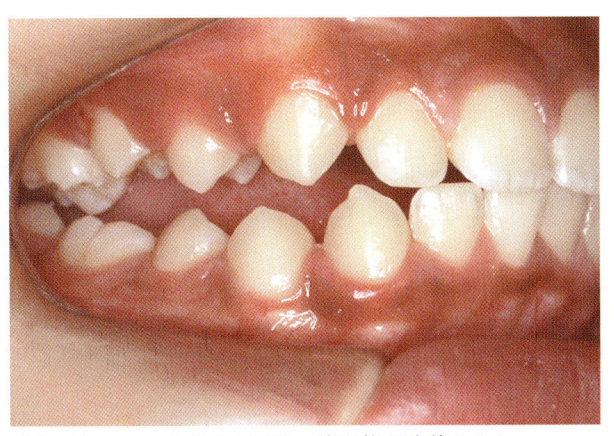

図8 Bionator の効果で下顎の後退位が改善された．

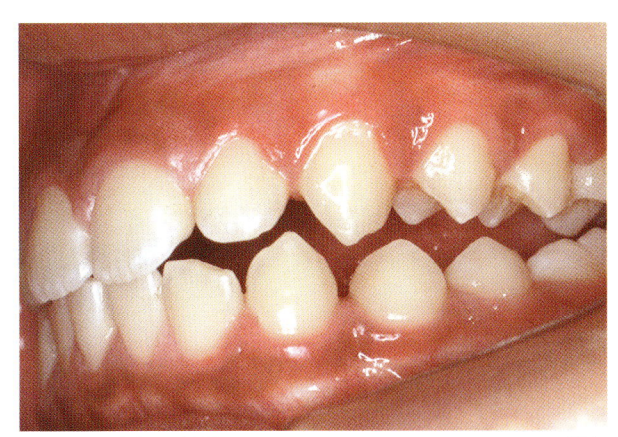

図9 臼歯部は離開している．アクリリックをさらに削合する．

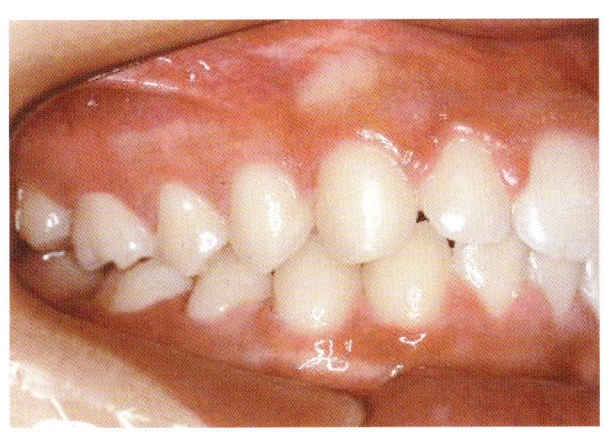

図10 動的治療終了時．

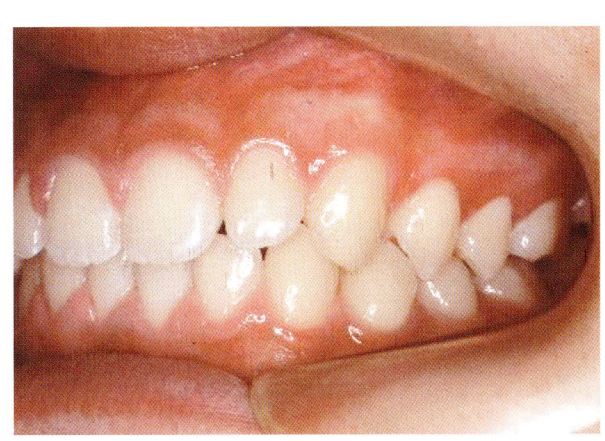

図11 臼歯部はブラケットを装着せずに咬合した．

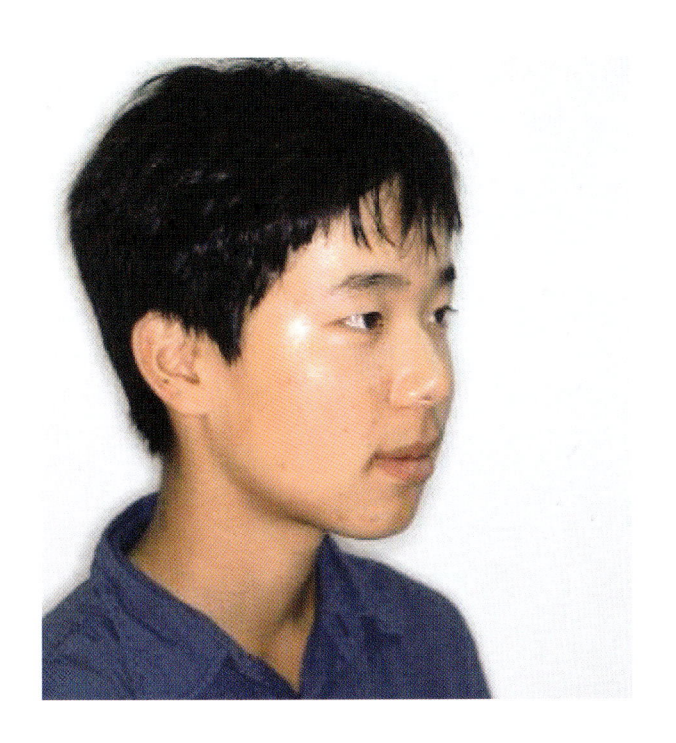

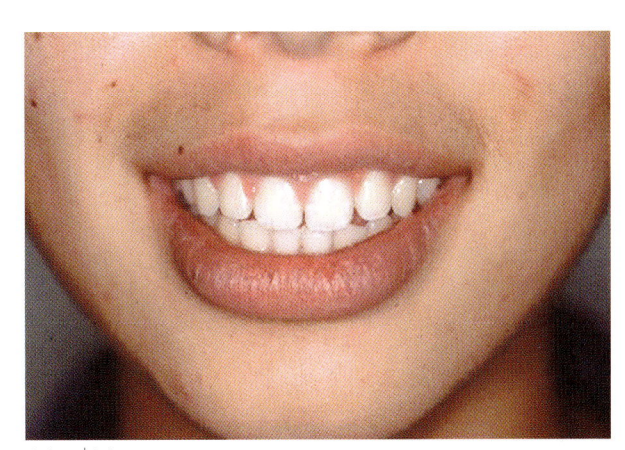

図12 | **図13**

図12, 13 終了時の顔貌と口元．

83

5. 矯正治療におけるマイナーサージェリー

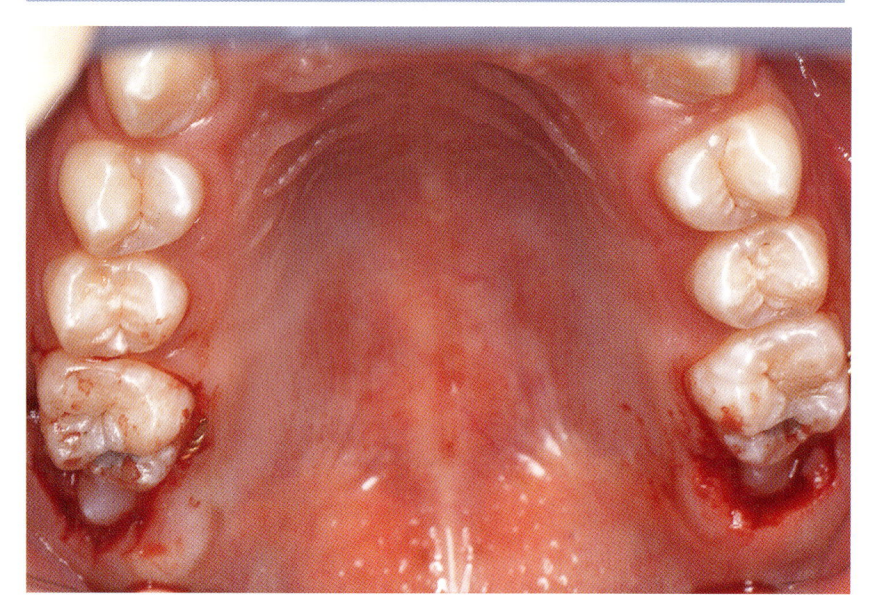

図1 7|7 の萌出障害への小外科処置.

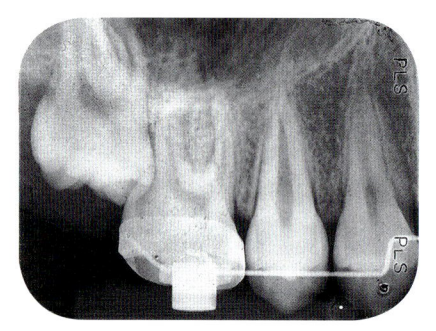

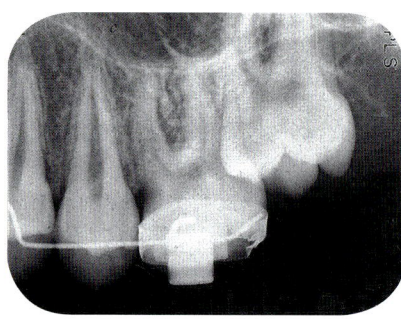

図2｜図3

図2, 3 7|7 が 6|6 に接近して萌出障害を起こしている.

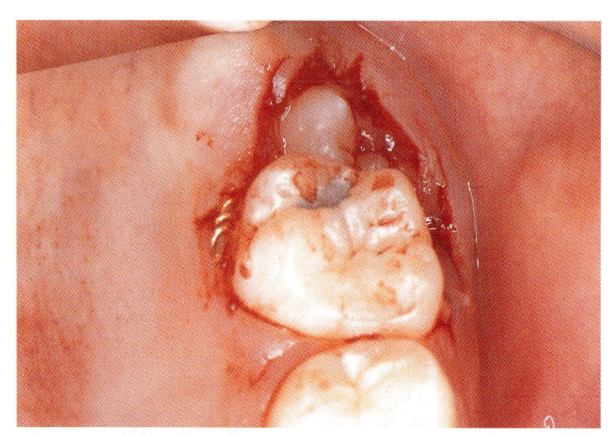

図4 まず第二大臼歯相当部を切開して，ブラスワイヤーで第一，第二大臼歯間にスペースをつくった．

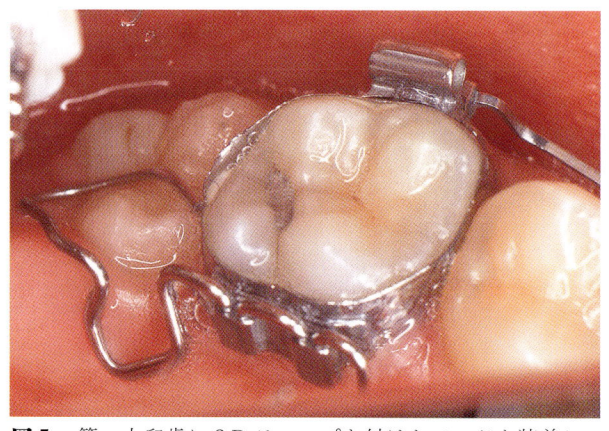

図5 第一大臼歯に３Ｄチューブを付けたバンドを装着し，３Ｄセクショナルアーチを用いた．U‐Arch も同時に装着してある．

6. deep bite のケース

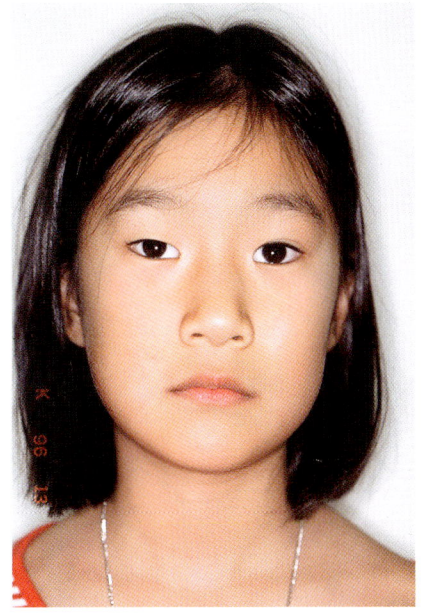

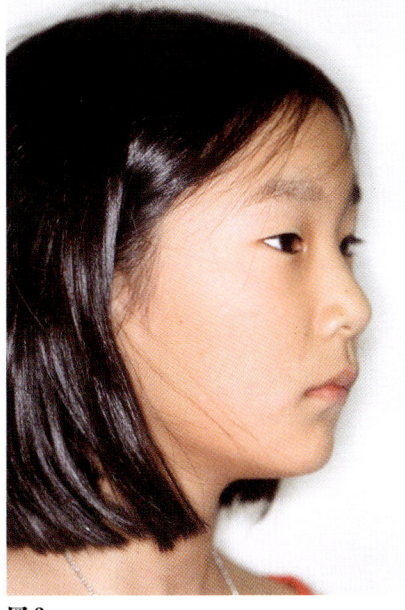

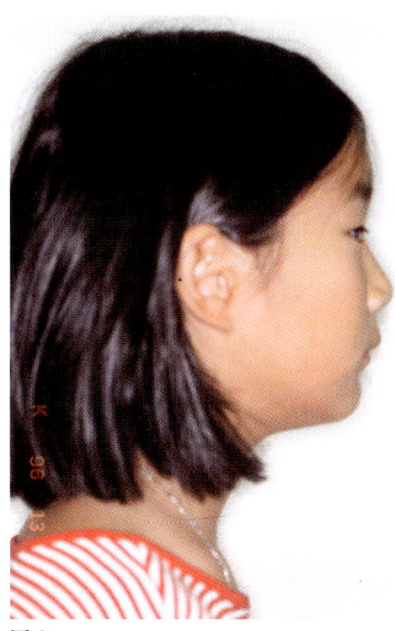

図1

図2

図3

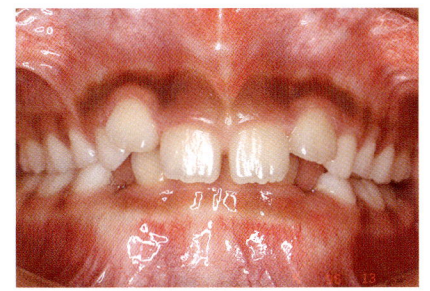

図4 著しい deep bite を示している.

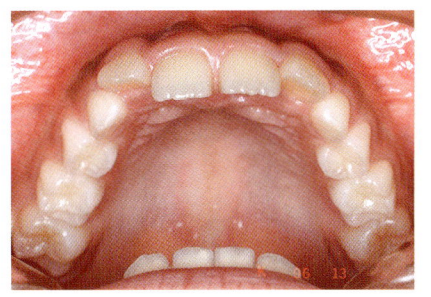

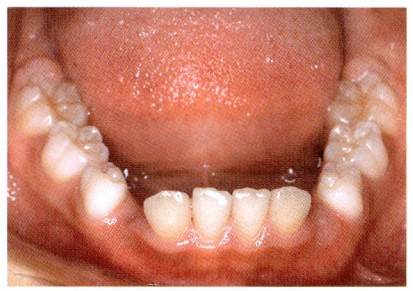

図5 上顎前歯の歯軸は舌側へ傾斜している.

図6 下顎前歯の歯軸も舌側へ傾斜している.

図7 | 図8

図7 まず前歯部カバー付き Bionator を用いた.
図8 1か月後に前歯部カバーは咬み込みのために破損した.

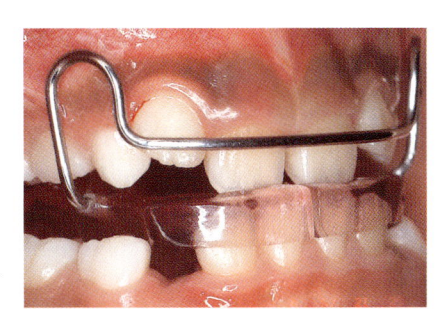

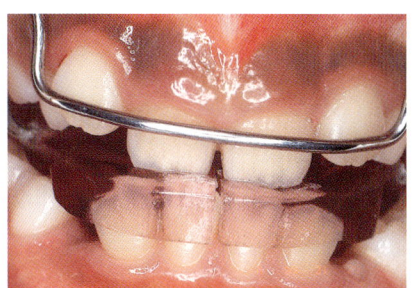

図9 | 図10

図9 臼歯部のカバーはない.
図10 側方拡大するとアクリリックに歯の圧痕が付く. 咬合面側を削合し, 臼歯部の挺出を促す.

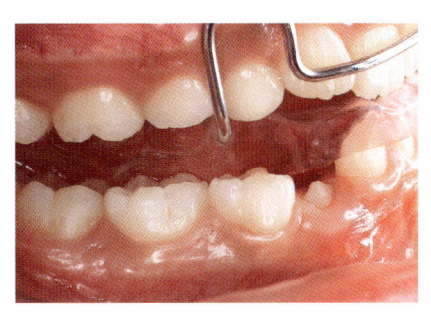

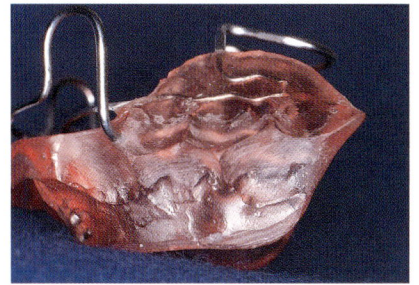

85

PIFOの臨床：下顎の治療を優先させる症例

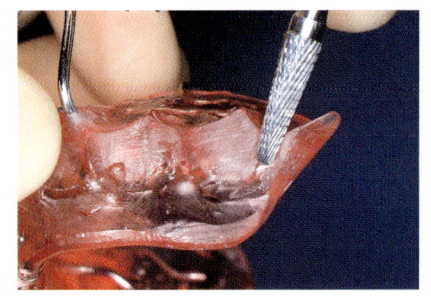

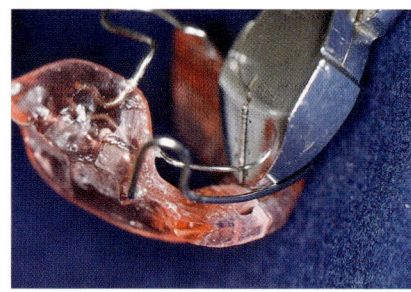

図11｜図12

図11 咬合面側のアクリリックを削合する．
図12 側方拡大を始めるときに，リーガルリテンションワイヤーを切断する．

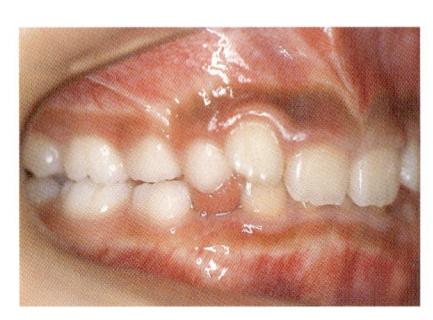

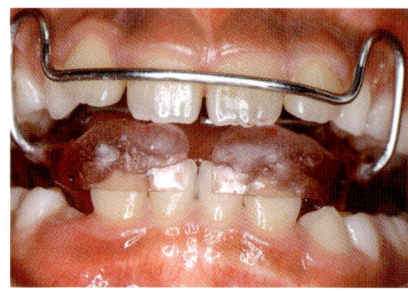

図13｜図14

図13 deep bite はやや改善．
図14 前歯部カバーにレジン添加．

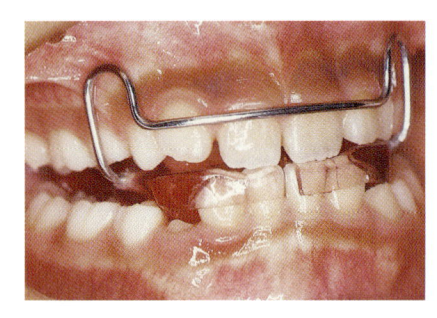

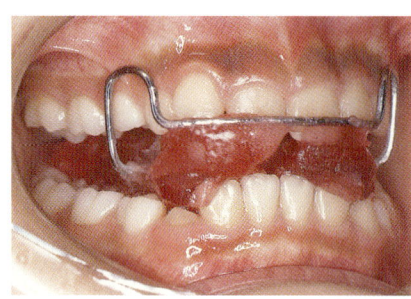

図15｜図16

図16 臼歯部は適合しなくなるのでリライニングが必要．

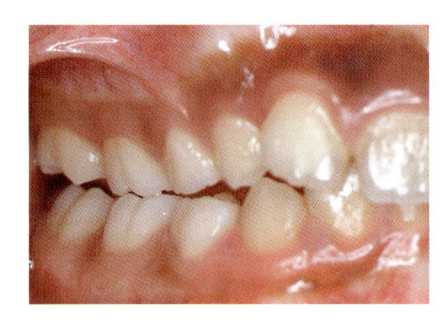

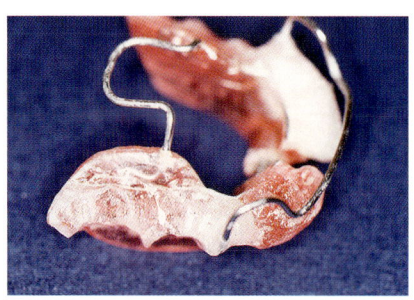

図17｜図18

図18 リライニングして適合を調整する．

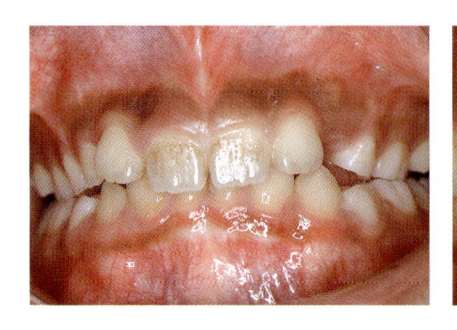

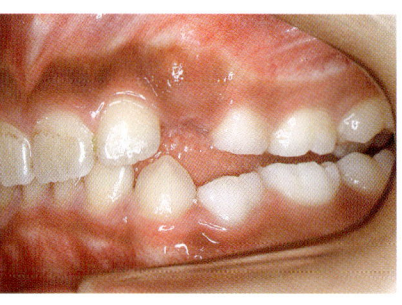

図19｜図20

図19 deep bite はさらに改善．
図20 臼歯部は離開している．さらにアクリリックを削合する．

図21 | 図22

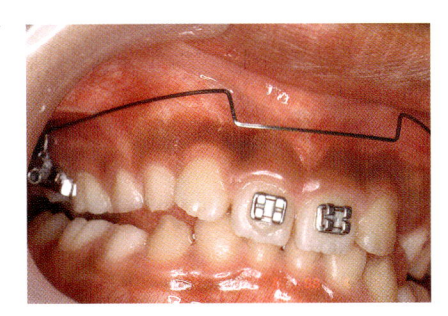

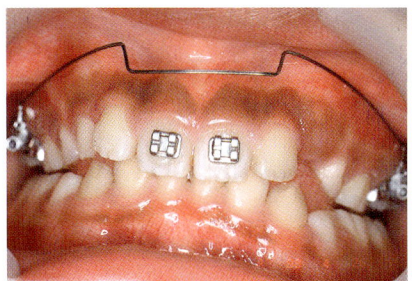

図22 U‐Arch で 1|1 を圧下して，さらに deep bite を改善する．

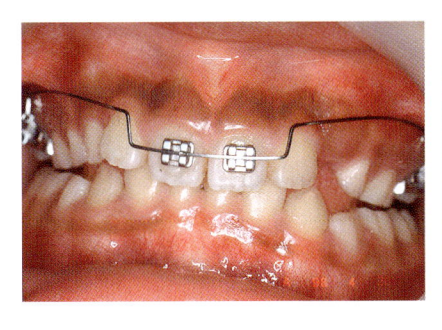

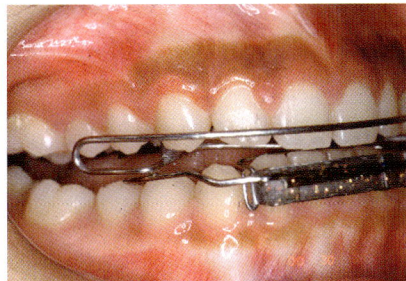

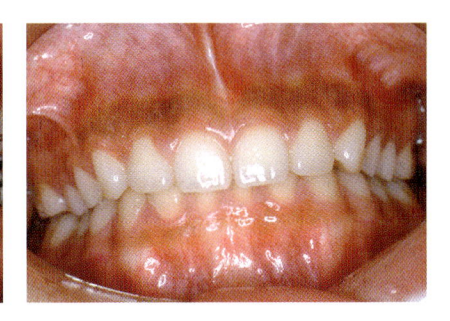

図23 | 図24 | 図25
　　 | 図26 | 図27

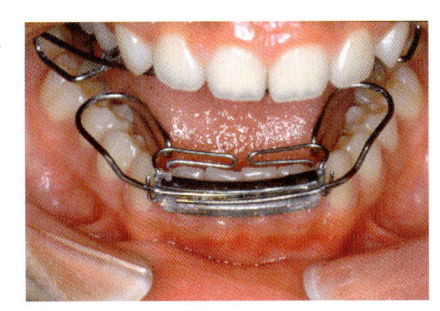

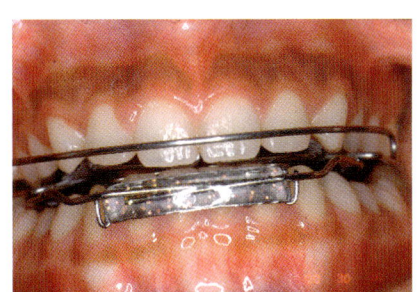

7. IIAの治療

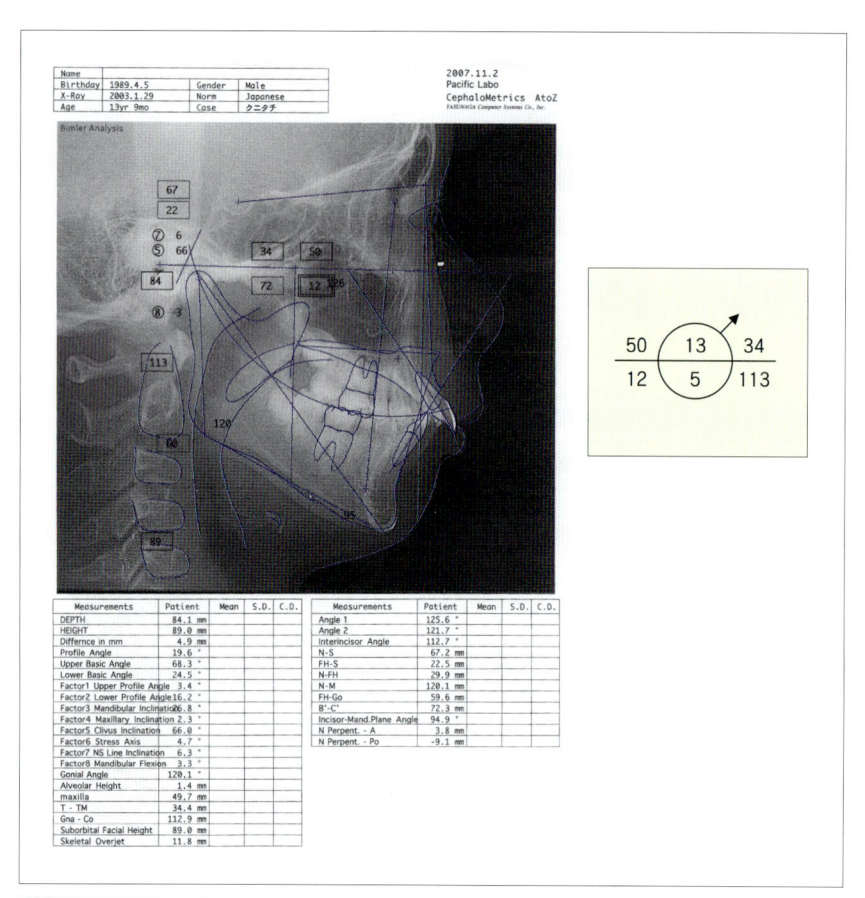

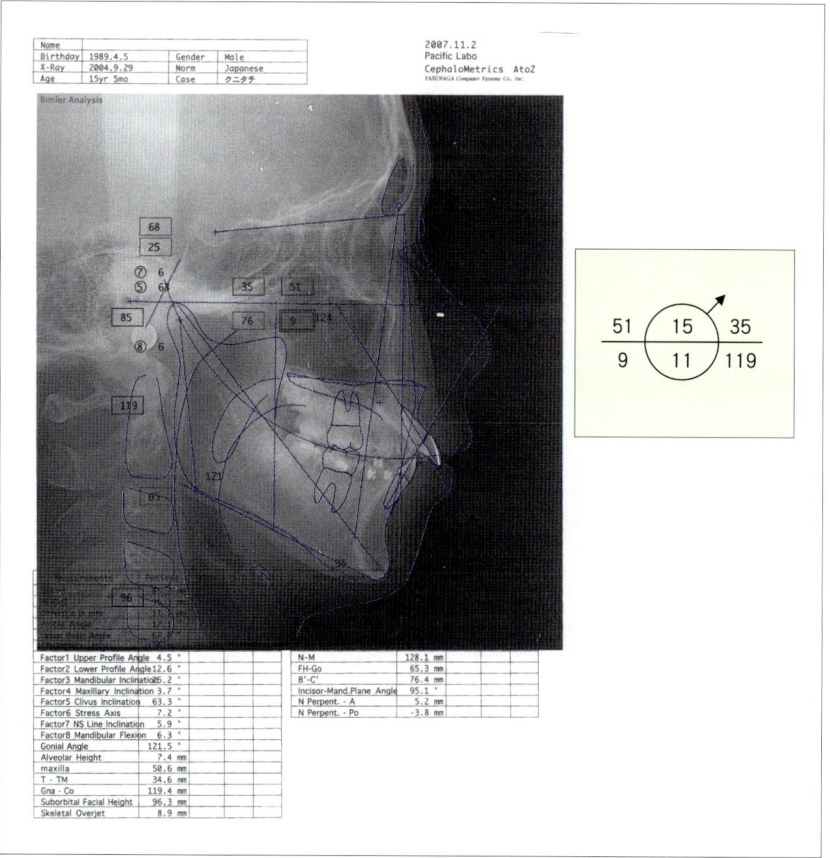

図1

図2

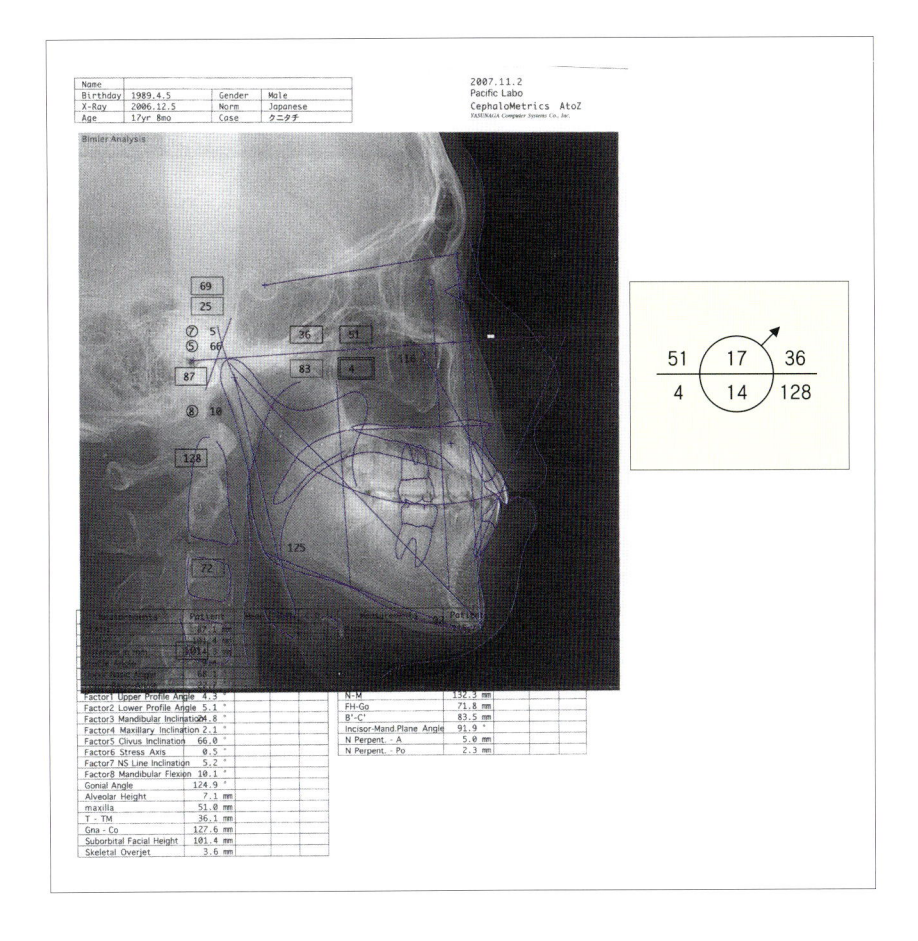

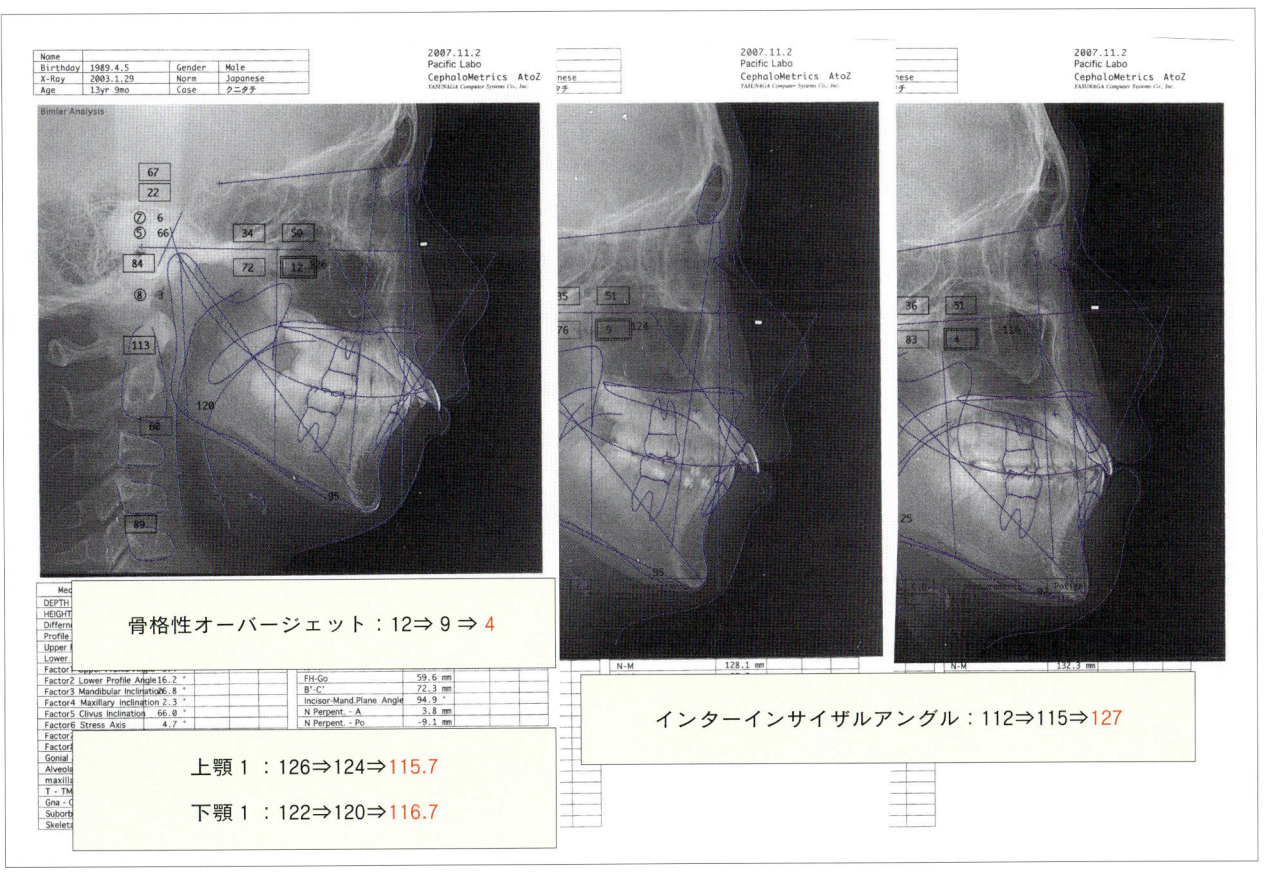

図3

図4

骨格性オーバージェット：12⇒9⇒4

上顎1：126⇒124⇒115.7

下顎1：122⇒120⇒116.7

インターインサイザルアングル：112⇒115⇒127

89

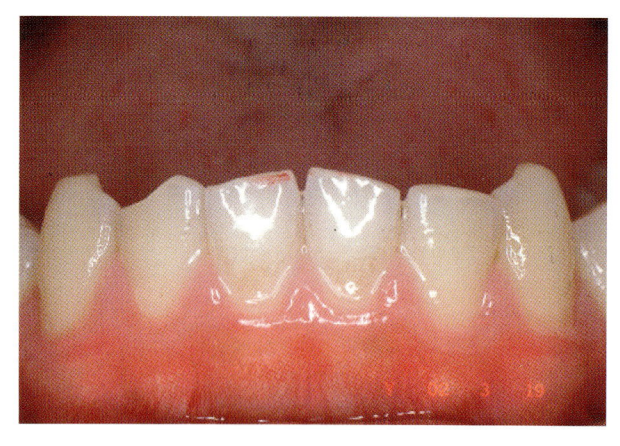

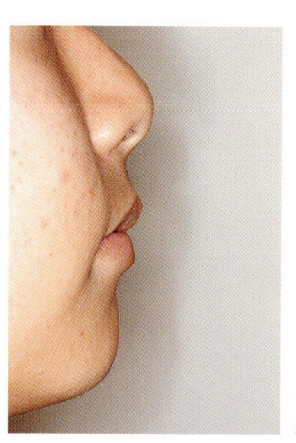

PIFOの臨床：下顎の治療を優先させる症例

図5 下顎の好ましくない運動による前歯の咬耗．

図7, 8 BimlerタイプA．リップバンパー付．

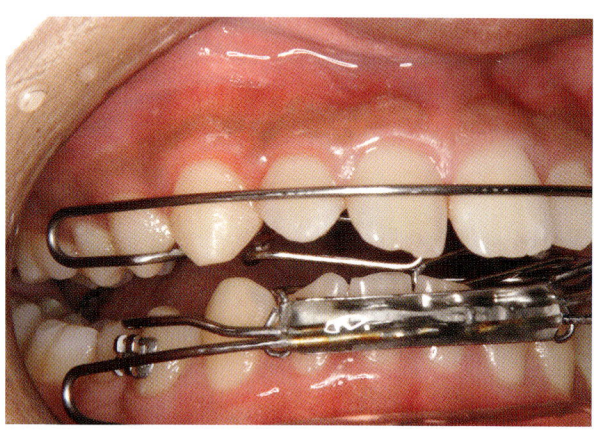

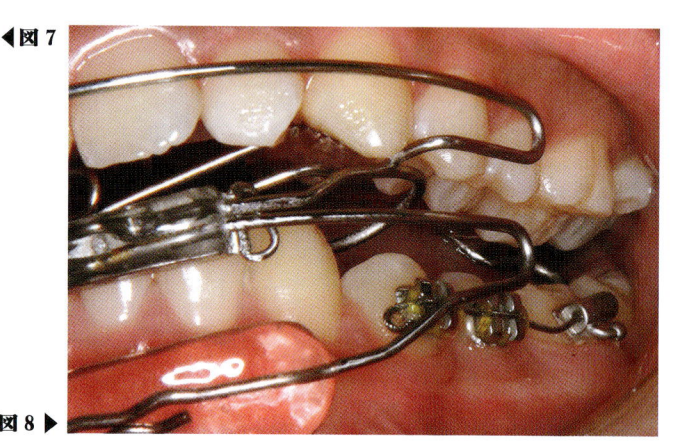

図9, 10 臼歯部ブラケットも併用できる．

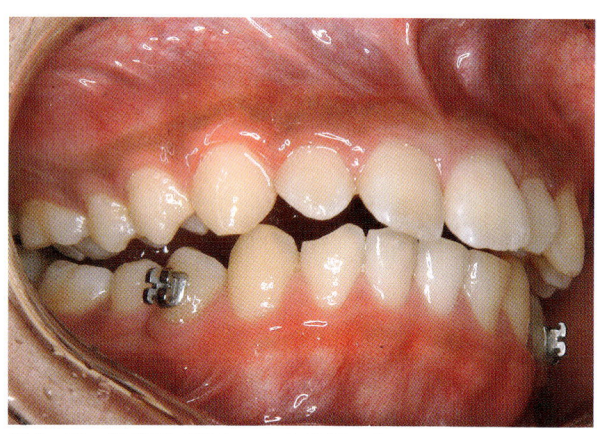

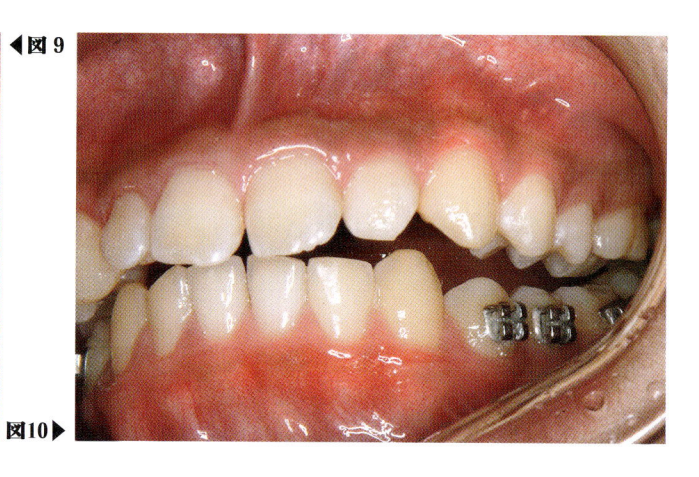

図11 顎位が改善された．

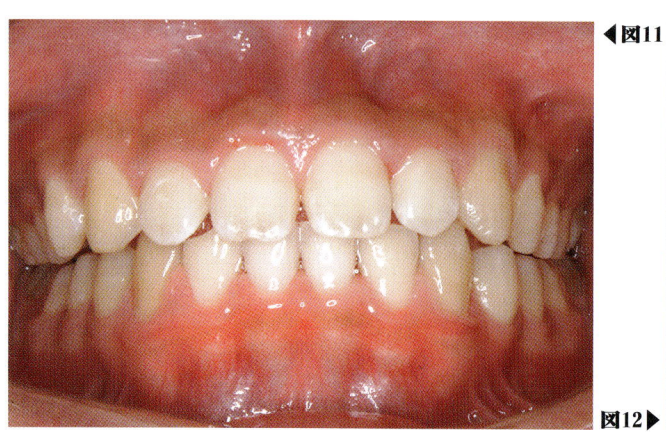

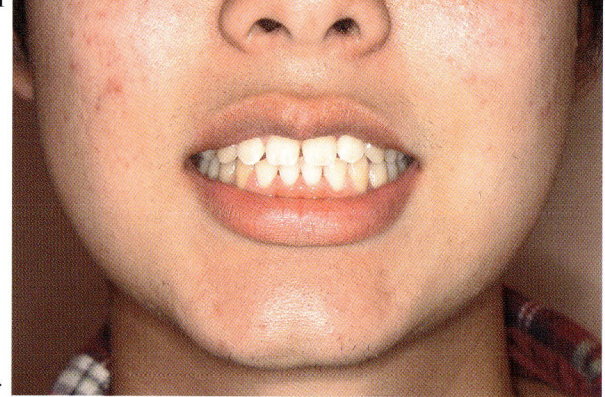

図12 顔貌も改善された．

CHAPTER 5

PIFOの臨床：上顎の治療を優先させる症例

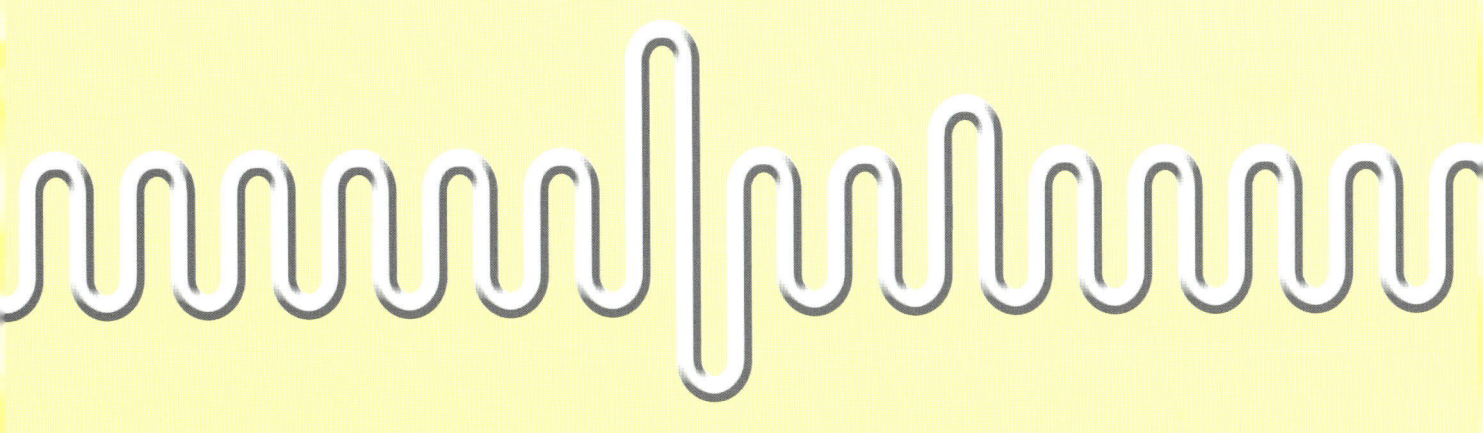

1. BRの矯正治療①

　これまでに行われてきたさまざまな矯正治療で，もっとも困難であり，かつその予後にもっとも問題が多いケースがこのBRの矯正治療である．BRとはBi-Maxillary Retrusion，つまり上下顎発育不全のグループで，歯列に何らかの問題があって歯科に相談にくる患者の多くがこの分類に入るといえる．このグループの治療を困難にしている1つの理由が，BRでありながらも骨格性オーバージェットが大きいケースも少なくないことである(図1)．つまりBRとIIB，IICが混同されやすい点にある．

　BRの治療の基本的方針は，まず上顎骨の発育を促進してIIBへ誘導することである(図2)．BRでは前歯部をより前方へ発育させるのが治療目標であるから，小臼歯の抜歯は禁忌である．これまでに小臼歯を抜歯し，ヘッドギアを用いて上顎骨の後方牽引が必要と考えられていたケースのなかに多くのBRケースが含まれていた．そして，この治療結果がさまざまな問題を起こした．

　ここでは，BRに分類されたいくつかのケースを取り上げてその治療の実際を紹介する．BRでしばしば起きる臨床的な症状を列挙すると，
①犬歯の埋伏
②上下歯列の重度の叢生
③前歯部反対咬合
④臼歯部交叉咬合
⑤上顎歯列の狭窄
⑥オープンバイト
そして，これらの症状に対応するために必要な治療手段を列挙すると，
① Facial Mask
②リップバンパー
③扁桃腺切除手術(5歳くらいまで)
④ MUH
⑤ MUHからBionatorへ

また，BRの分類された患者の多くが全身的な問題，とくに「呼吸」に関連した問題をもっている．そのため，このグループの患者には十分な問診が必要である．これについては「成長の評価の重要性」に後述する．

1) 長期にわたる非抜歯矯正症例(MUH → Bimler → U-Archの症例)

　ここで紹介するのは，まず6歳でPIFOを行い，その後14歳で歯列の矯正を行ったケースである．このケースを使って，臨床的なBimlerシステムの使い方の実際をみていこう．

　患者は6歳の女児でアンテリアクロスバイトのケースである(図3～5)．この歯の関係だけみるとⅢ級ケースに思われる．しかし，顔貌をよくみると決して下顎は前突していない(図6)．

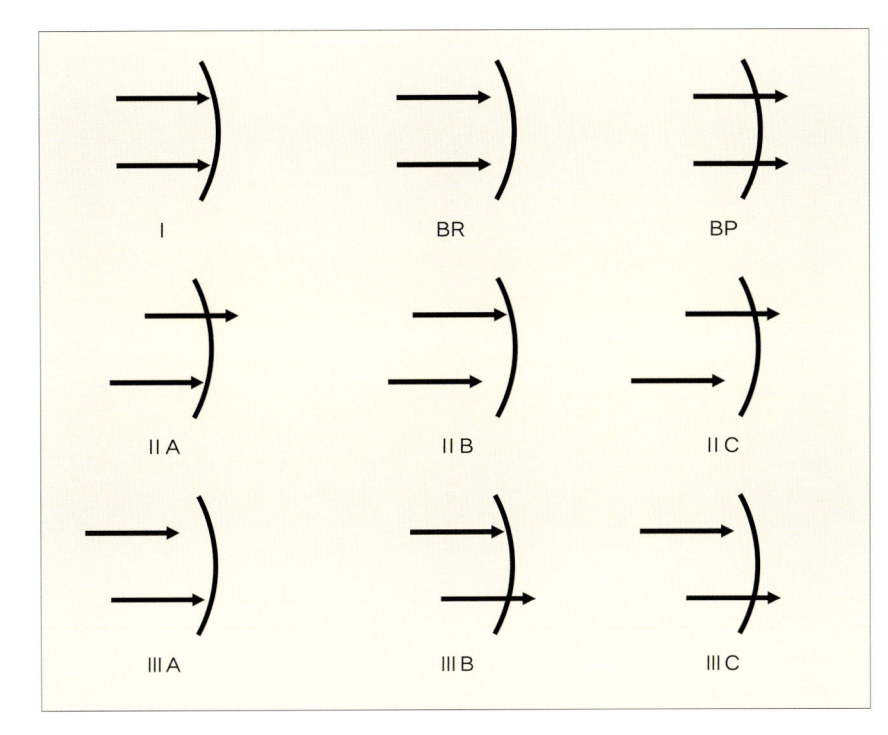

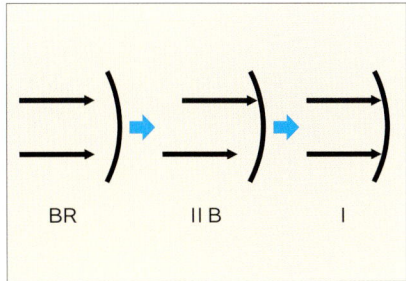

図1 9つの骨格タイプに分類する（P63参照）．

図2

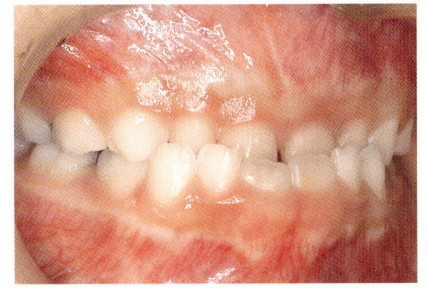

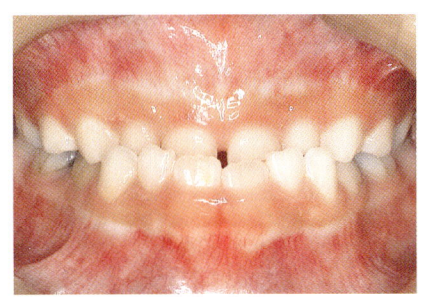

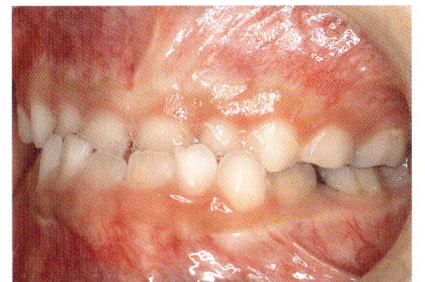

図3～5 初診時の口腔内写真．前歯部は反対咬合である． 図3｜図4｜図5

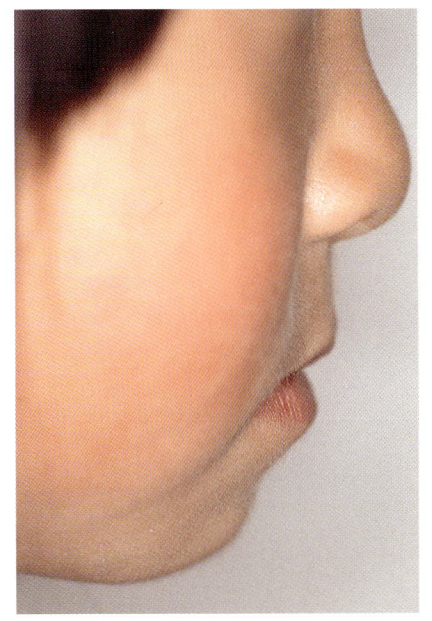

図6 側貌でみると，下顎骨は前突していない．

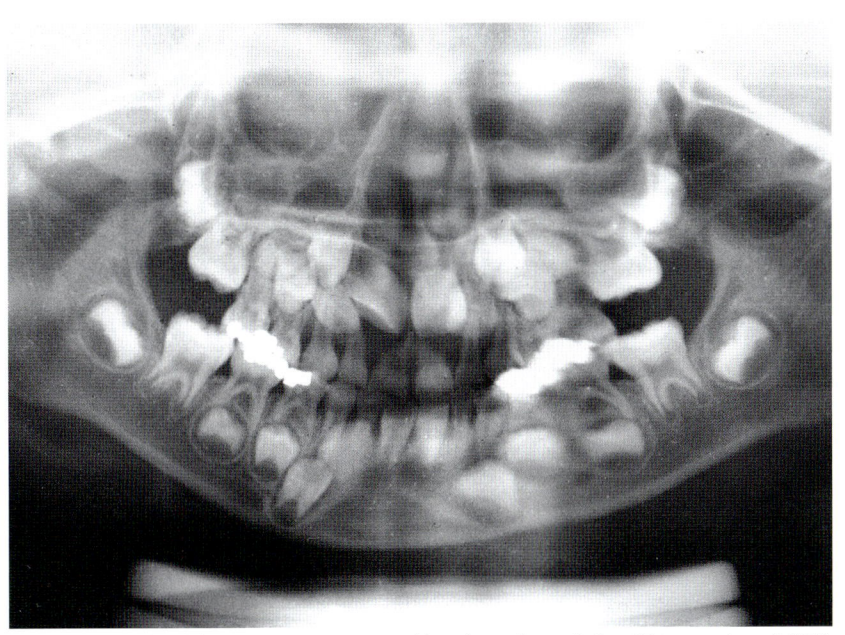

図7 初診時（6歳）のパノラマエックス線写真．6|6の萌出が遅れており，上顎前歯部が狭く，歯が重なり合っている．

93

治療にあたって，まずパノラマエックス線写真診断を行う．その結果，上顎では歯の萌出方向がさまざまな向きになっているのがわかる．つまり狭い上顎骨のなかで歯胚がぶつかり合うように存在していて，本来の萌出方向を向いていないことが確認された（**図7**）．

つぎに，上顎骨の発育不全がどの程度であるか，下顎との位置関係はどうかなどを知るためには，側方セファロ写真が必要である．その分析結果をみてみよう（**図8**）．SAGA Index をみると，上顎骨の大きさが35mm しかない．しかし，骨格性オーバージェットは 6 mm と正常範囲である．さらに分析結果をよくみると，A 点，B 点がともに McNamara Line より後退していることがわかる．つまり，典型的な上下顎発育不全のケースである．これを骨格タイプ BR と分類する．**図9** に示した顔の大まかな輪郭を描いたプロフィログラムでみても上顎，下顎ともに後退していることがよくわかる．

BR の治療方針は，まず II B にすること，つまり上顎骨の発育を促進することである． そこで，本症例では MUH を選択した．患者はあまり協力的でなく，装置を装着したりしなかったりでなかなか効果がでなかったが，それでも約 1 年後には切端咬合にまで改善した（**図10, 11**）．その後も MUH を継続して使った結果，2 年後には下顎の 4 前歯と上顎の 2 前歯が永久歯に交換し，切端咬合となった（**図12**）．さらに継続して装置を装着してもらった 3 年後には上下 4 前歯の反対咬合が改善した（**図13, 14**）．ここで U-arch（ユーティリティアーチ）に移行して，オーバージェットとオーバーバイトを調節し，かつ側方歯群のスペースをコントロールする予定であったが，患者は固定式装置の装着を受け入れてくれなかった．

そして 5 年間が経過し，患者が14歳になったときの顔と口腔内が**図15〜19**である．アンテリアクロスバイトは改善したものの，スペースコントロールをまったく行わなかったため，上下顎ともに著しい叢生が認められる．実は患者の 2 人の兄をすでに非抜歯で矯正治療しており，この患者も当然非抜歯による治療を希望された．これだけの叢生をはたして非抜歯で完了させることができるであろうか．

2）Bimler の設計と歯列分析

ここで，歯列分析を行う．必要な手順はつぎの通りである．
①石膏模型のコピー．
②コピーした歯列弓で上顎は左右小臼歯の中心窩，大臼歯の中心窩に赤鉛筆でマーク（**図20**）．
③下顎では左右の小臼歯のコンタクト部分，大臼歯の遠心頬側咬頭頂にマーク（**図20**）．
④Pont Index の計測（上顎 4 前歯の歯冠の幅を計測）．
⑤Pont Index の結果を歯列分析シートに記入．
⑥シートの数値を表わすマークを色鉛筆で塗る．

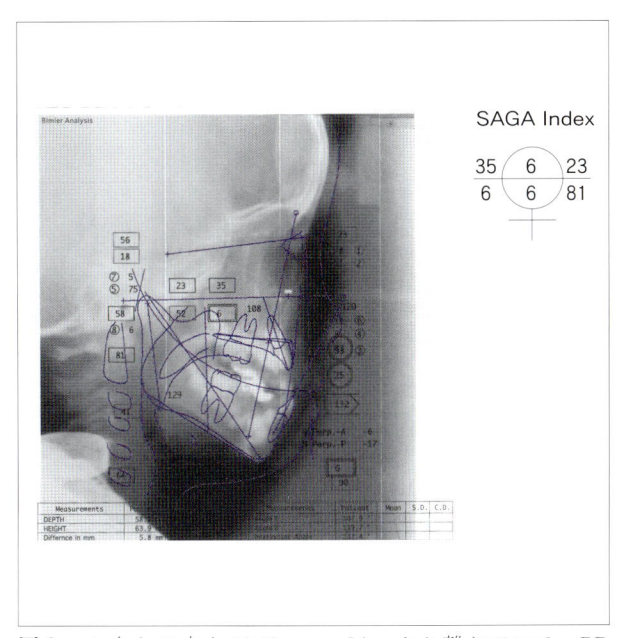

図8 A 点も B 点も McNamara Line から離れている．BR の症例である．

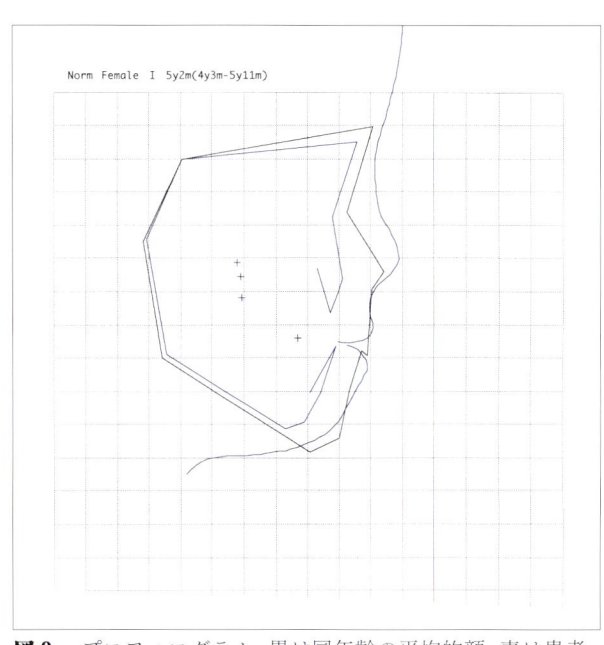

図9 プロフィログラム．黒は同年齢の平均的顔．青は患者．

図10 | **図11**

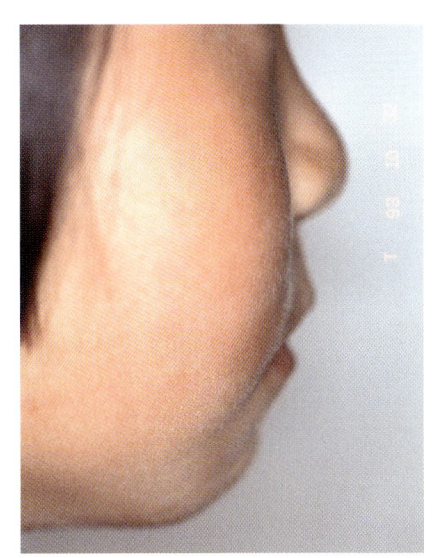

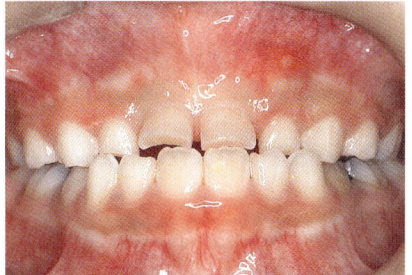

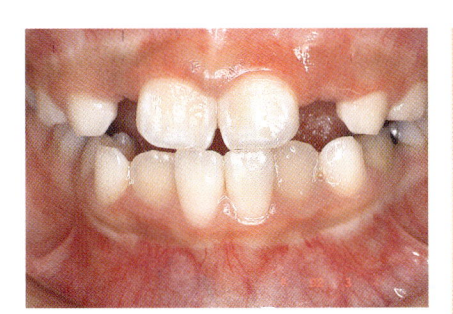

図12 MUH の効果で上下顎関係はやや改善．

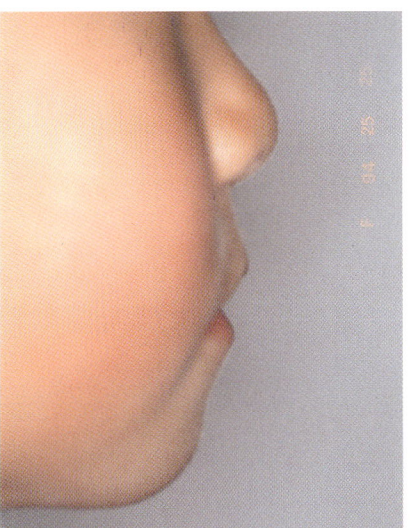

図13 側貌では大きな変化はない．

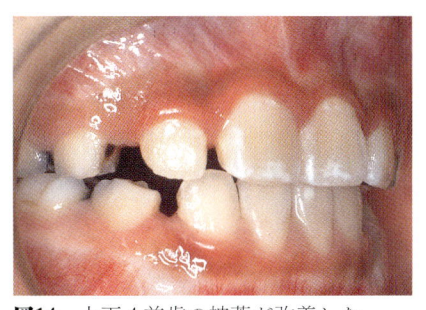

図14 上下 4 前歯の被蓋が改善した．

95

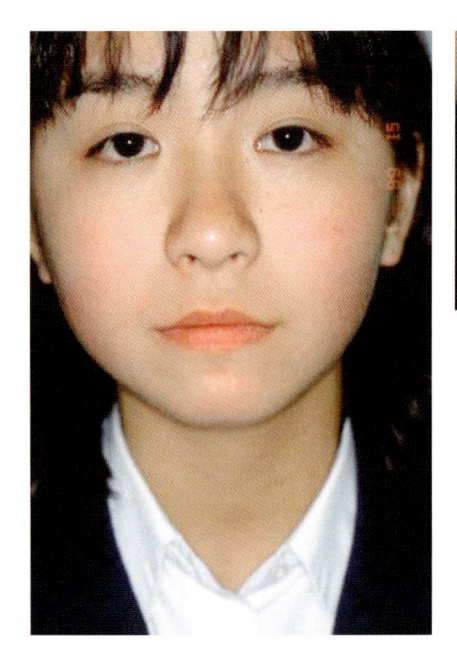

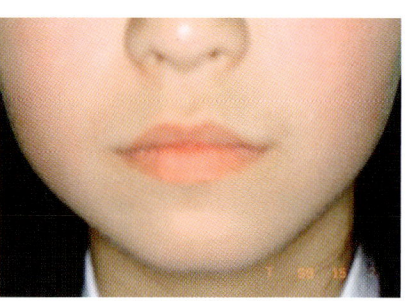

PIFOの臨床：上顎の治療を優先させる症例

図15｜図16

図15, 16 14歳時の顔貌と口元.

図17〜19 14歳時の口腔内写真.　　　　　　　　　　　　　　　　　　　図17｜図18｜図19

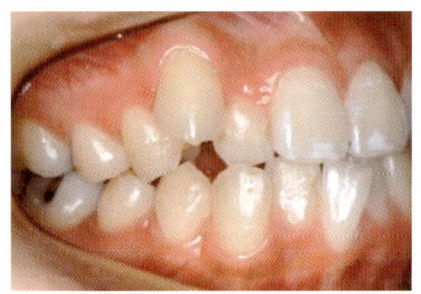

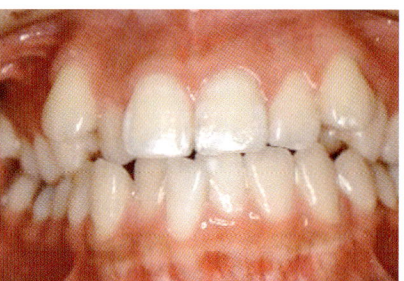

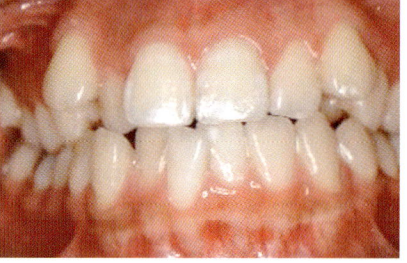

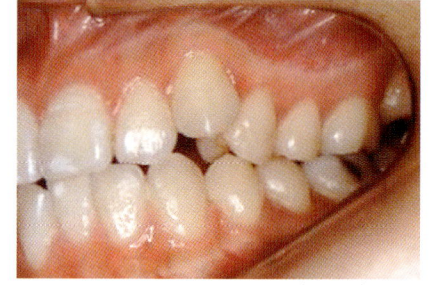

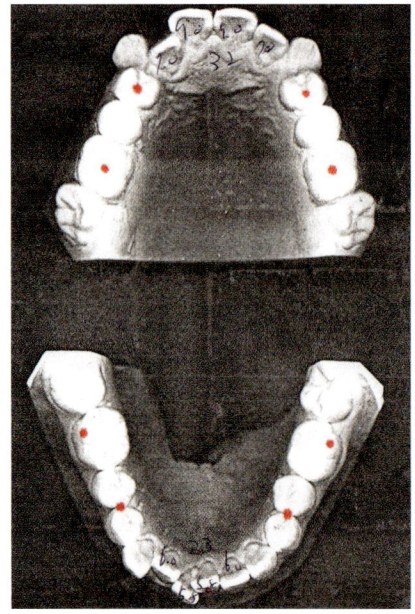

図20

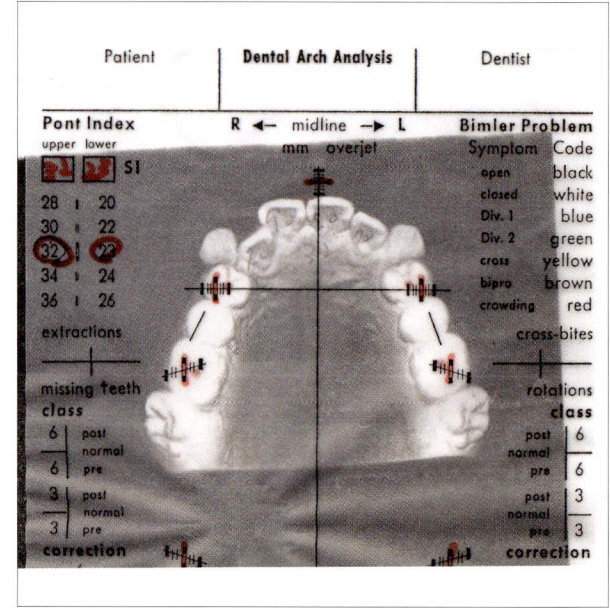

図21

96

図22

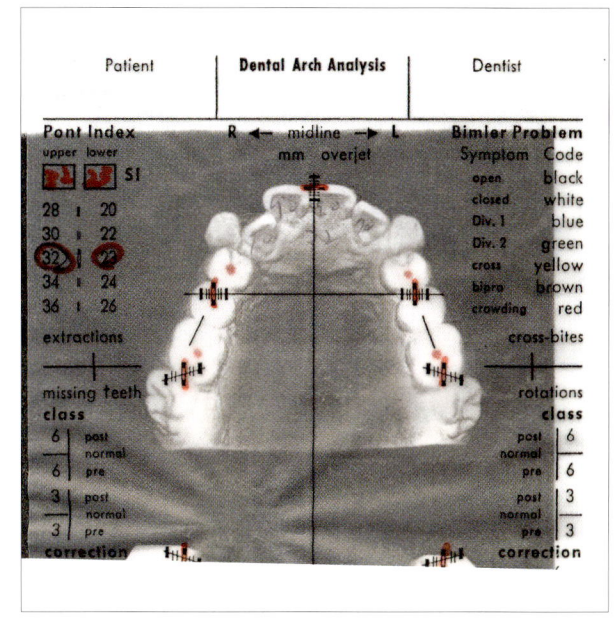

図23

Facial Mask

第二大臼歯の抜歯

⑦歯列分析シートを歯列弓のコピーへ重ね合わせる(**図21**).

　このケースでは Pont Index は32であるので,真ん中が白抜きで両端が黒塗りのちょうど中央にあるマークを選択し,上下それぞれ5か所ずつ赤鉛筆で塗った.

　つぎにその半透明な歯列分析シートをまず上顎歯列に重ねる.矯正治療が必要なケースでは歯列は左右対称でなく,さまざまなゆがみが発生している.そのゆがみを色々な角度から計測してみることが,歯列分析の目的である.まず,はじめに左右の小臼歯の中心窩のラインに用紙を合わせて重ねてみよう(**図22**).ここでチェックすべきことは,前歯部につけた赤いマークと現在の中切歯の切端の位置との距離である.このケースでは赤いマークのほうが4mmくらい前方にある.つまり前歯部を今より前方へ移動したいということになる.ところが,側方セファロ分析の結果から,上顎の大きさが43mmと小さく,しかもBRであることがわかっている.つまり単に前歯を前方へ移動することができないことになる.この場合の理想的な治療法は,Facial Mask による上顎骨の前方牽引によって骨ごと前方へ移動させることである.このケースでは患者の同意が得られず,違う選択肢を探すことになった.患者のプロファイルを考慮すると,これ以上前歯を後退させるのはよくない.前歯を後退させずに叢生を改善するには,基準とした小臼歯のラインを後退させるしかない.

　ここで歯列分析シートを置き換えてみよう.今度は前歯の切端と赤いマークを合わせる.そうすると小臼歯と大臼歯がくるべき位置がわかる(**図23**).これで,第一大臼歯の後方への移動を実現させるには,第二大臼歯の抜歯が必要であることがわかってくる.パノラマエックス線写真

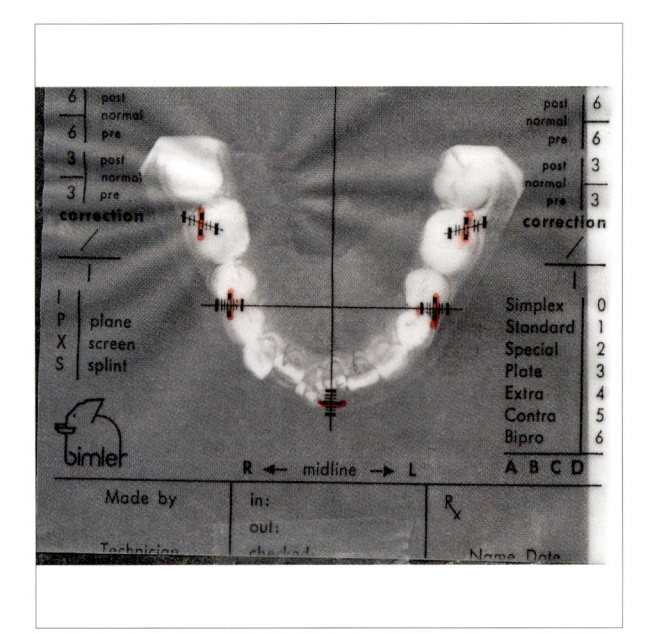

図24

図25

をみると上顎は第三大臼歯が左右ともに存在する．つまり第二大臼歯を抜歯して，第一大臼歯を後方移動させ，最後に第三大臼歯を萌出させようということになる．この手法を「入れ替え治療」（replacement therapy）と呼んでいる．

まったく同じ手順で下顎歯列弓も分析する．下顎の左右小臼歯のコンタクトに付けた赤いマークに基準線を合わせてシートを重ねる（**図24**）．すると小臼歯部，大臼歯部ともにこれらの赤いマークと大きなズレはない．ただし，前歯部だけは叢生を改善してやや前方へ移動させる必要がある．ところが，このケースではオーバーバイト，オーバージェットとも小さく，かつ骨格的にもBRであるため，前歯をあまり前方へ移動させたくない．ここでインターインサイザルアングルをみると109°で，上顎前歯の歯軸傾斜は113°，下顎の歯軸傾斜は138°となっている（**図25**）．つまりインターインサイザルアングルから考えると，上顎前歯はあまり移動させずに，下顎前歯をより後退させたいことになる．これでは先ほどの歯列弓分析の結果と矛盾することになる．このケースはBRで上顎骨も下顎骨もどちらも後退していることを思いだしてほしい．このケースでは下顎を後退させることもよくないことなのである．残された選択肢は多くはない．上顎に比べて下顎の大臼歯を後退させるのはかなり困難である．そして，歯列弓分析で大きなズレがなかったことを利用してIPDによって叢生をとることにした．

PIFOではすべての症例を非抜歯で対応するわけではないが，スペースの不足を改善する目的での小臼歯の抜歯はほとんどない．この場合もまず患者の適応能力がどれだけあるかを知ることが重要である．そこで，まずBimlerのタイプAのプレート付きを選択した．そして上顎の両側の犬歯にI-3スプリングを付けることにした．これにより，拡大に従っ

第三大臼歯

replacement therapy

患者の適応能力

BimlerのタイプA，プレート付き

I-3スプリング

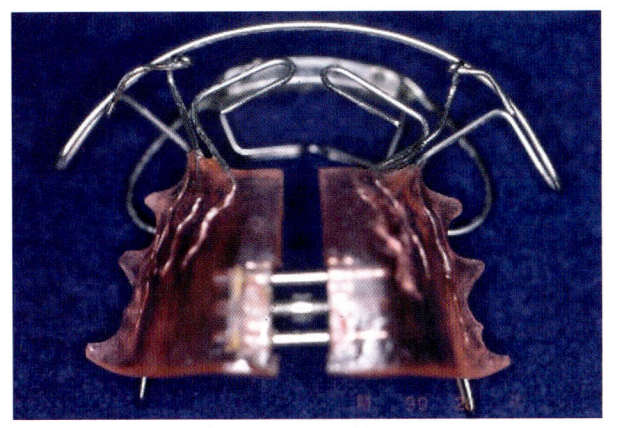

図26　BimlerタイプAのプレート付き．

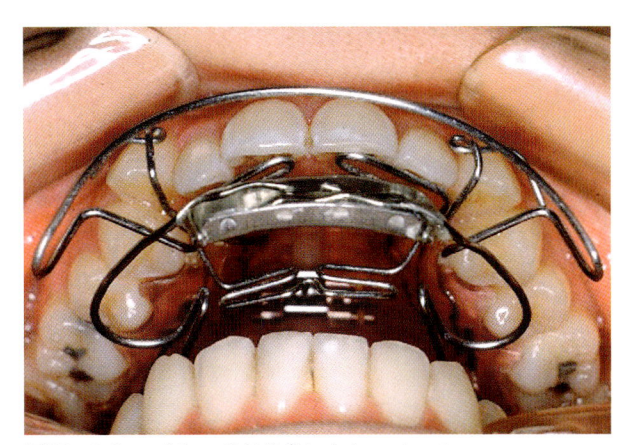

図27　I-3スプリングが犬歯にかかっている．

表1　機械的拡大装置による拡大の違い．

装置の種類	Bimler	expansion plate
働く力の源	患者の咬合力	スクリューの拡大
拡大力の働くタイミング	咬合力のかかったとき	スクリューの拡大時
拡大力の作用頻度	唾液を嚥下するたび	継続的暫時減少
反作用の力	前歯を後方へ押す力に利用	利用せず
歯の傾斜移動	咬合力は垂直にかかり傾斜しにくい	拡大力は水平方向であり傾斜しやすい

I-3スプリング，フロンタルスプリング

ラビアルボウ

クラスプ

フローティング装置

て犬歯が歯列に入る力がでる．**図26**がこの患者用にデザインしたBimlerである．**図27**は患者がこのBimlerを装着したところを下方からみたところで，I-3スプリングが両側犬歯を抱え込み，左右のフロンタルスプリングが2～2を外側へ押しだすように働いている．このとき，ラビアルボウは当然前歯の歯面から離れていなければならない．プレートの中央にスクリューがあり，これを回転することで左右のプレートが動く．ここで重要なことは，床拡大装置のように，「拡大して歯列に押し込む」のではないということである．

　Bimlerにはクラスプなどの歯に装置を固定するものが付属していない（**図26**）．つまり，Bimlerは患者が口を開くたびに動くことになる．このようなFAを総称してフローティング装置と呼ぶ．フローティングすることは大変重要な要素である．効果的な拡大は，患者の筋肉の咬む力がうまく装置に伝達され，装置がひしゃげて元に戻ろうとするときに起こる（**表1**）．数週間Bimlerを装着するとこの拡大が起こり，装置と歯列が合わなくなってくる．つまりはじめよりゆるくフィットするようになってくる．これでは効果がないので，中央のスクリューを回転して左右のプレートの距離を広げ，よりよくフィットするようにする．このときにチェアサイドで確認すべきことは，患者が咬み込んだ場合に，プレートがしっかり歯の口蓋側の歯面をこすって歯頸部まで入り込むことであ

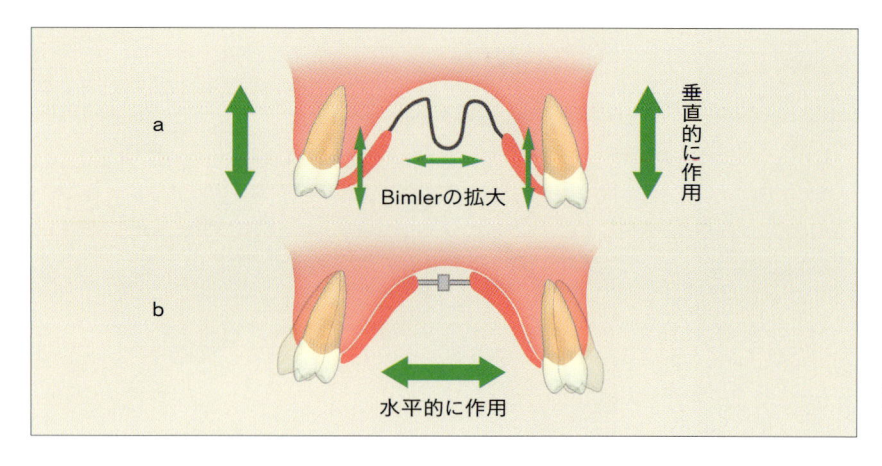

PIFO の臨床：上顎の治療を優先させる症例

図28 咬合圧による Bimler の拡大作用．コフィンの場合とスクリューの場合．

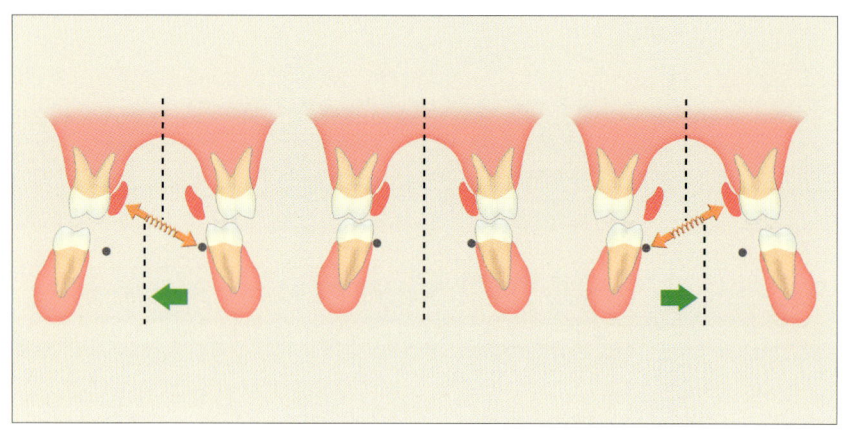

図29 顎運動にともなう Bimler の拡大作用．

る．拡大を急ぐあまりに深く咬み込まずにいると，拡大の効果は発揮されない(**図28**)．Bimler 装置が効果的に働くのは，下顎の動き，拡大，ワイヤーの弾力とが相乗作用を発揮するからである(**図29**)．

　Bimler で必ずしも必要なだけの拡大が得られるわけではない．前に述べたように，患者の適応能力の範囲でしか拡大できないのが Bimler の特徴である．**図30, 31** は拡大が限界にきたときの状態である．下顎の叢生はほとんど改善されているので，抜歯の必要はないであろう．それに対して，上顎は犬歯が歯列に入るスペースがない．上顎骨の大きさが小さいことは，二次治療に入るときのセファロ分析からわかっていたことである．その時点で，

①第二大臼歯の抜歯の可能性
②小臼歯の抜歯の可能性
③大幅な歯のサイズの変更の可能性

を説明しておかなければならない．本症例では①と③の併用を選択した．BR の症例で②を行うと，上顎の前歯部が後退し，口元がへこんでしまうからである．

　BR の治療では，第二大臼歯の抜歯は稀なことではない．上顎の第二大臼歯の抜歯を行い，固定式装置での治療に入ることにした．下顎は

適応能力

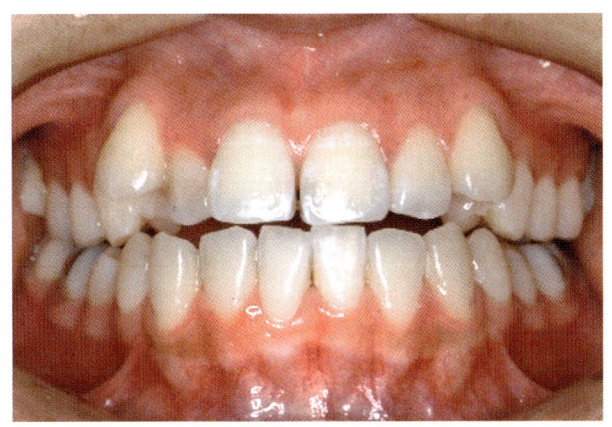

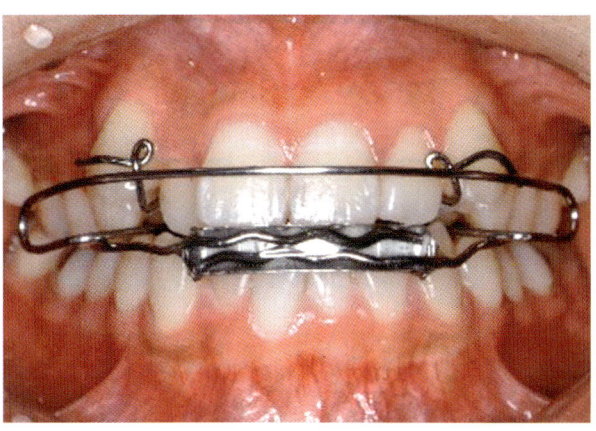

図30

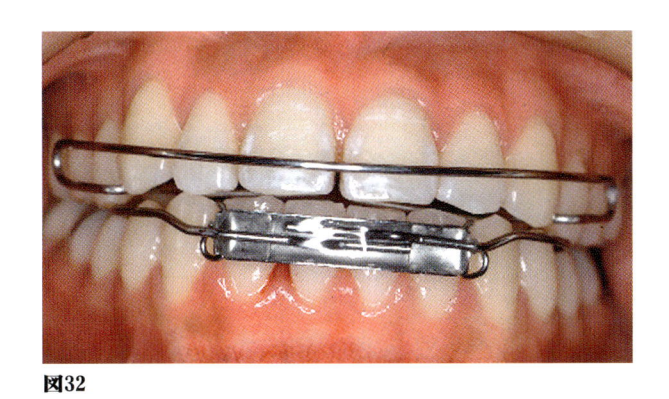

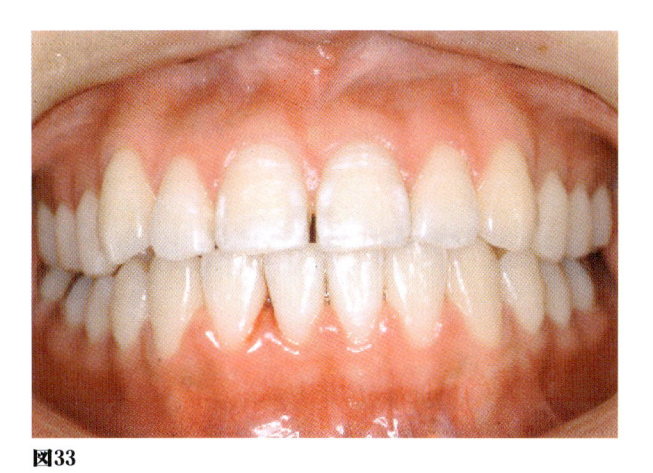

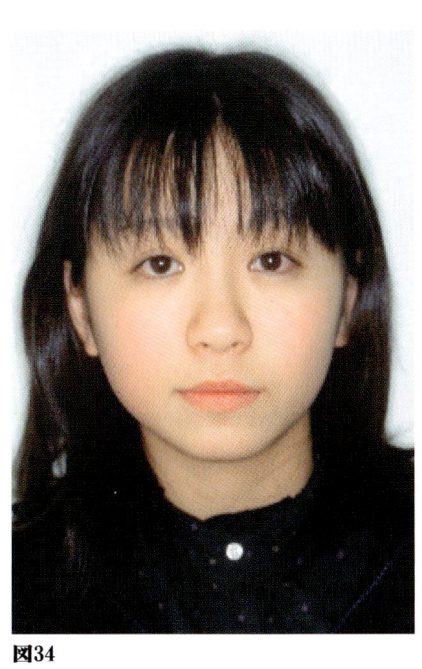

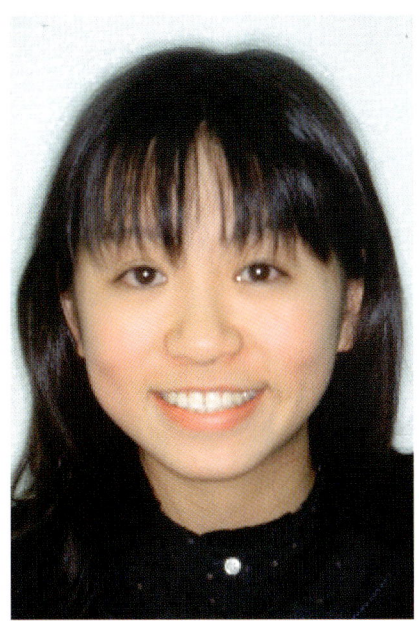

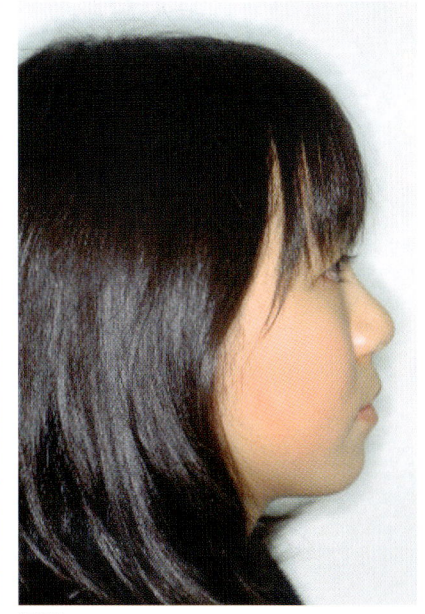

図31

図32

図33

図34

図35

図36

101

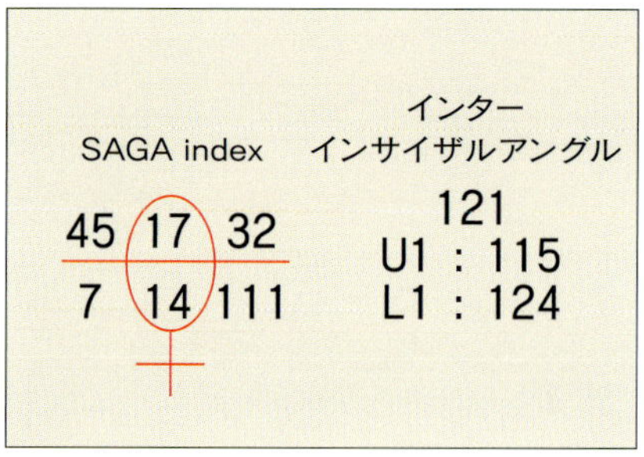

図37

Inter - Proximal - Reduction(以下 IPD と略：隣接面削合)によってスペースをコントロールした．リテーナーとしては Bimler のタイプ A を選択した(**図32**)．抜歯したスペースには第三大臼歯が萌出してきている．

3) 治療結果の評価と反省

本症例は典型的な BR のケースである．まずⅡA にすべく MUH を使って上顎骨の発育促進をはかった．MUH の効果で前歯部反対咬合は改善したが，結果的にみて上顎骨の発育促進は不十分であった．やはり Facial Mask による上顎骨の前方牽引が必要であったと反省している．それでも109°であったインターインサイザルアングルは121°と改善し，「入れ替え治療」(replacement therapy)も成功した(**図37**)．何よりも患者が満足してくれたのが幸いである．相手が生身の人間で色々な事情があり，いつも理想的と思われる治療の選択肢が採用できるとは限らない．しかし，安易に妥協することなく，可能な限り理想的な治療をめざすことはいうまでもない．その実現には治療が完了したケースの見直しは欠かせない．とくに一見よくなったと思ったケースでもセファロをみるとがっかりすることは稀ではない．それを減らすには，治療開始後1年経った時点でエックス線写真で再評価し，狙いどおりの効果がでているかを確認することが大切である．

Inter - Proximal - Reduction，隣接面削合

Facial Mask

入れ替え治療，replacement therapy

2．過萌出の防止

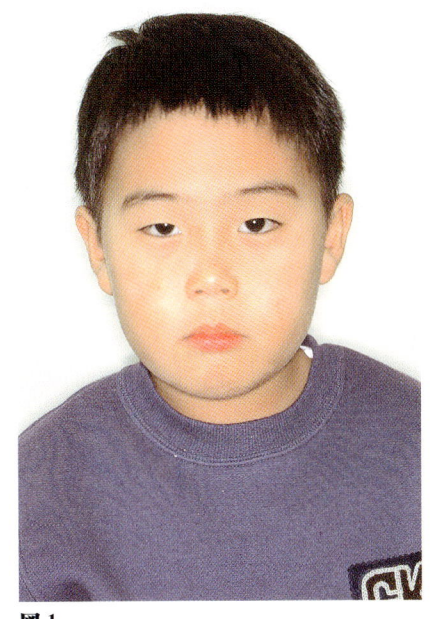

図1

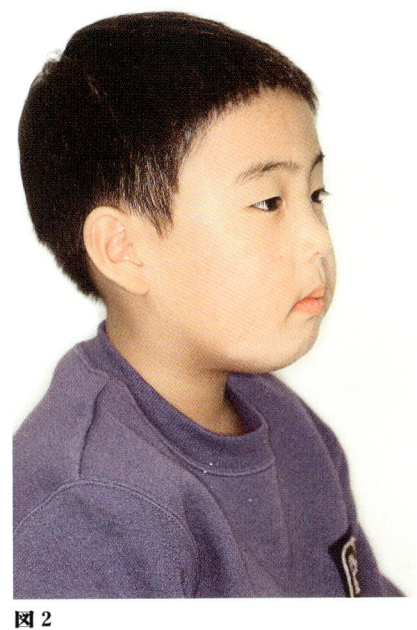

図2

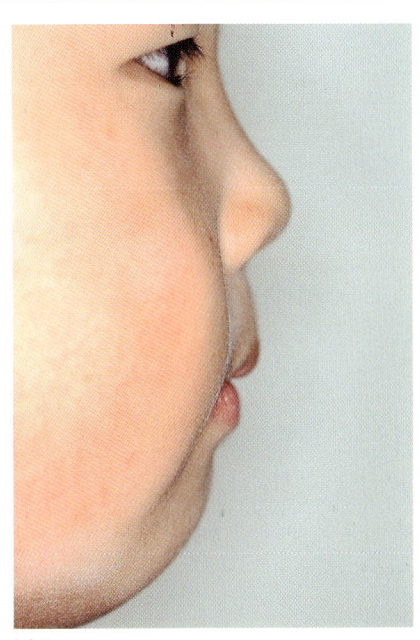

図3

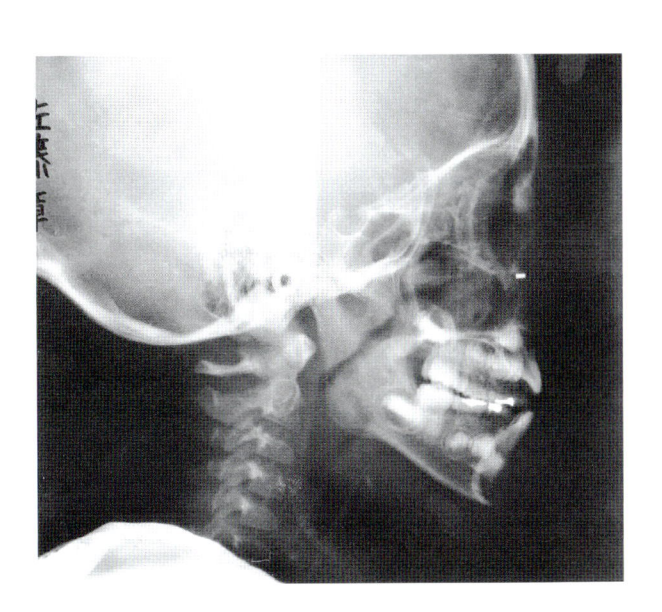

図4

ⅢA，ⅢC，BR

過萌出の防止

下顎の後退
上下顎発育不全
アデノイド，口蓋扁桃

　上顎骨の発育不全を含む骨格タイプ，つまりⅢA，ⅢC，BRの場合に，下顎の第一大臼歯が萌出して6か月以上経過しても上顎の第一大臼歯が萌出しない場合がある．そうした症例では下顎の第一大臼歯の過萌出の防止が必要となる．

　この症例は，顔貌からみると下顎の後退が認められる(**図3**)．しかし，セファロ分析結果では，上下顎発育不全で骨格タイプがBRと診断される．さらにアデノイド，口蓋扁桃にも肥大が認められ，呼吸に関連した問題もあることがわった．つまり，この症例では下顎の第一大臼歯の過

103

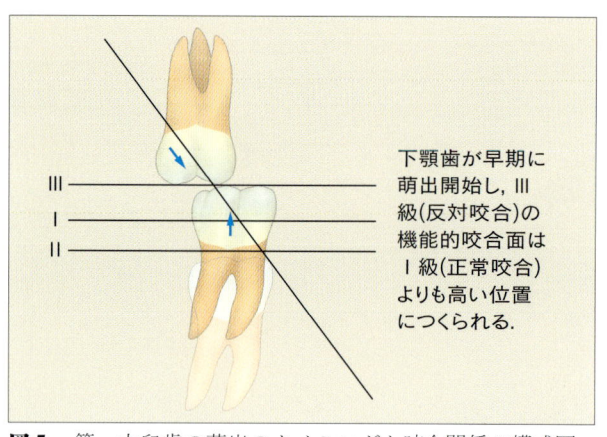

図5 第一大臼歯の萌出のタイミングと咬合関係の模式図.

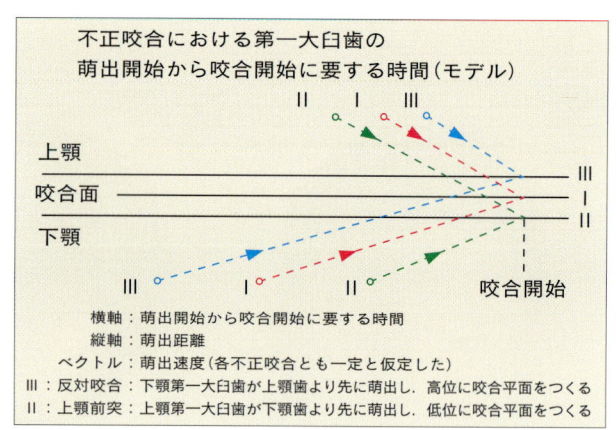

図6 第一大臼歯のⅢ級関係は，垂直的な萌出のタイミングに原因する．

萌出の防止と気道の通過障害の解除の両方に対処することが重要な治療となる．この両方の治療に適したFAはMUHである．とくにこうした症例では効果的なFAの設計と製作が重要で，そのために，下顎の第一大臼歯の遠心までうまく印象を採ることが肝心である．そしてFAスタート時には，MUHの両側のスプリントがしっかりと下顎の第一大臼歯の遠心までカバーしていることを確認する．

1）なぜ，第一大臼歯の過萌出の防止が重要か？

矯正診断によく用いられるAngleの第一大臼歯関係によるClassⅠ，Ⅱ，Ⅲという分類は（**図5**），上下顎大臼歯の関係を水平的にとらえて，その近遠心関係から分類したものである．ところがこのClassⅠ，Ⅱ，Ⅲの違いを生みだしたのは，歯が近心や遠心へ萌出したからではない．それは上下の大臼歯の萌出のタイミングのズレによって生みだされたものである．

図6はその関係を示した模式図である．一般に，この症例のように上顎骨発育不全がある場合には，下顎の大臼歯が萌出してから，本来であれば上顎の大臼歯が萌出するタイミングになっても萌出が起こらずに遅れて萌出するため，上下が出合う垂直的な位置がズレて3本の横線の一番上，つまりⅢの線で出合う．出合った状態を図にすると**図5**のように下顎大臼歯が近心に寄った関係になる．

これを防止するには，下顎大臼歯の過萌出を防止して，上顎大臼歯の萌出を促進することである．この症例でのMUHを用いた治療がその実践である．

気道の通過障害

スプリント

Angle

萌出するタイミング

| | 図7 |
|図8|図9|

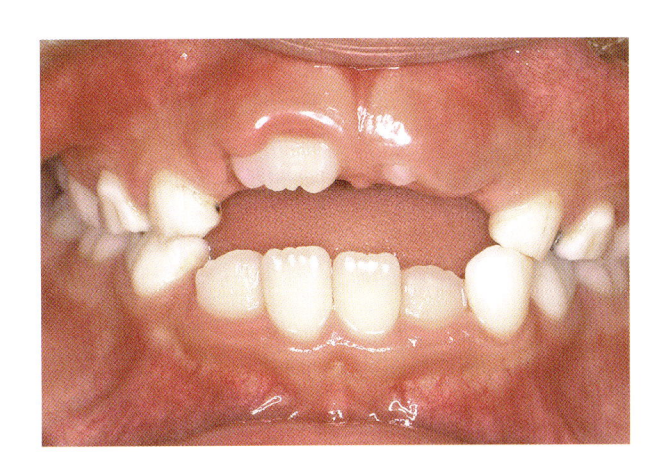

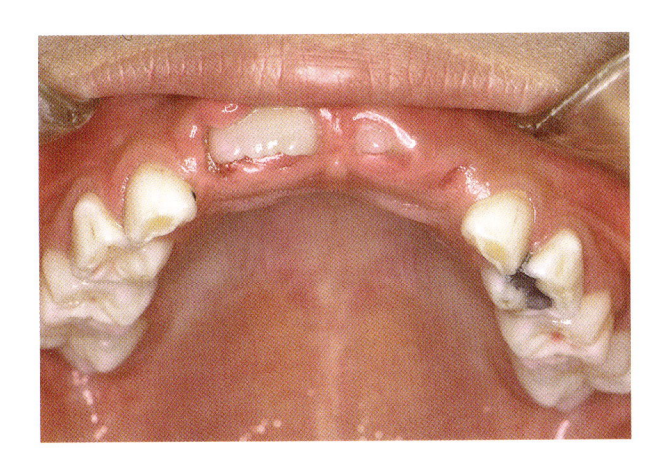

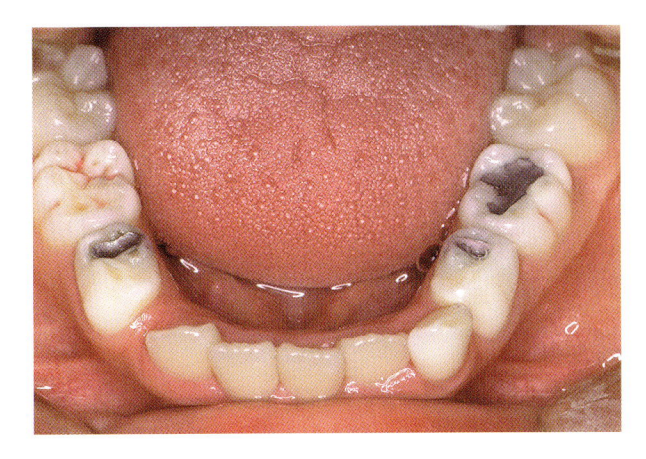

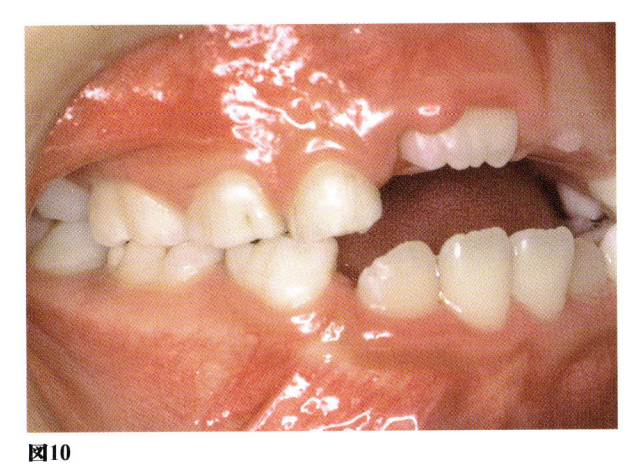

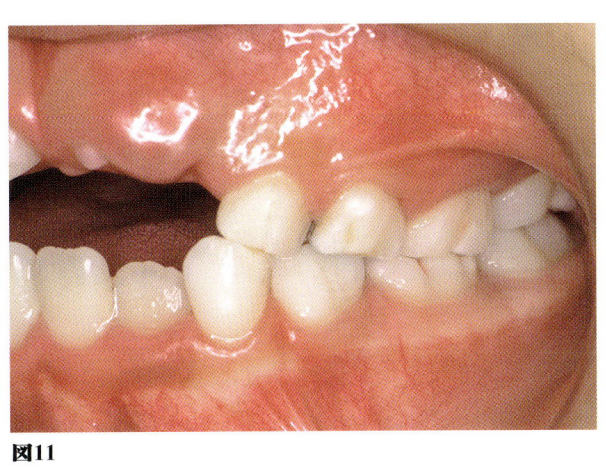

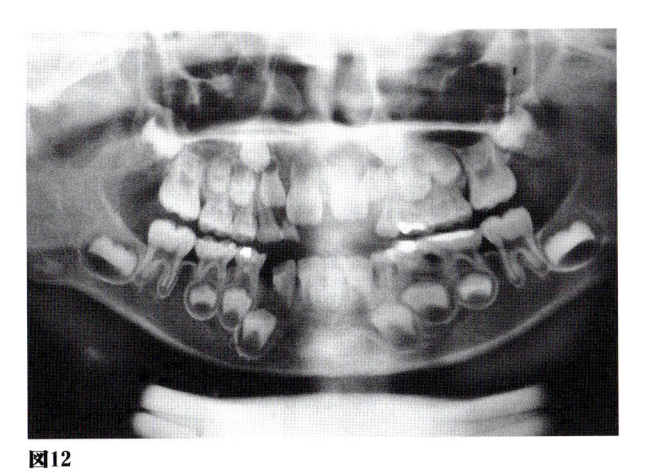

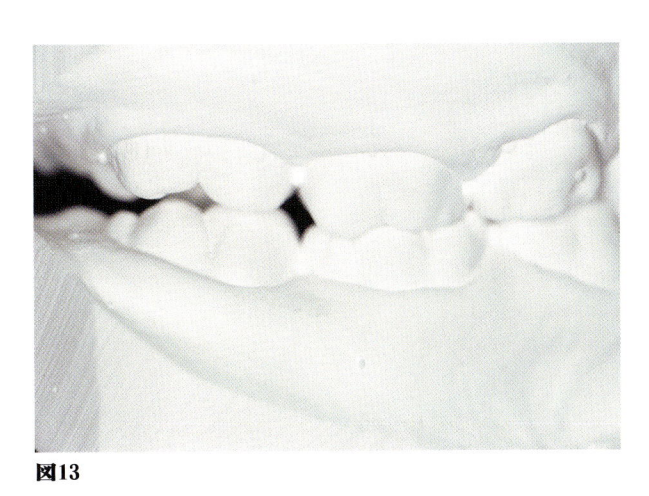

図10

図11

図12

図13

105

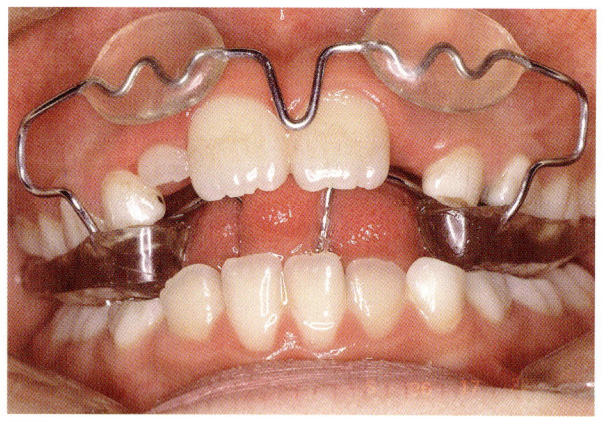

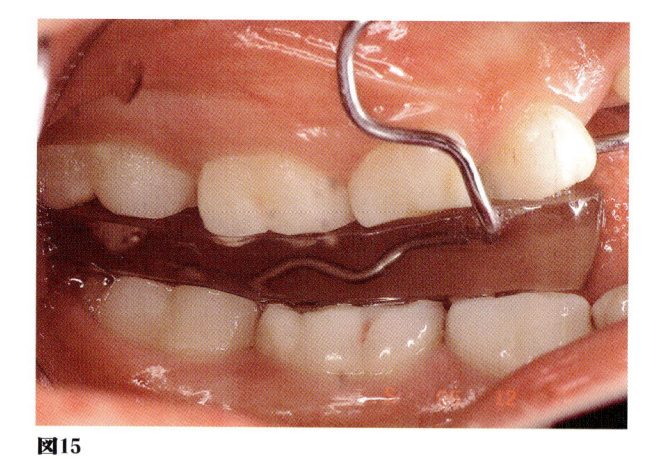

PIFOの臨床：上顎の治療を優先させる症例

図14

図15

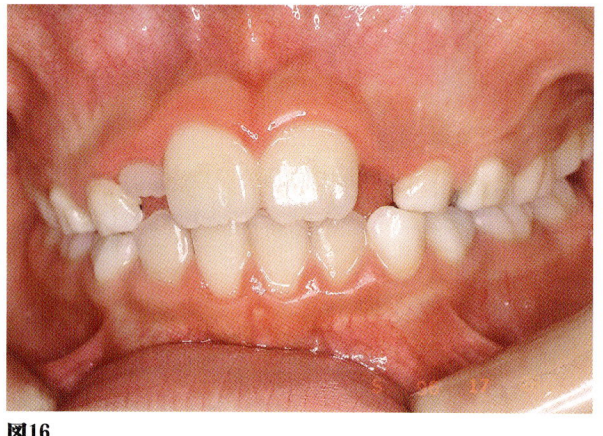

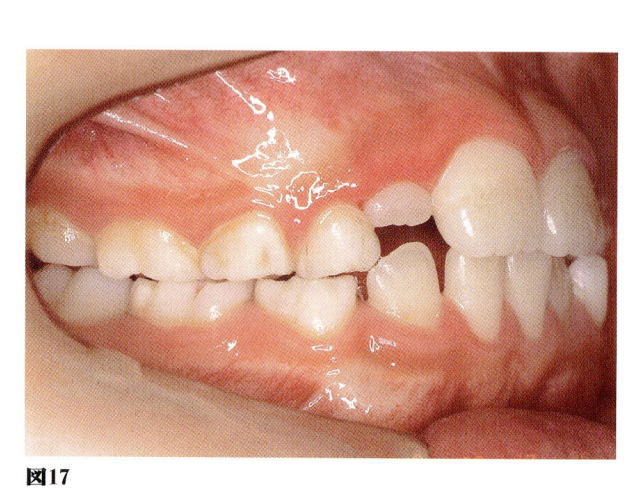

図16

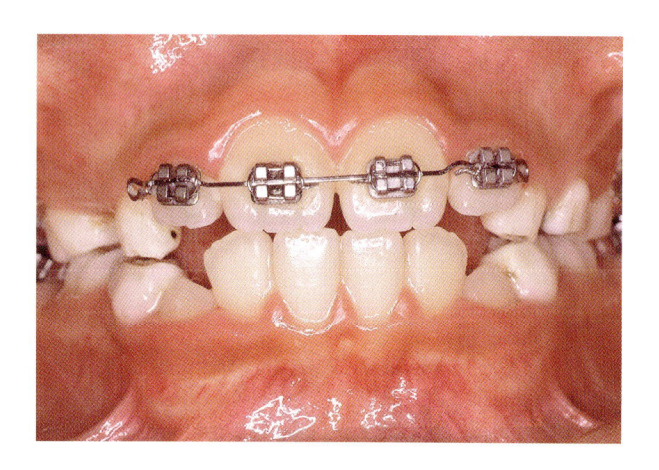

図17

図18
図19 | 図20

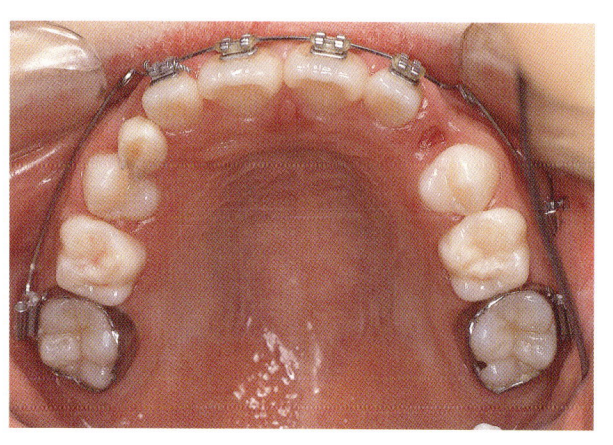

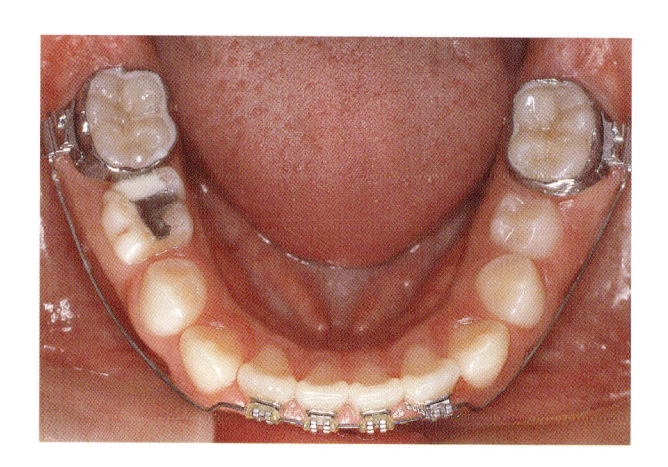

106

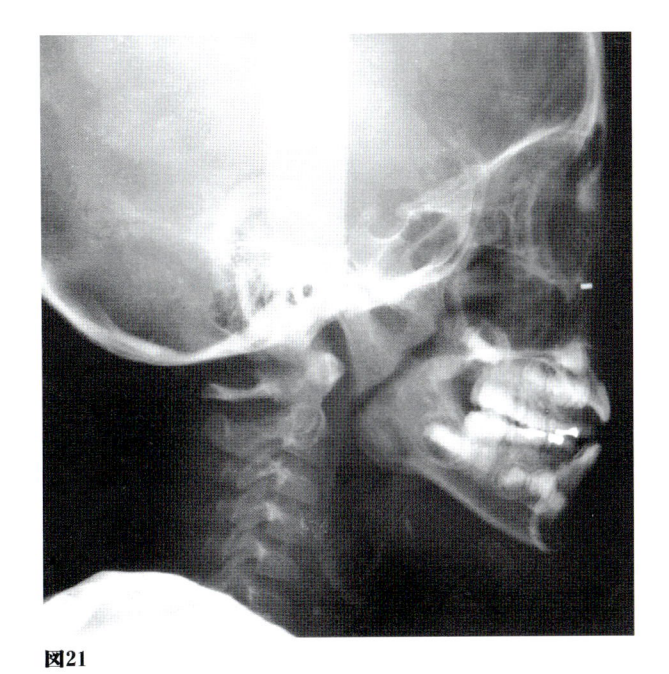

図21

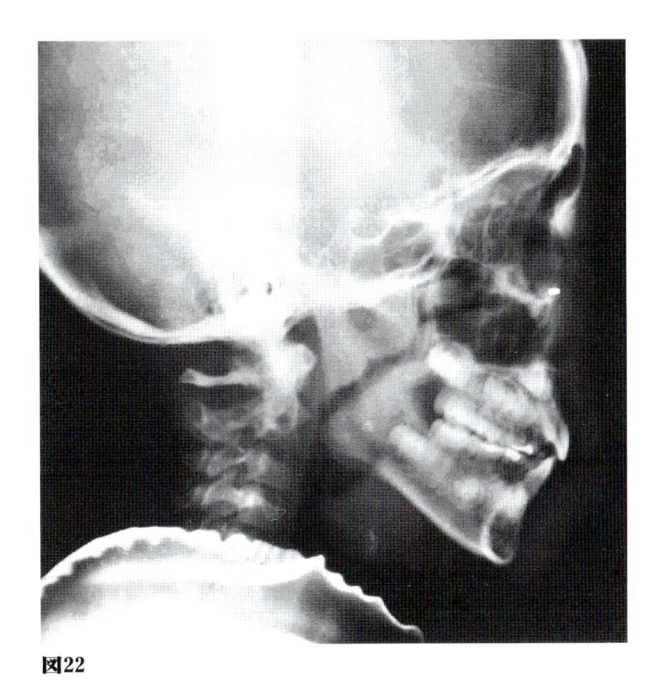

図22

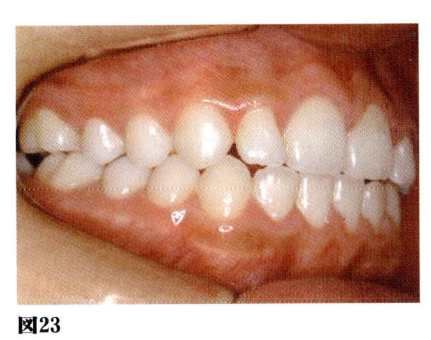

図23

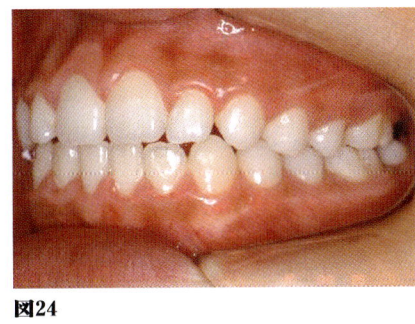

図24

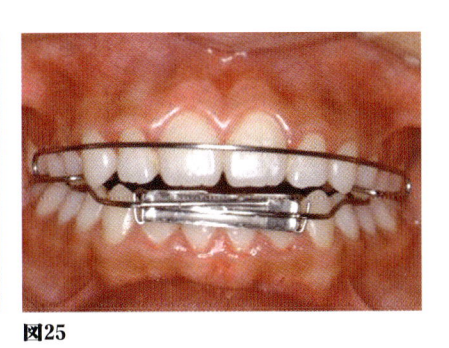

図25

図26 図27

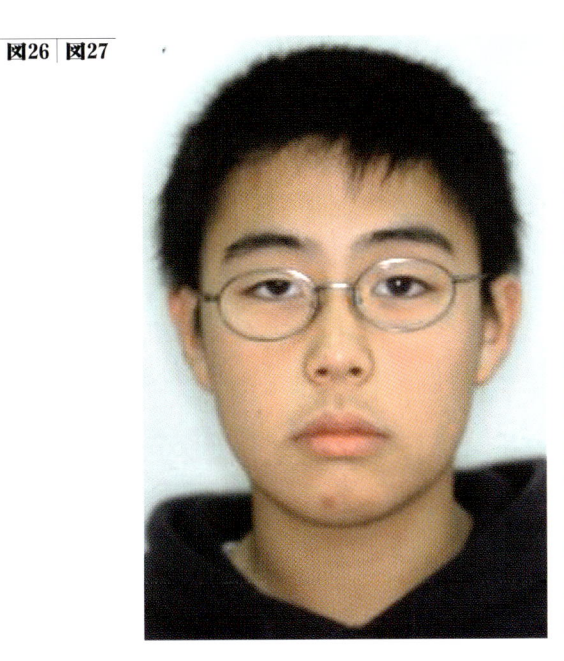

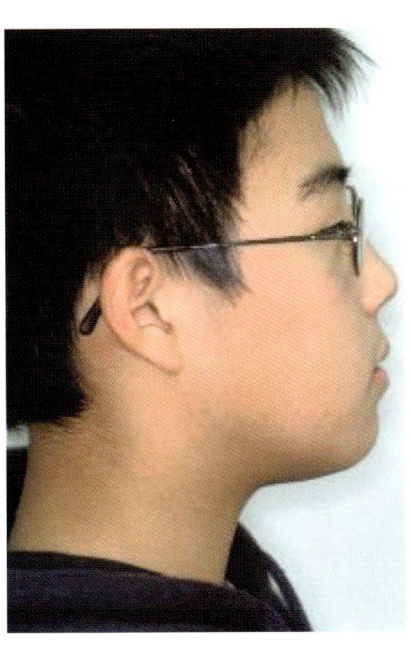

3．犬歯の埋伏を予防するために

　犬歯の埋伏を未然に防ぐことができるというのは，早期矯正の大きな利点である．とくに，上顎犬歯の外科処置は危険な場合も少なくないので，避けたい処置である．

　まず，「埋伏」が起きる場合についてまとめてみよう．
①全体に歯の萌出が遅い場合．
②晩期残存の乳歯がある場合．
③全体としては歯の萌出は遅くはないが，1歯または数歯だけの萌出が遅い場合．
④以上の組み合わせが起きている場合．

　上顎骨の発育が悪い場合には上記の①，③が起こりやすくなる．また，どのような場合に「埋伏」が起きるかというと，
①乳歯の歯根がうまく吸収されない場合
②萌出の方向が本来とは異なる方向へ向いている場合
③過剰歯がある場合
④埋伏しそうな歯の周囲に叢生がある場合
⑤何らかの理由で萌出の機構が損なわれた場合
⑥外傷の治癒後や抜歯後に粘膜が肥厚した場合
が考えられる．

　パノラマエックス線写真による診断法の項で述べたように，歯の位置関係を三次元的にとらえることが重要である．それにはパノラマエックス線写真とセファロ写真を組み合わせて診断することが有効な手段である．将来的には，CTスキャンの利用が考えられるが，エックス線被曝量などを十分考慮して行うべきであろう．

上顎犬歯の埋伏

晩期残存

過剰歯

粘膜肥厚

4．上顎骨発育不全と犬歯の埋伏

　BR の治療では，まず上顎骨の発育促進が重要である．はじめに使用する FA として MUH を用いることは少なくない．それは，
①上顎骨が小さいため，下顎骨の位置が安定しない
②アンテリアクロスバイトを改善して，下顎骨の位置を改善したい
③舌の位置を変化させて上顎骨の発育促進をしたい
などの理由による．

　この症例では，下顎骨の位置が不安定で，上下口唇も左右非対称である（**図1**）．上顎骨の大きさが不足しているため，4 前歯が揃わず，2|2 が萌出していない．SAGA Index をみると，A 点，B 点の位置関係を示す骨格性オーバージェットはマイナスでなく，プラス 6 である．典型的な BR の症例である．

　上顎骨の大きさが45以下の場合，治療開始前に必ず「犬歯の埋伏の可能性」を診断すべきである．

　まずはじめの目標は，アンテリアクロスバイトを改善して下顎骨による上顎骨の発育の抑制を解除することである．この症例では，MUH によって 4 か月でアンテリアクロスバイトは改善した．一般に，この症例のように下顎前歯の歯軸が前方傾斜していない場合には，アンテリアクロスバイトの改善には時間がかかる．

　患者がまず MUH に慣れて効果がでたら，Facial Mask Therapy へ移行する．

舌の位置

左右非対称

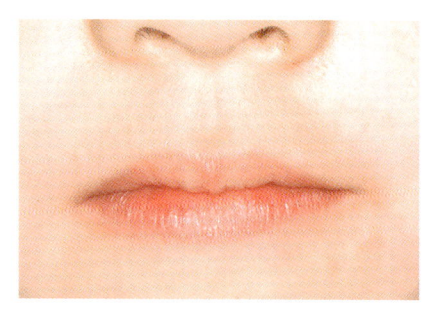

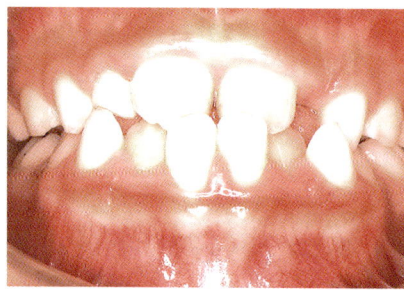

PIFOの臨床：上顎の治療を優先させる症例

図1 アンテリアクロスバイトがあるため，正面観で上下口唇が非対称を示している．
図2 クロスバイトの状態．

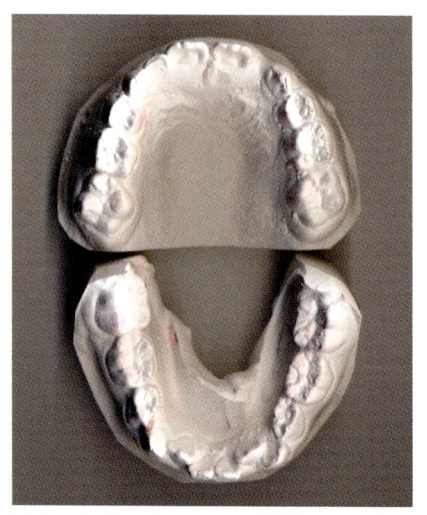

図3 模型でみると，上顎第一大臼歯は近心へローテーションしている．

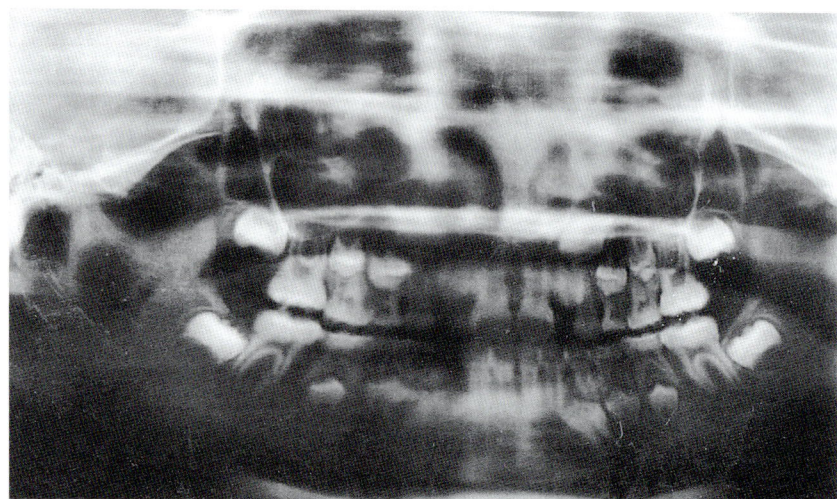

図4 パノラマエックス線写真で犬歯の埋伏の可能性を評価する．

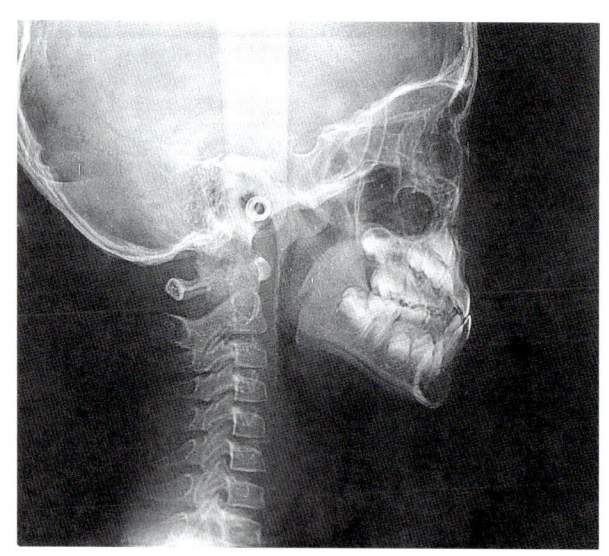

図5 クロスバイトを示す側方セファロ写真．

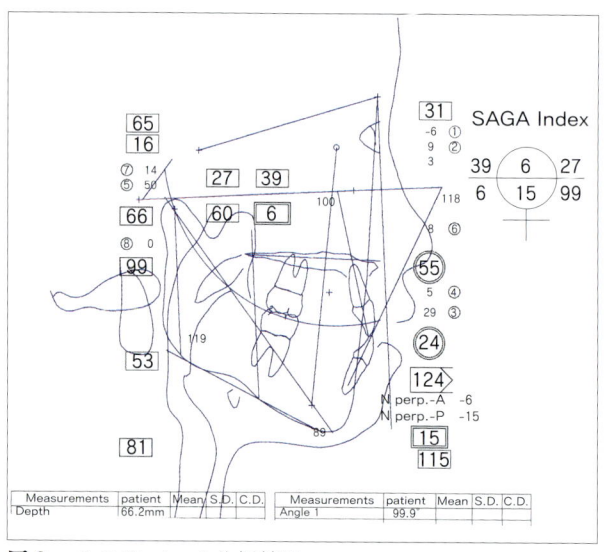

図6 そのBimlerの分析結果．

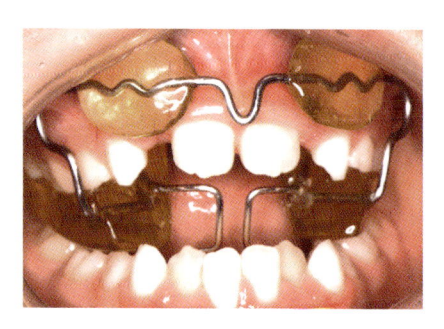

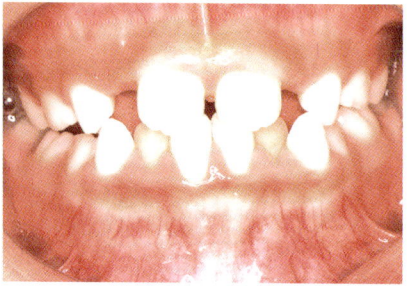

図7 MUHを装着したところ．
図8 4か月後の状態．クロスバイトはかなり改善している．これがゴールではない．

110

5. Facial Mask Therapy

1）上顎骨発育促進の重要性とその対策

近年，子どもの上顎骨の発育不全の症例が多くなってきている．上顎骨の成長促進を行うためには，骨添加の仕組みを理解する必要がある．とくに，鼻上顎骨複合体（nasomaxillary complex）の骨添加は重要で，

①鼻上顎複合体は頭蓋底と接している（**図1**）

②中顔面の軟組織の成長にともない，上顎骨全体が前下方へ移動する（**図2**）

③これが引き金となって縫合で接しているさまざまな骨の新生が起きる（**図3**）

ということを理解することが重要である．

さらに，二次的な骨の移動も考慮しなければならない．すなわち，能の発育にともない骨が成長し，間接的に上顎骨全体を前下方へ移動させることも理解しておかなければならない．

成長（growth）とは，

①リモデリング（**図4**）

②primary displacement（骨自体の増大のよる移動：**図5**）

③secondary displacement（間接的な移動：**図6**）

の3つからなる．

コロンビア大学解剖学の教授 Dr. Moss は，骨の成長について"新生説 VS 前定説"という興味深い提唱をしている．

すなわち"機能母体仮説は骨原性の細胞自体が骨格組織の成長に関して，どのタイプが，どの部位に，どのくらいの割合で，どれくらいの期間できるかという十分な情報をもっているわけではない"としている．また，"通常は可動性をもたない2つの膜性の骨と骨の間に動きが生じた場合，二次的な軟骨が形成されて動き（つまり個体新生するような刺激）が継続している間は形成も継続する．そして動きが止まったときに軟骨は消失し，骨に置き換えられる"としている．

近年，こうした Dr. Moss の考え方を裏付けるいくつかの研究結果が発表されている．その1つが"condyle-fossa modification and muscle interactions during Herbst treatment"である．この研究は，固定式機能矯正装置である Harbst を用いたものである．それによると，下顎骨を前方位に誘導すると，下顎頭にも関節窩（エミネンス）にも，骨の添加が認められるという．顎関節部はダイナミックなメタボリズムを示すことがわかる．

2）Facial Mask Therapy

skeletal diagram のⅢA，ⅢC，BR では，上顎骨成長促進が重要な治療である．そのもっとも効果的な方法が Facial Mask Therapy である．

筆者は，上顎骨がガレージで，下顎骨が自動車という説明をよく用い

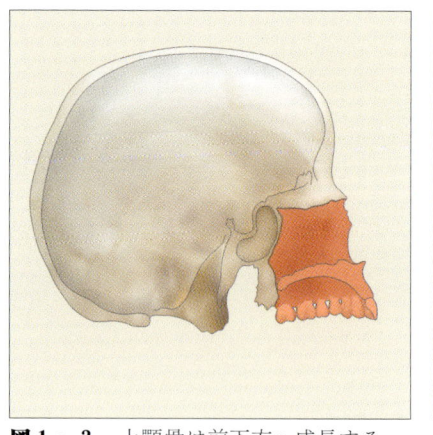

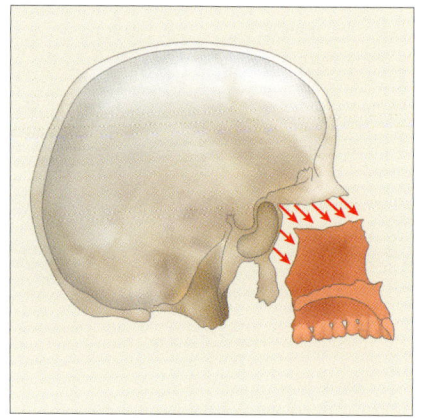

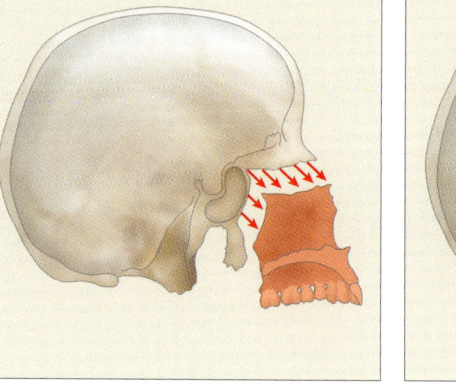

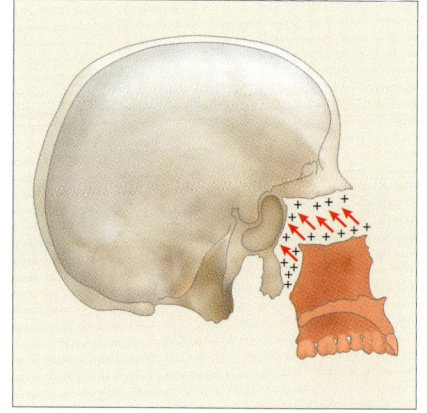

PIFO の臨床：上顎の治療を優先させる症例

図1～3　上顎骨は前下方へ成長する．　　　　　　　　　　　　　　　図1 | 図2 | 図3

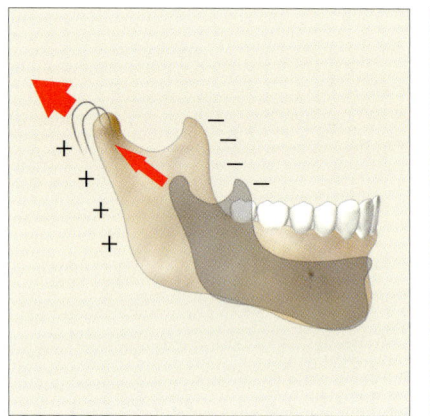

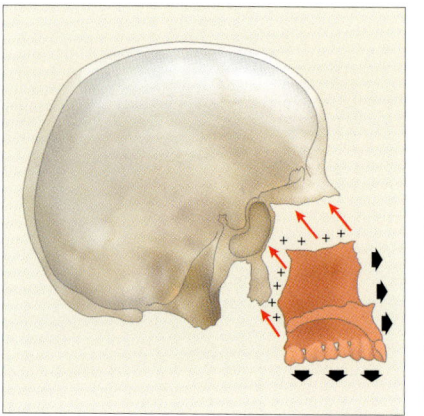

図4　下顎頭への骨添窩．　　図5，6　上顎骨自体の成長のほかに二次的成長もある．　図5 | 図6

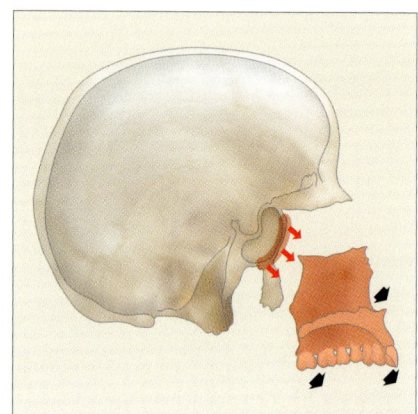

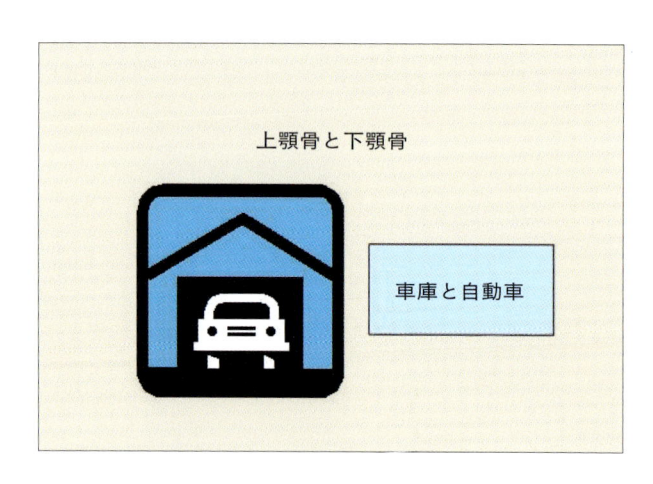

上顎骨と下顎骨

車庫と自動車

図7

る（**図7**）．ガレージが小さいと自動車である下顎骨はガレージに入れない．行き場のない下顎骨はさまざまな位置へ行く．上顎骨発育不全のある症例では，初診時に撮ったセファロ写真は本来の下顎骨の位置を正しく反映しているとはいえない場合がある．そのため，ⅢA，ⅢB，BRではまず上顎骨発育促進から始めることになる．上顎骨の改善にともない下顎骨の位置も変化する．そのため，下顎骨の位置にかかわらず，Fa-

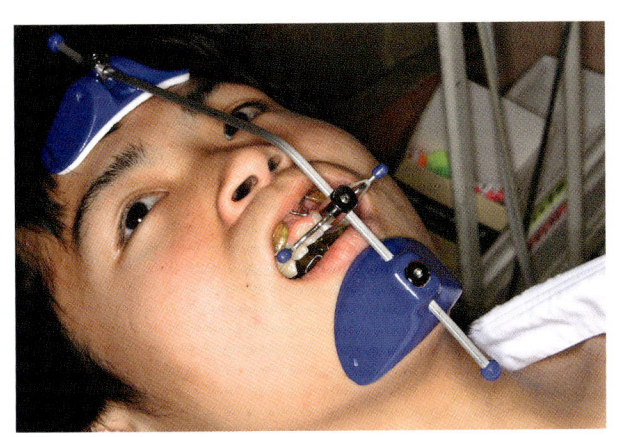

図8 Facial Mask を装着したところ．

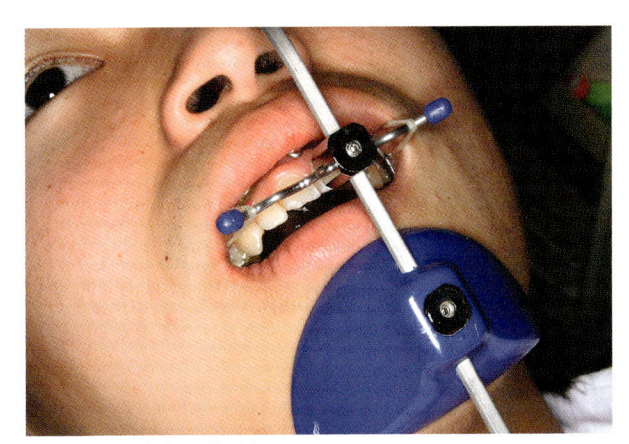

図9 牽引方向は前下方．

cial Mask による上顎骨の前方への牽引が効果的な治療となる．
　Facial Mask でどのような効果が得られるかをまとめてみよう．
①成長期の上顎骨発育不全に効果的である．

三次元的な骨の変化

②三次元的な骨の変化が期待できる．
③上顎骨自体を前方へ移動できる．
④上顎歯列を前方へ移動できる．
⑤下顎前歯を舌側へ傾斜させる．
⑥下顎骨の成長をより垂直的にできる(すでに垂直的な成長が過剰と思われるケースでは使用を控えるほうがよい場合がある)．
　つぎに，臨床的な Facial Mask 使用の手順についてまとめてみよう．
①上顎歯列の印象を採る．
②スプリントを製作して装着する．
③スプリントを拡大する．
④ Facial Mask の使用を開始する．
⑤再評価する．
　それでは，実際に Facial Mask の使用法をみてみよう．**図8，9**は実際に患者に装着したところである．患者には可能な限り長く使用するように指示する．

スプリント
マスク

　Facial Mask Therapy(以下 FMT と略)は口腔内に装着するスプリントと顎外装置のマスクからなっている(**図10～13**)．まず印象してできたスプリントを装着する．このときにつぎのようなチェックが必要である．
①スプリントがよく適合しているか．
②下顎の歯列が小臼歯までスプリントに咬合しているか．
③フックの位置は狙いどおりになっているか．

2007年のヨーロッパ矯正学会誌
正中口蓋縫合

　2007年のヨーロッパ矯正学会誌に掲載された最新の論文によれば，FMT は正中口蓋縫合が開いているほうが三次元的に移動量が大きく，効果的であるとされている．つまり，まずスプリントで拡大を行うほうが効果的ということになる．そのためには，**図12**のようにスプリントの

113

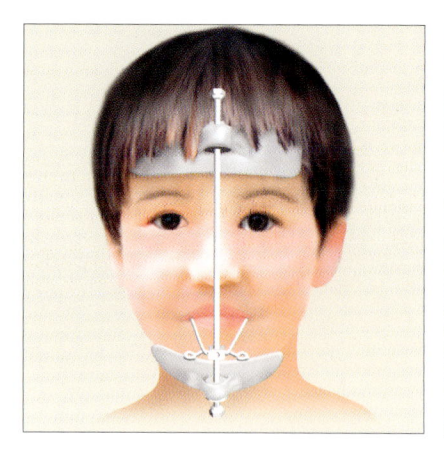

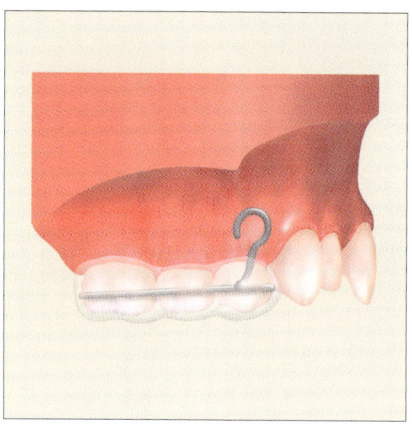

PIFOの臨床：上顎の治療を優先させる症例

図10 | 図11

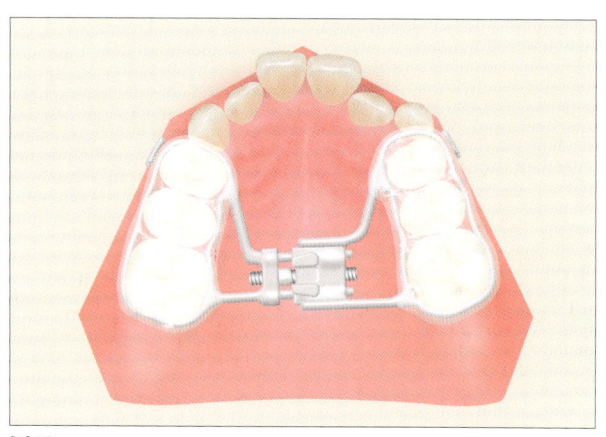

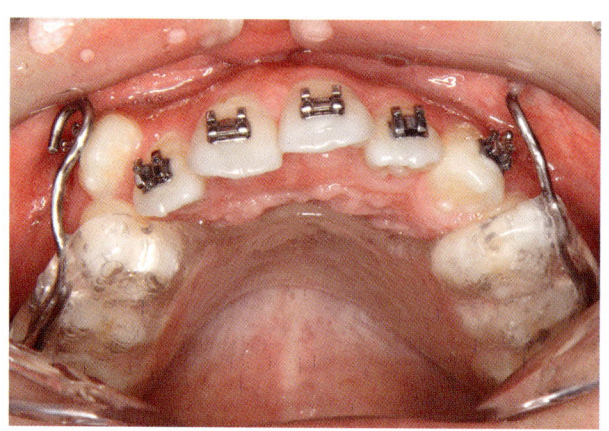

図12

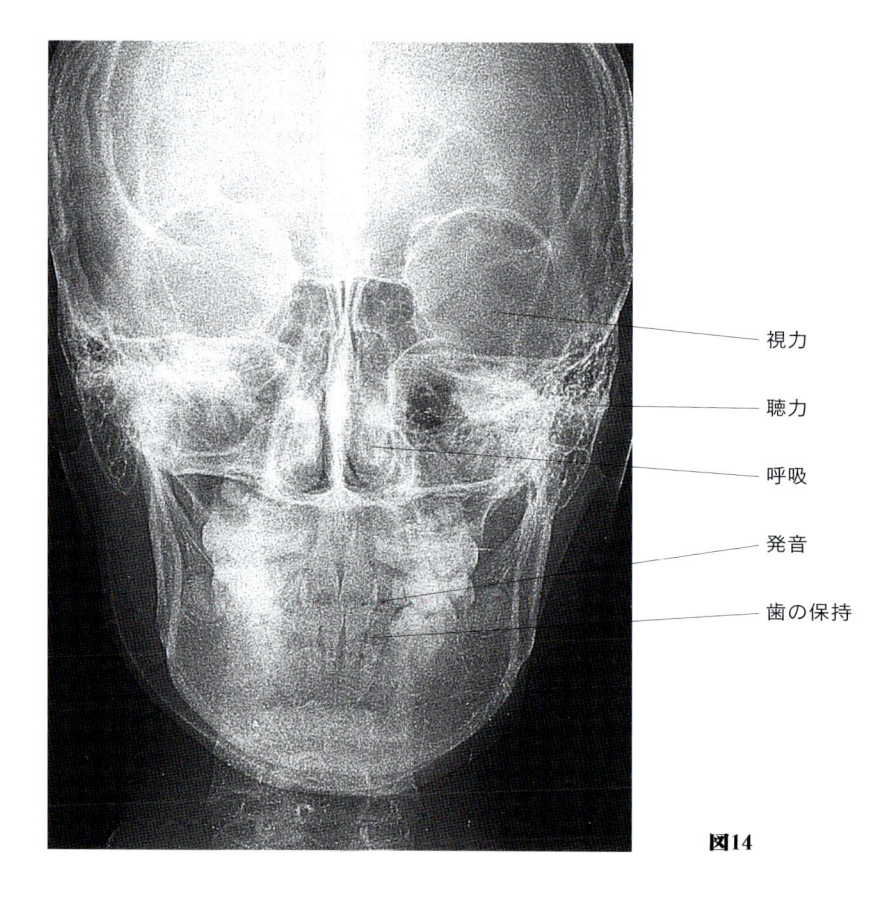

図13

視力
聴力
呼吸
発音
歯の保持

図14

114

ハイラックス装置	正中にはスクリューが必要となる．これをハイラックス装置と呼ぶ．成長期の子どもの場合は，このスクリューを1日90°回転して数日間続ける．これを効果的に行うためにはスプリントをセメントで固定したほうが確実である．可撤式でもよいが，拡大したときのスプリントの浮き上がりに注意が必要である．エラスティックで引く方向は斜め下方向である．それはちょうど上顎骨が自然に成長する方向に合わせることになる．
斜め下方向	
視力，聴力，呼吸，発音，歯	FMTによる上顎骨の前方への牽引は，その周囲の骨にもさまざまな影響を及ぼす．それは上顎骨が実にさまざまな機能に関連しているからである．関連するのは，視力・聴力・呼吸・発音・歯と実に広い範囲である(**図14**)．FMTによって上顎骨が前方へ牽引されると，上顎骨に接している蝶形骨・頬骨などにも変化が認められるのはそのためである．
蝶形骨，頬骨	

6．MUHのケース①

　BRで，先天欠如のある症例は少なくない．SAGA Index の変化をみてみよう．6歳から8歳にかけて，上顎骨は41mmから44mmになっている．もちろん，この数字にはFAによる治療効果と単なる成長による骨の増大が混在している．上顎骨の41mmというのは，Facial Mask Therapy を行うかどうかのボーダーラインである．Facial Mask Therapy を行うかどうかの1つの決め手は患者のプロファイルである．この症例では，初診時の側貌からみて，上顎骨を前方へ牽引しなくてもよいと判断した．

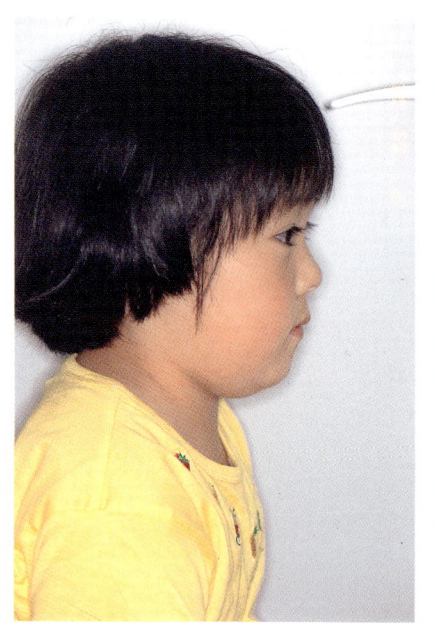

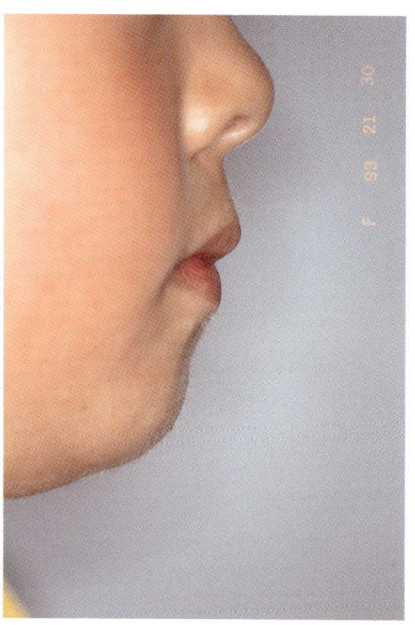

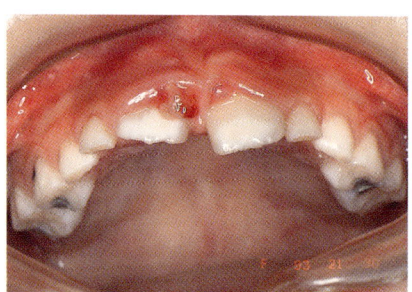

図1，2 初診時の側貌．

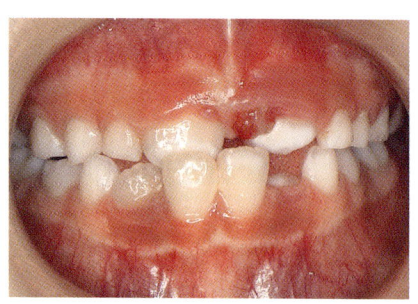

図3〜5 初診時の口腔内写真．

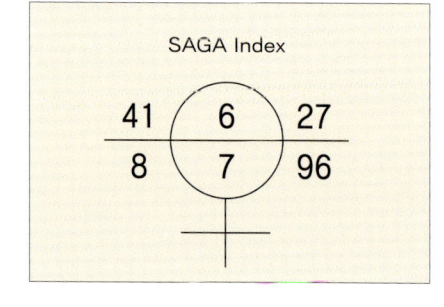

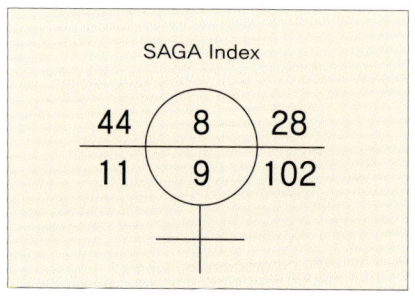

図6 6歳時のSAGA Index．
図7 8歳時のSAGA Index．

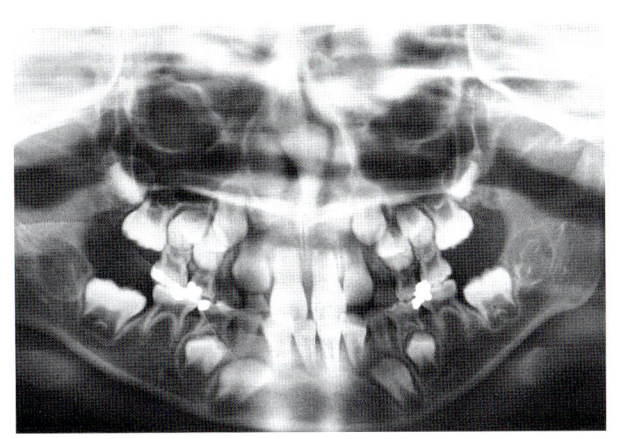

図8　6歳時のパノラマエックス線写真.

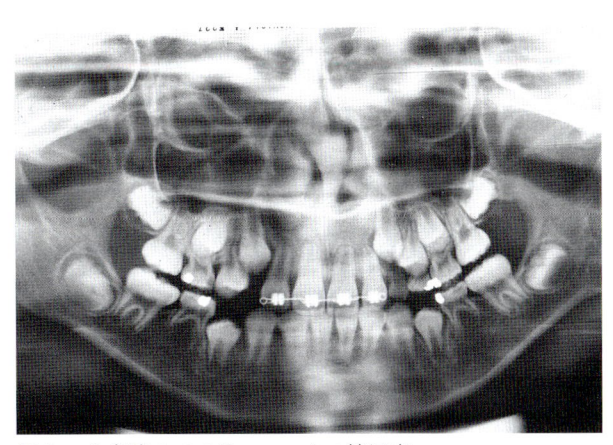

図9　8歳時のパノラマエックス線写真.

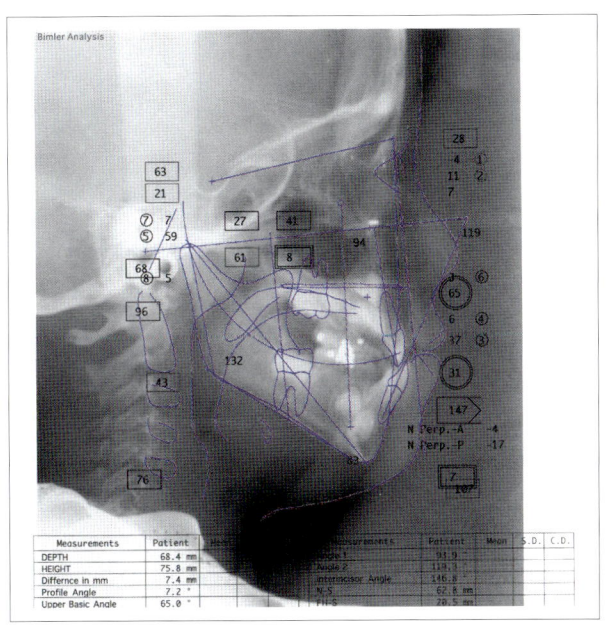

図10　6歳時のセファロ分析.

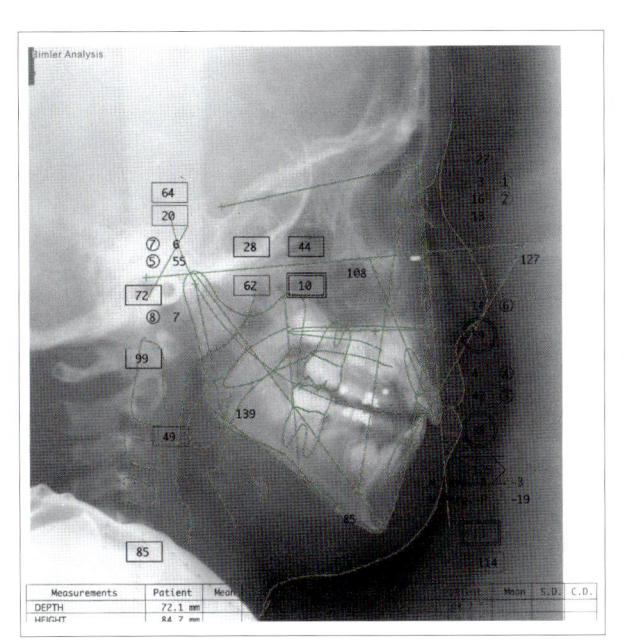

図11　8歳時のセファロ分析.

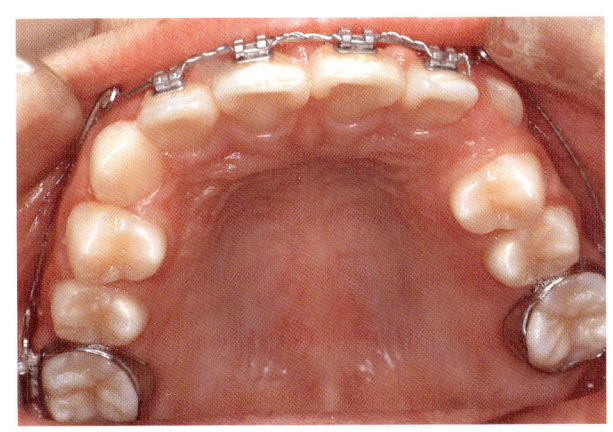

図12, 13　FA後のU-Archとリンガルアーチ.

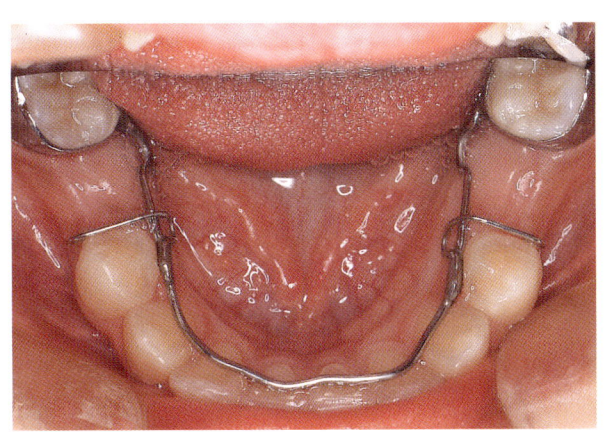

図12 | 図13

PIFO の臨床：上顎の治療を優先させる症例

7．MUH のケース②

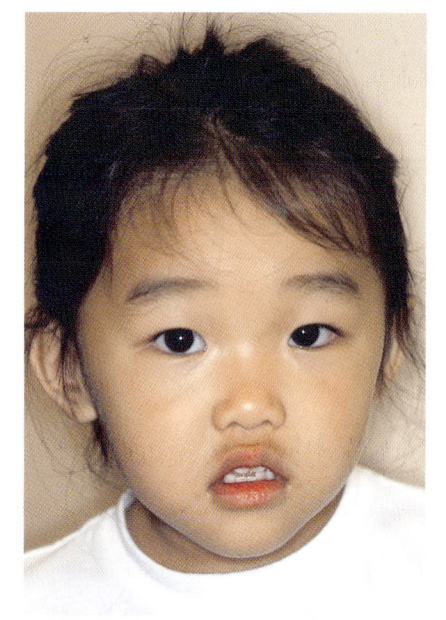

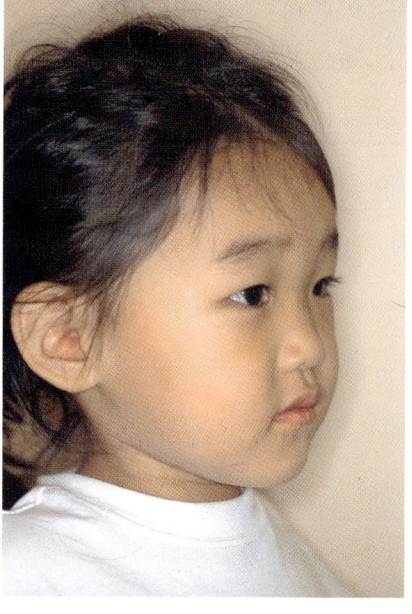

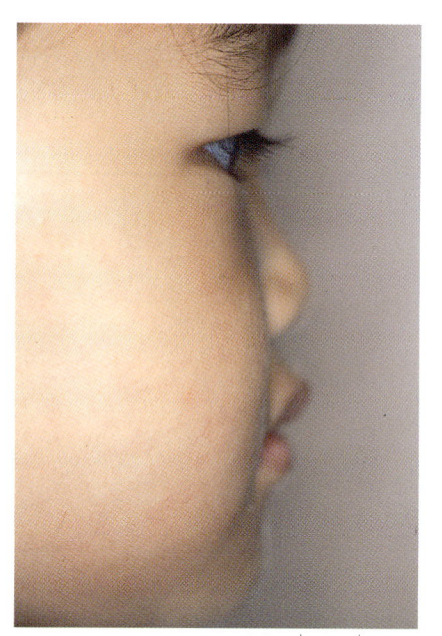

図1〜3　初診時の顔貌．　　　　　　　　　　　　　　　　　　　　　図1 | 図2 | 図3

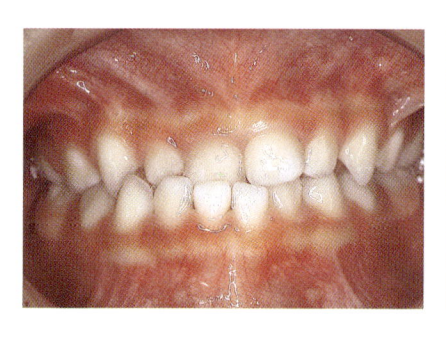

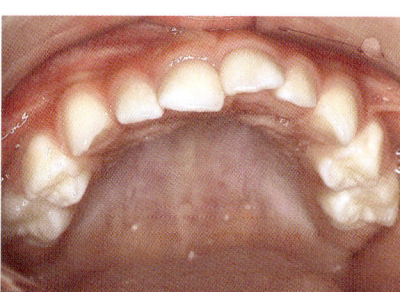

図4 | 図5

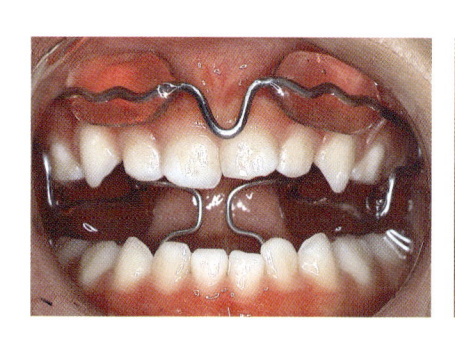

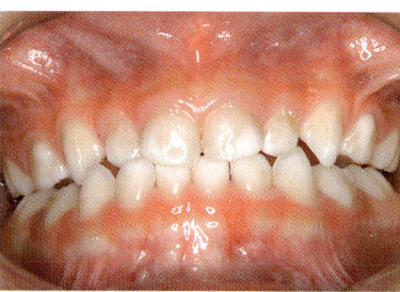

図4, 5　初診時の口腔内．下顎は右へシフト，上顎歯列に左右の歪み．

図6 | 図7

図6　MUH による治療．
図7　シフトは少しずつ改善している．

　早期矯正の重要な役割の1つは，顔の非対称性成長の解除である．歯列の左右へのズレは，放置すると顎骨のズレへと伝達され，たいへん治療が困難になる．

　この症例は，上顎骨発育促進と下顎位の安定化をはかるため，MUH でスタートした．大きな目標は顔の非対称な成長の予防・抑制である．これが達成されてはじめてつぎの目標へ進む．

CHAPTER 6

呼吸と関連した矯正治療

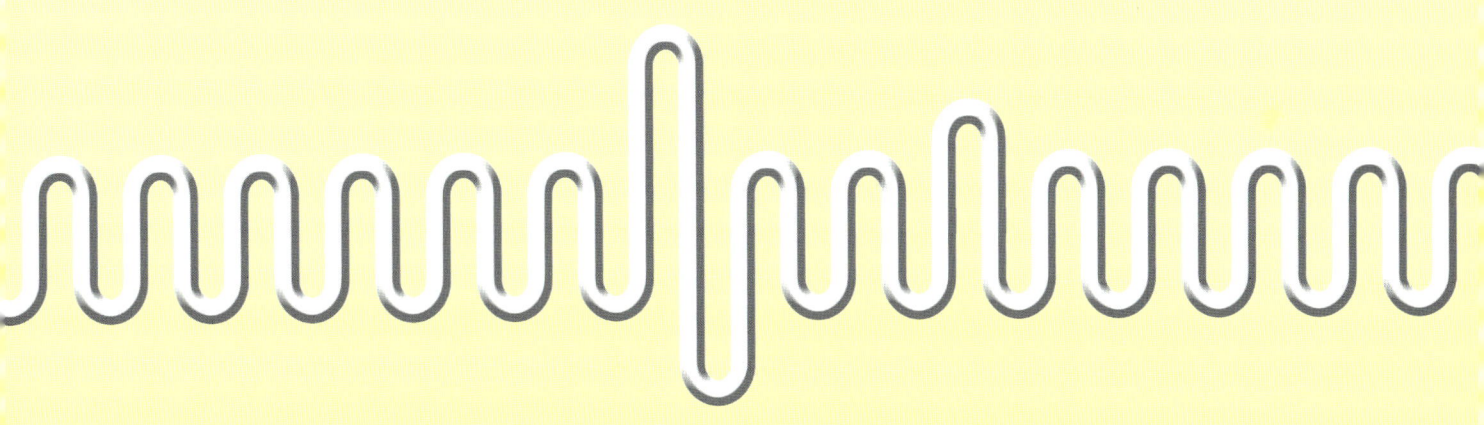

呼吸と関連した矯正治療

1．呼吸の重要性

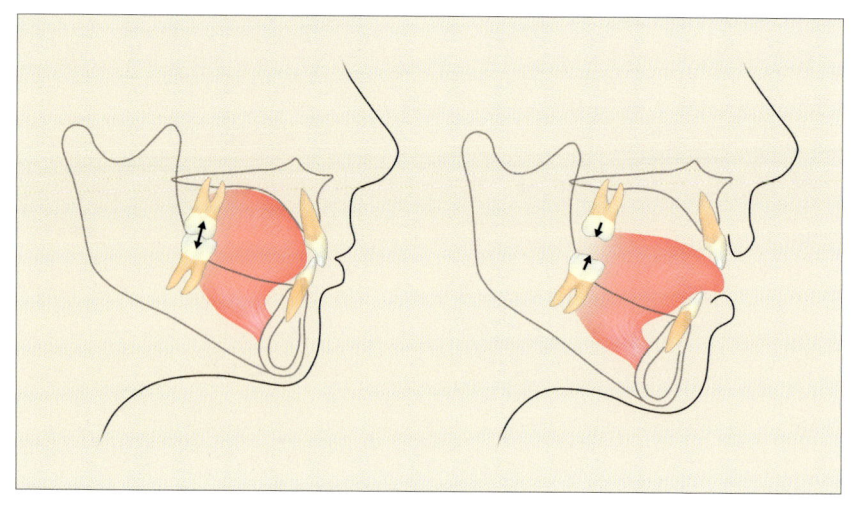

図1

　ここに紹介するのは，呼吸に関連した矯正治療の第一人者であるスウェーデンの Dr. Alonson R の論文である．これは「睡眠時無呼吸の子どもたちの扁桃腺除去手術後の顎顔面形態の変化—5年間の経過観察」というタイトルで，「睡眠時無呼吸の子どもたちは5歳で扁桃腺除去手術を受ければ，顎顔面の形態への悪影響は抑えられる」としている．つまり5歳を過ぎて，形態の変化が起きてしまってからでは遅すぎるといっている．

　また，Dr. Alonson はさらにつぎのようにも述べている．
①頭部を伸ばした状態にすると軟組織は引っ張られることになる．これは顔面に対して後方かつ下方に引っ張る力になる．つまり，長い顔になりやすいということになる．
②鼻からの気道の確保は，軟口蓋と舌によって形作られる筋肉のバリアーの形態を一定の形に指定する．

　つまり，気道の通過障害がある場合に，それに対応して姿勢がくずれてしまうと筋肉の引っ張る方向の変化となって現われ，それは顎顔面の形態にまで影響を及ぼすということである．これは Dr. Bosma の「気道の確保の必要性は頭頚部に影響を与えるすべてのメカニズムを反映している」という考え方とも一致している．

　Dr. Alonson はこの論文の結論でつぎのように述べている．
①睡眠時無呼吸の成長期の子どもたちの顎顔面の形態はそうでない子どもたちと異なっている．
②早期治療は大変有効である．そして扁桃腺切除手術によって顎顔面の形態は正常な発育に戻せる．
③睡眠時無呼吸に対しては早期の診断，それも医学的かつ顎顔面的な観点から評価されなくてはならない．そのためには，小児科医・耳鼻咽喉科医・矯正歯科医・小児歯科医の緊密な連携が必要である

Dr. Alonson R，睡眠時無呼吸
扁桃腺除去手術後，顎顔面形態

長い顔

気道の確保，軟口蓋，舌
筋肉のバリアー

気道の通過障害，姿勢

Dr. Bosma

睡眠時無呼吸

CHAPTER 6

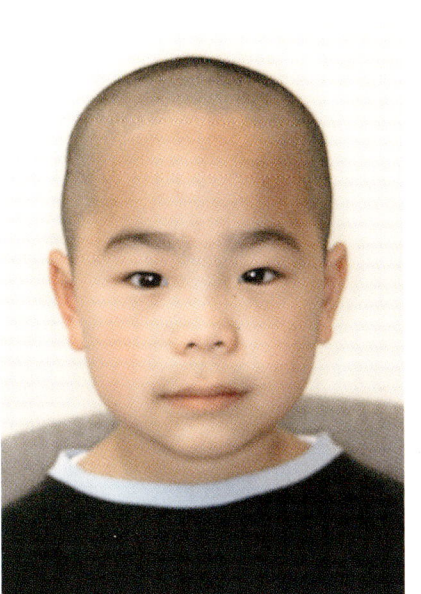

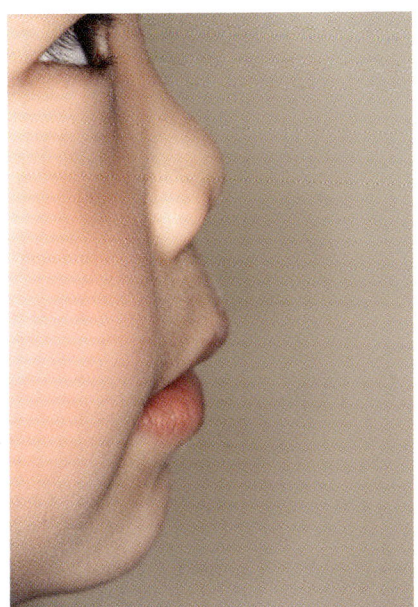

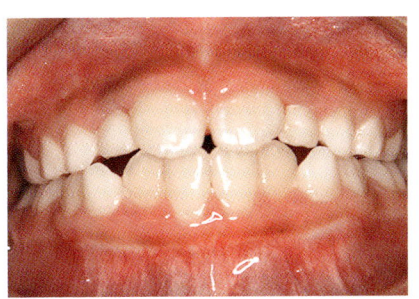

図2, 3 初診時の顔貌.

図4 初診時の口腔内写真.

われわれがこれを実現させるためには，狭い領域にとどまることなく，より広い範囲まで含めた歯科医療を心がけなくてはならない．

1）呼吸に関連したPIFOのケース

図2～4は7歳の男児で，上顎前歯の叢生を主訴として来院．問診で，しばしばのどが腫れて高熱がでることが確認された．のどをみてみると**図8**のように左右の口蓋扁桃が著しく腫脹していた．これは側方セファロ写真（**図10**）でも確認された．このように気道の通過障害がある場合には，単に歯並びだけにアプローチすることのみでは安定した咬合に導くことはできない．というのは，患者はこの通過障害に対応するために，あごを前に突きだすような姿勢をとり，かつ口呼吸をしているからである．これらの改善も同時に行わなくてはよい結果となりえない．つまり床装置などで叢生を示している「歯並び」だけを改善しても咬合の安定につながらない．

この症例ではセファロ分析の結果からBionatorを選択した．**図5～7**は1年4か月後のものである．顔貌も改善し，歯列も叢生がなくなっている．さらに，**図9**のように，**図8**と比べて口蓋扁桃も腫脹がやや改善した．また，母親に問診すると夜間も口呼吸が減り，朝まで起きることなく寝られるようになったとのことであった．子どもの場合の口呼吸の問題点の1つに睡眠障害がある．夜間に熟睡できないと，子どもはイライラして落ち着きがなくなり，家庭や学校でさまざまな問題を起こす傾向がある．

図13はプロフィログラムによる重ね合わせである．Bionatorによる治療で下顎が前方へ移動していることが示されている．これをSAGA In-

口蓋扁桃

口呼吸

睡眠障害

121

呼吸と関連した矯正治療

図5, 6 1年4か月後の顔貌.

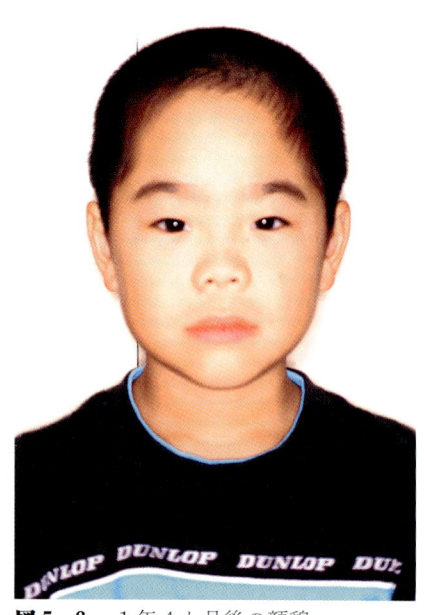

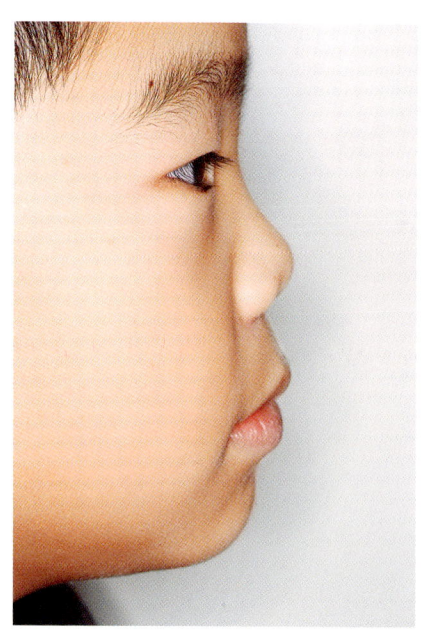

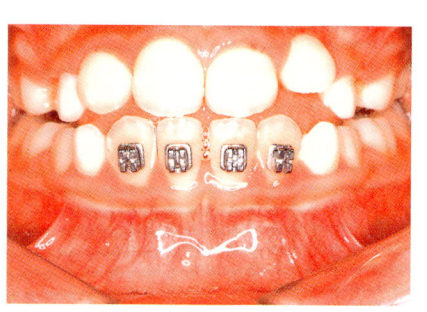

図7 1年4か月後の口腔内写真.

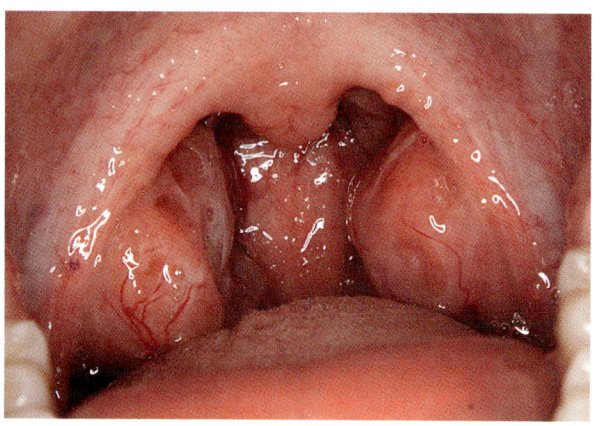

図8 左右の口蓋扁桃が腫脹している.

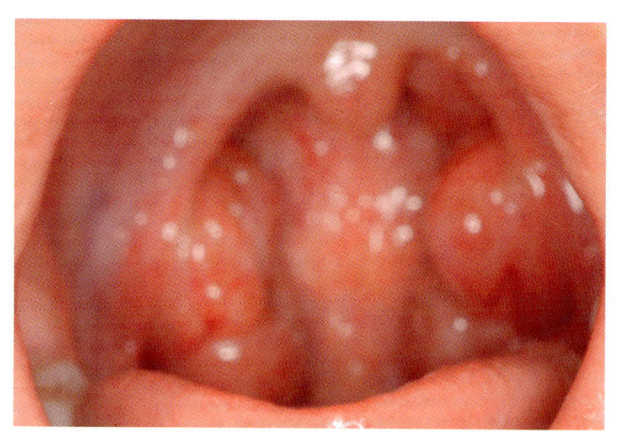

図9 Bionator による気道の拡大により，腫脹がやや改善している.

dex でみてみると**図14, 15**のようになった．すなわち，上顎骨には大きな変化はないが，骨格性オーバージェットは8から5に変化し，下顎骨は94から100に変化した．これによって気道の通過障害は少し改善された．また Bionator の拡大により歯列の改善も認められる．

2）呼吸に関連した PIFO のチェックポイント

呼吸に関連した PIFO でのチェックポイントは，
①上顎歯列が狭窄している
②下顎歯列は狭窄を示さず，やや拡大されている
③上顎骨前方部が狭いために正中のズレがある
④舌の位置の異常が認められる
⑤下顎角の開大が認められる

122

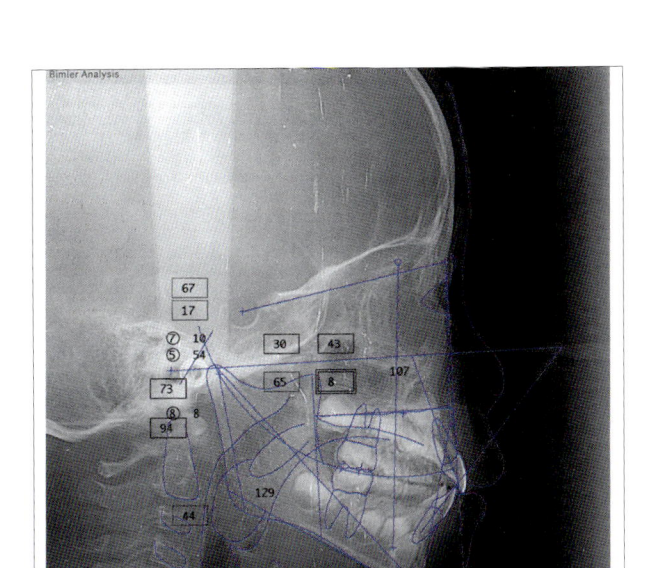

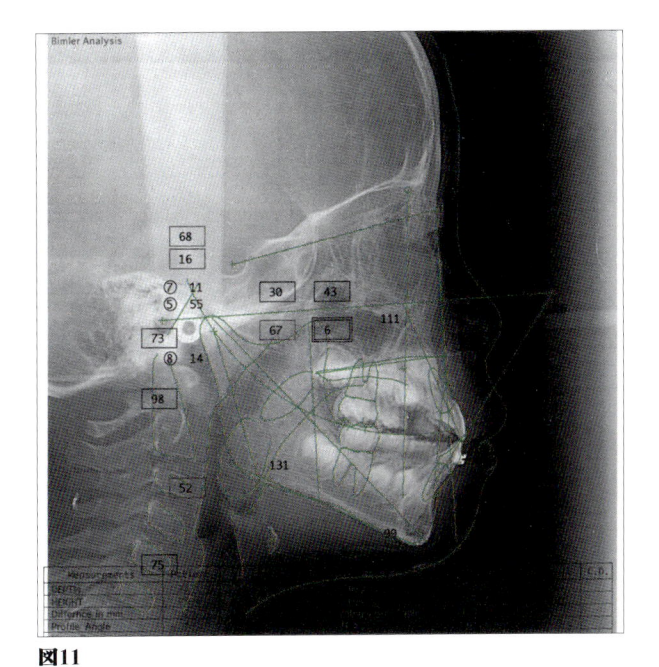

図10

図11

図12

図13

図14

⑥臼歯部交叉咬合がある

などである．

　図15〜17は典型的な口呼吸患者の口腔内である．上記の項目のすべてが当てはまっている．すなわち，**図18, 19**に示すように，本来上顎内に入り込むべき舌が，**図19**のように低位であるため，上顎骨と歯列には舌の力が及ばず歯列は狭窄している．これを側方セファロ写真でみると，気道にアデノイドと口蓋扁桃による通過障害が認められる（**図20**）．

　こうした患者の場合，側方セファロ写真の撮影時に**図20**にようにやや

123

呼吸と関連した矯正治療

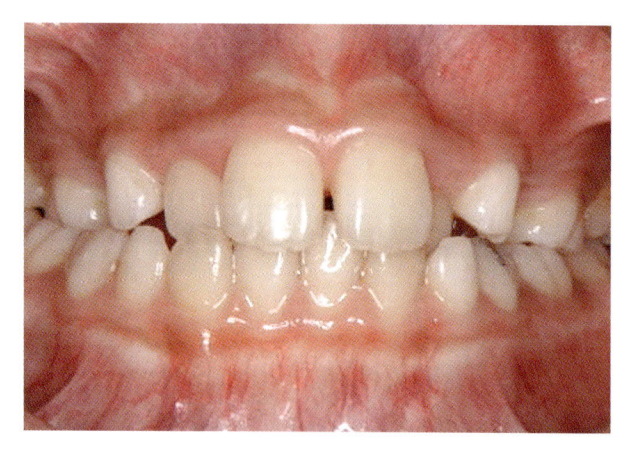

図15 上顎前歯部の発育不全よって叢生が起こり、正中もズレている.
図16 舌の力が十分に得られず、狭窄している上顎.
図17 下顎は低位な舌の力によって上顎に比べて大きな歯列となっている.

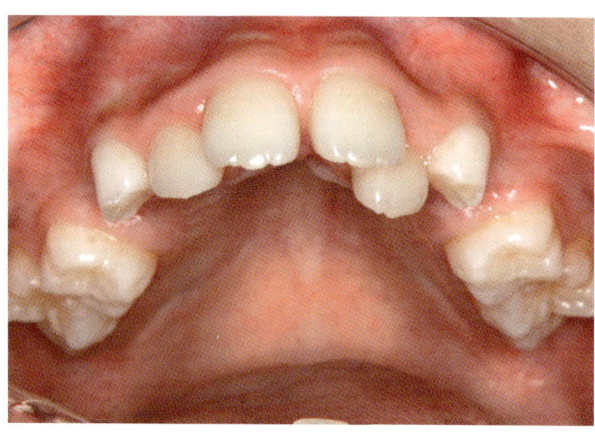

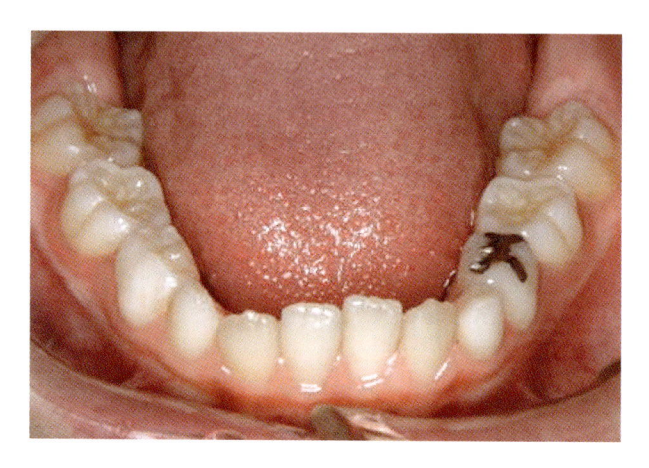

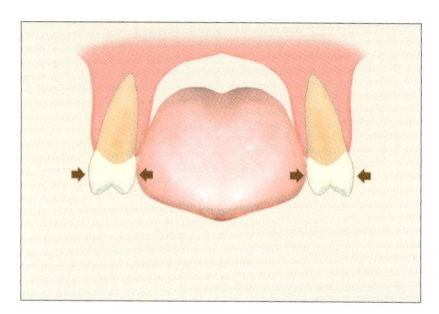

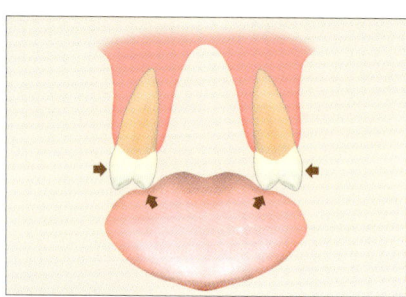

図18 本来は、舌の力は上顎歯列にもかかる.
図19 舌が低位なため、上顎歯列には力がかからず、狭窄している.

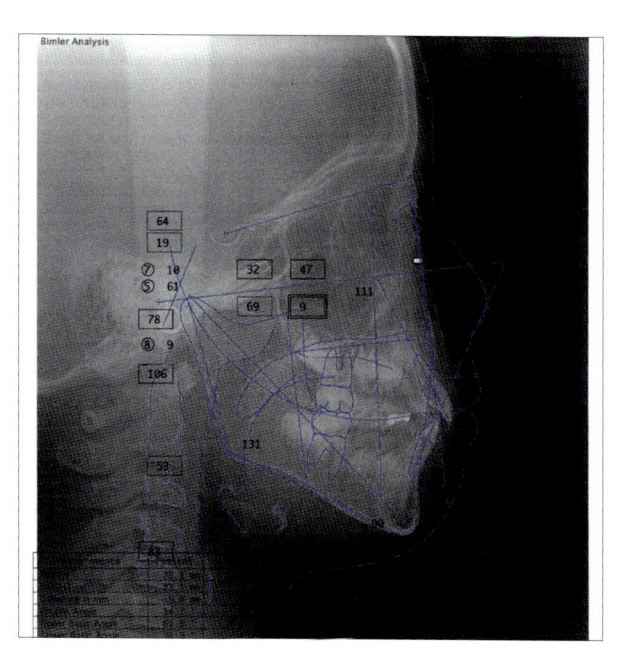

図20 側方セファロ写真でみると、下顎角は閉じて下顎体は下方への成長を示している.

124

上向きな姿勢をとりやすいのが特徴である．さらに鼻の穴も下方よりはむしろ前方を向いていることも多い．そして，下顎骨の上行肢は発育が悪く，下顎体はひしゃげて下方へ成長している．そのため，下顎角は開いている．これはしばしば開口の原因ともなる．

こうした状況を放置すると大変困難な矯正治療のケースになってしまう．PIFOによる早期の対応が重要である．

このケースでは，
①舌の低位を改善する
②上顎骨の狭窄を改善する
③small anterior sectionを改善する
④正中のズレを改善する
⑤臼歯部交叉咬合を改善する
などの目的でMUHを選択した．

2．アデノイド除去手術

患者は6歳3か月の女児で，「受け口になりそう」という主訴で来院した．問診で口呼吸と鼾，さらに睡眠時無呼吸症候群の可能性が確認されている．**図1**に示すように口元は左右非対称である．口腔内も**図2**のように非対称を示している．これは，上顎骨の成長不全のため，下顎が安定した位置に行かれずに，結果として右側へシフトしている状態である．側方セファロ写真でみるとアデノイド，口蓋扁桃ともに腫脹が明確に認められる．これは明らかな気道の通過障害で，鼾，口呼吸も当然といえる（**図3**）．

こうしたケースでは，はじめに撮影した側方セファロ写真でみる下顎の位置が必ずしも安定した位置を示しているとはいえない．つまり骨格性オーバージェットの値は，下顎の位置が変化すると変わる可能性がある．この段階では骨格性オーバージェットの値にこだわらず，まず上顎骨の発育を促進して，左右のズレを解消することが重要である．

このケースでもう1つ重要なことは，気道の通過障害への対応である．つまり気道が広くなるような機能矯正装置の選択が必要である．これには垂直的なスペースの確保，つまり上下の咬合面のあいだにスペースのできる機能矯正装置を選択すればよい．そのため，このケースではMUHを選択することとした．

治療開始後約1か月で，睡眠時無呼吸症候群が明確となり，小児科・耳鼻科と相談の結果，アデノイド・扁桃腺除去手術を受けることになった．約1週間の入院後，MUHの使用を再開した．術後の改善はめざましく，睡眠も十分にとれ，患者の体調は著しく改善した．

手術後5か月の変化を側方セファロ写真でみてみよう（**図4**）．口呼吸患者特有の下顎を前に突きだして気道を開けようとする姿勢が改善されている．また，骨格性オーバージェットは3から7に変化している．これははじめのセファロ写真での値が下顎のシフトによる影響を受けていたことを示している．このケースのように手術による気道の改善と，機能矯正装置によるその改善後の機能訓練の組み合わせは大変効果的である．

ここで忘れてならないことは，手術をするタイミングである．下顎骨の好ましくない成長が起きてしまわないうちに手術しなくてはならない．前述したように，呼吸に関する矯正治療で高名なスウェーデンのDr. Alonsonの論文よれば，6歳までの手術がよいとされている．こうした呼吸に関連した矯正治療では，小児科・耳鼻科との連携が重要である．

口呼吸，鼾，睡眠時無呼吸症候群

左右非対称

アデノイド，口蓋扁桃

気道の通過障害

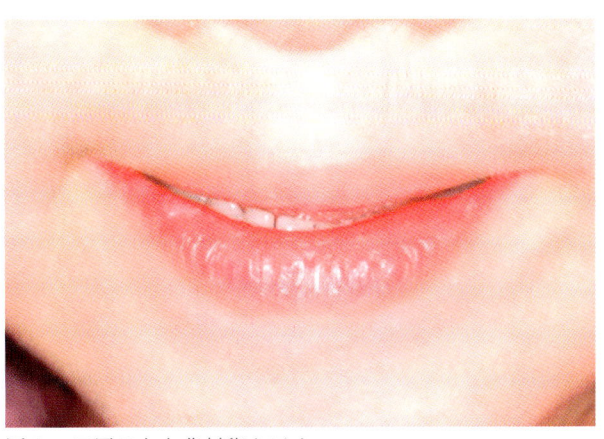

図1 口唇は左右非対称を示す．

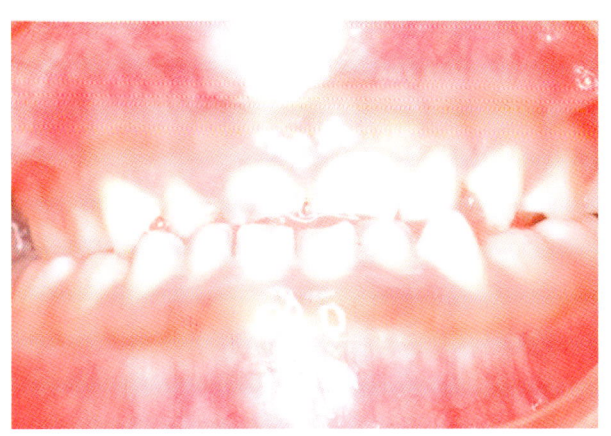

図2 下顎は右側へシフトしている．

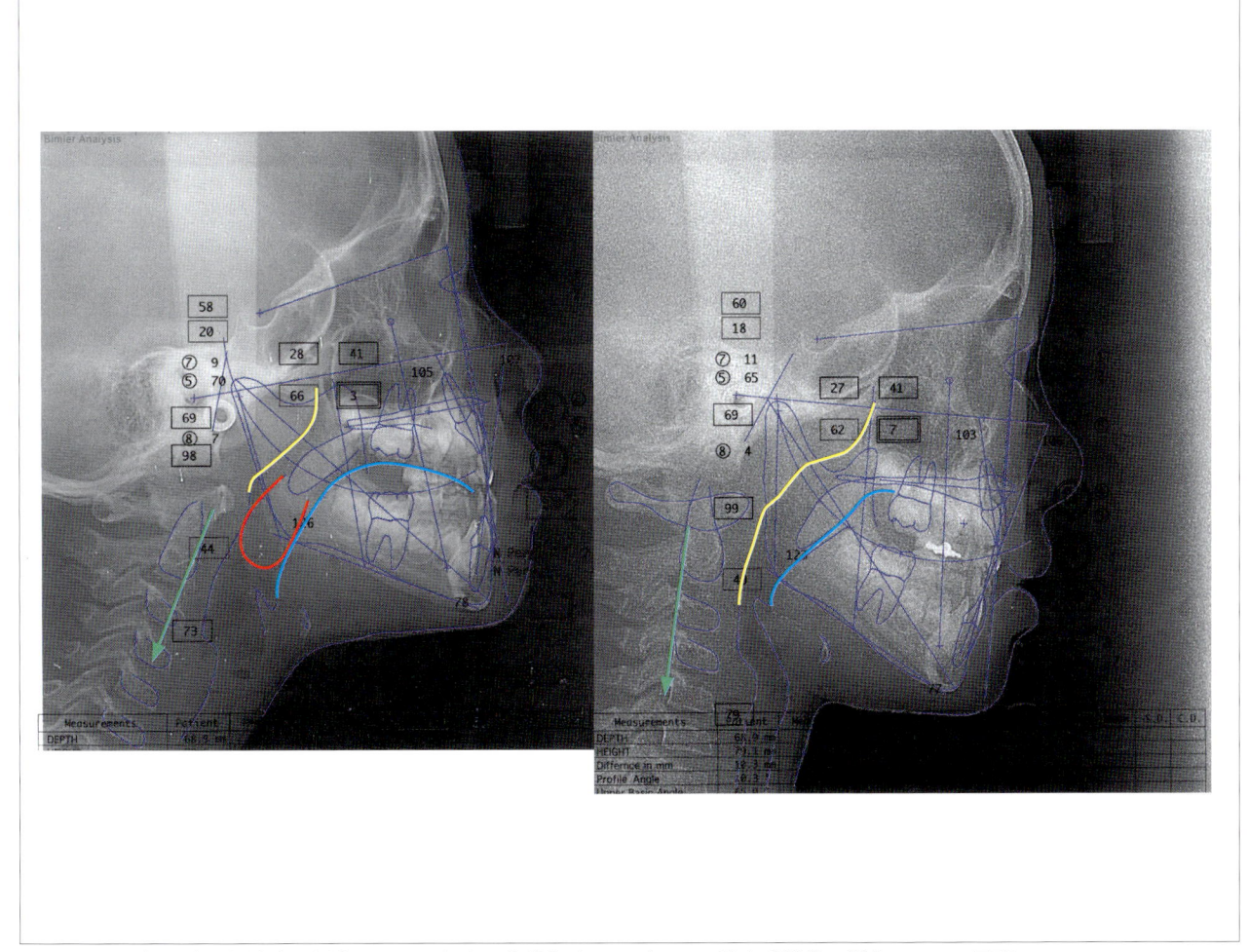

図3，4 左(**図3**)：初診時の側方セファロ写真，右(**図4**)：アデノイド除去手術後の側方セファロ写真．

127

3. 成長の評価の重要性

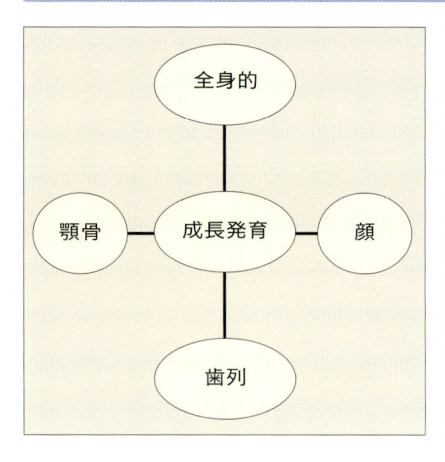

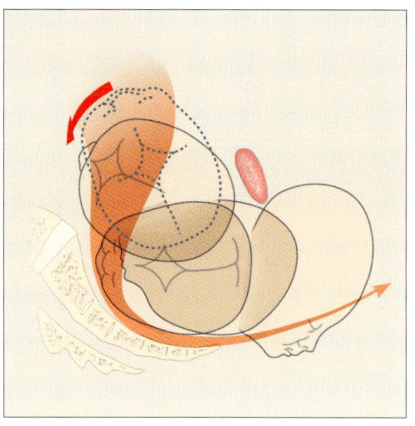

図1｜図2

図2 正常な分娩.

1）PIFOにおける成長の評価

（1）評価すべき項目（**図1**）

歯科医院に来院する患者は，何らかの問題を口腔内にもっているわけであるが，その根本的原因が全身的なものである場合もある．とくに骨格分類でBRと分類された症例では，全身との関連は重要である．

①全身的な評価
　・出生時の評価
　・出生後の成長の評価

②顔の評価
　・対称性の評価
　・バランスの評価

③顎骨の評価
　・大きさの評価
　・位置関係の評価

④歯列の評価

全身的な評価

顔の評価

顎骨の評価

歯列の評価

（2）全身的な評価

①出生時の評価（**図2**）

出生時の評価

　・生まれたときの体重による分類
　　超低体重児：1,000g未満で生まれる
　　極低体重児：1,500g未満で生まれる
　　低体重児：2,500g未満で生まれる
　　巨大児：4,000g以上で生まれる
　・在胎週数による分類
　　早期産児：在胎37週未満で生まれる
　　正期産児：在胎37週以上42週未満で生まれる
　　過期産児：在胎42週以上で生まれる

表1 アプガースコア.

appearance ★皮膚色
2点‥全身ピンク
1点‥体幹はピンク，四肢(手足先)はチアノーゼ
　　　(むらさきっぽい)
0点‥全身蒼白またはチアノーゼ

pulse ★心拍数
2点‥100以上
1点‥100以下
0点‥0

grimace ★刺激への反応
2点‥泣く
1点‥顔をしかめる
0点‥反応せず

activity ★筋緊張
2点‥四肢を活発に動かす
1点‥四肢をややまげる
0点‥だらりとしている

respiration ★呼吸
2点‥活発(強く泣く)
1点‥困難(弱々しくなく)
0点‥0

表2 判定.

生後1分後と5分後判定(医師・助産師・看護師)

0～3点‥重症仮死(第2度仮死)

4～6点‥軽症仮死(第1度仮死)

7～10点‥正常

※仮死と判定されても，その後元気になる子のほうが多い

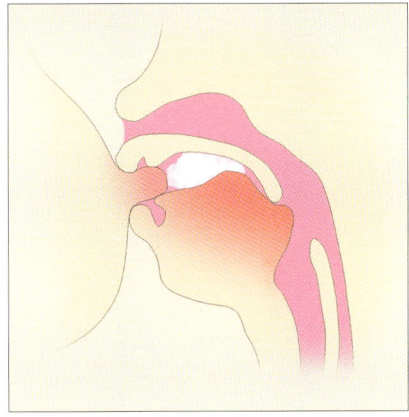

図3 授乳時の舌と口唇の働き.

アプガースコア	②アプガースコア 「アプガースコア」をご存知であろうか？　母子手帳の分娩の欄に記入されているのでみたことがある人も多いと思われるが，わかりやすくいえば，赤ちゃんが生まれてきたときの元気度を10点満点であらわすというものである．一般的に9点の子どもが多いといわれている(**表1，2**).
出生後の成長の評価	③出生後の成長の評価 ・母乳・人工乳について(**図3**) ・断乳・離乳について ・アレルギーについて ・出生後の疾患について(一般に短期間の疾患は成長に影響を与えない・しかし，長期にわたる全身的な疾患，とくに気道に関係する疾患がある場合は，永久的な影響が残る場合がある・アデノイド顔貌になる前に早期対応が必要・リウマチはその典型的なものである：**図4～6**)
アレルギーについての評価	④アレルギーについての評価(**図7～9**) ・3大アレルゲン(牛乳・たまご・大豆)にアレルギーはないか．

129

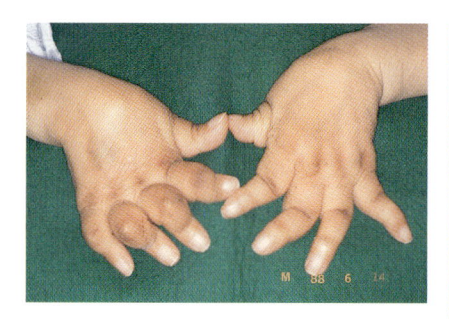

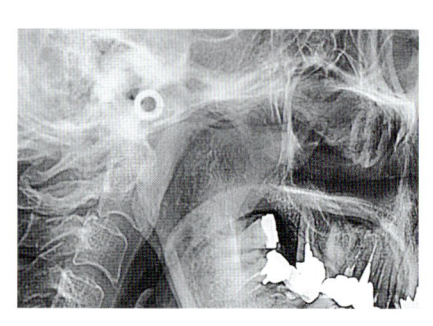

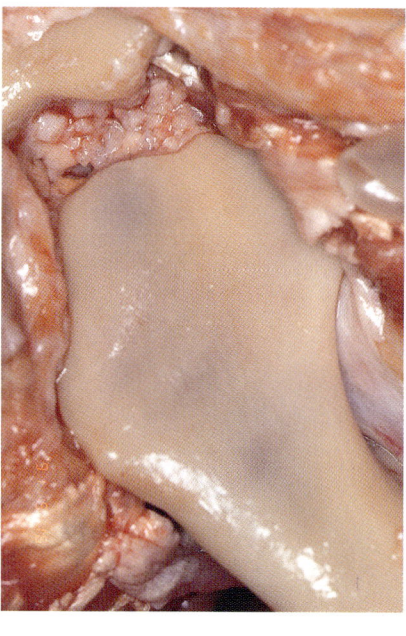

呼吸と関連した矯正治療

図4 リウマチ患者の手指.
図5 側方セファロ写真でみる下顎骨の変化.
図6 バイオプシーでみた下顎頭の変化.

(3) 顔の評価

①対称性の評価
- 事故や疾患や重度の機能障害などでも非対称は起こる
- もしも非対称が起きたなら早期に対応するほど改善はしやすい

②バランスの評価
- まず顔面タイプの計測
- 上顎では鼻の周囲の発達の良・不良(small anterior section)
- 下顎では下顎頭と上行肢の発達の度合い

③必要に応じてそれらの発達の促進(MAS の使用)

④下顎の位置の修正(MAS の使用)

(4) 顎骨の評価

①大きさの評価
- 側方セファロ写真で計測する(SAGA Index)

②位置関係の評価
- 側方セファロ写真で計測する(骨格性オーバージェットと McNamara Line)

(5) 歯列の評価

①歯の数の評価
- 先天欠如があればその部位と数

②歯の形態の評価
- 大きさの異常(矮小歯・巨大歯・癒合歯)
- 形態の異常(中心結節)

③歯列の形態の評価
- V 字型・狭窄

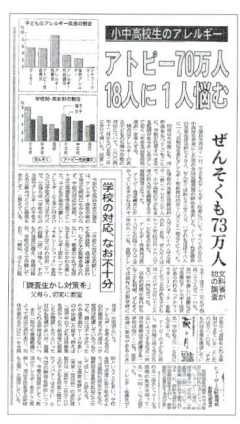

図7 日本経済新聞の記事(2007年4月).

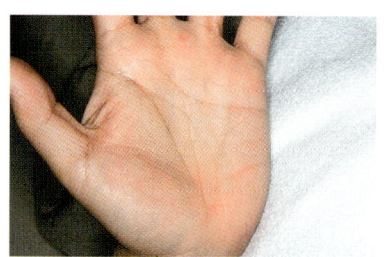

図8

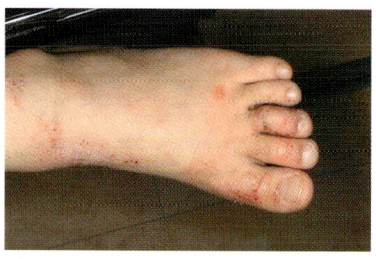

図9

130

CHAPTER

7

U-Arch の役割と使い方

U-arch の役割と使い方

1．PIFO における U-Arch

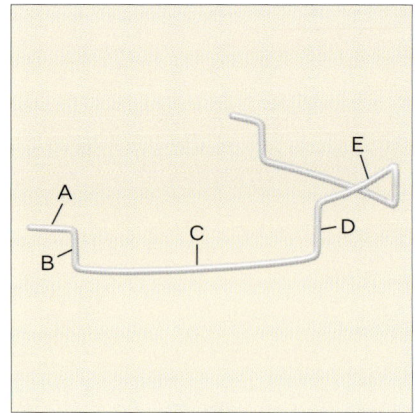

図1 U‐Arch の構造．A：大臼歯部，B：後方垂直ステップ，C：頬側橋部，D：前方ステップ，E：前方部．

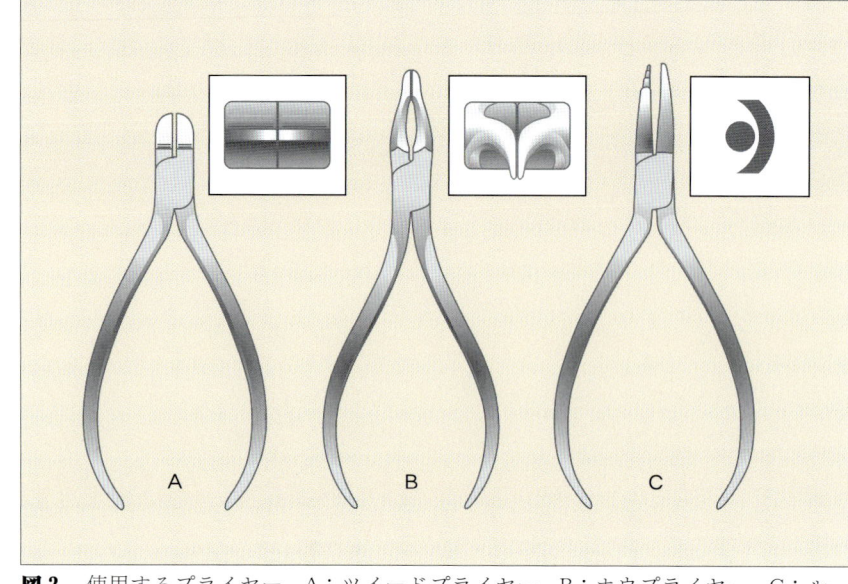

図2 使用するプライヤー．A：ツイードプライヤー，B：ホウプライヤー，C：ループフォーミングプライヤー．

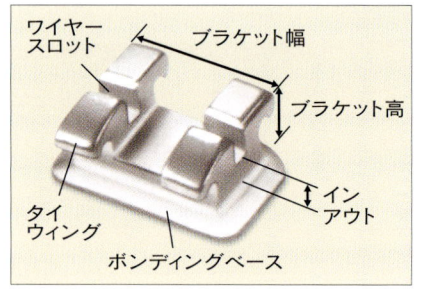

図3 ブラケットと各部名称．

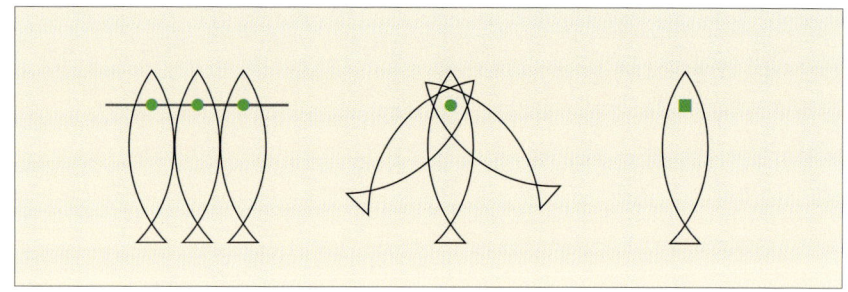

図4

　PIFO で用いる U‐Arch(ユーティリティアーチ)の役割は，
①大臼歯のデローテーション(delotation：ローテーションの解除)によるスペース確保
②上下前歯部の歯軸のコントロール　　　　　　　　　　　　　　　　歯軸のコントロール
③顎間ゴムによるさらなる顎位のコントロール　　　　　　　　　　　顎位のコントロール
④クロスゴムなどによる正中のコントロール　　　　　　　　　　　　正中のコントロール
である．

1) U‐Arch の前準備

　U‐Arch に使うワイヤーは0.016×0.016 inch の角のエルジロイワイ　　エルジロイワイヤー
ヤーで，プライヤーは3種類を用いている(**図1**, **2**)．

(1) 角ワイヤーを使う理由

　ブラケットには四角いスロットが付いている(**図3**)．ここに丸ワイ　　スロット
ヤーを入れても回転してしまうため，歯軸をコントロールすることはで

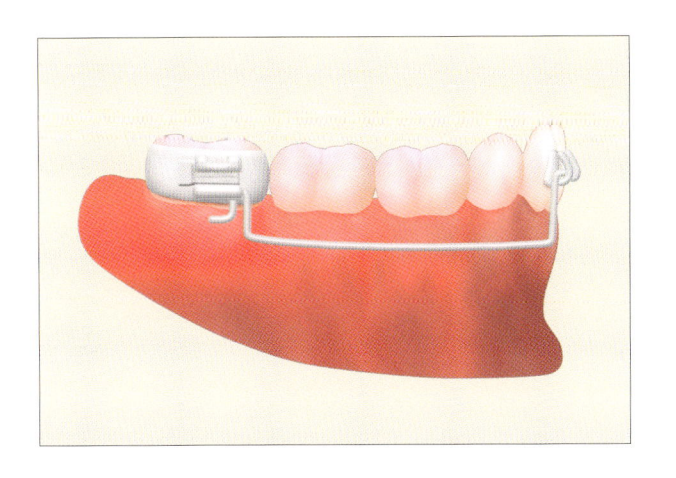

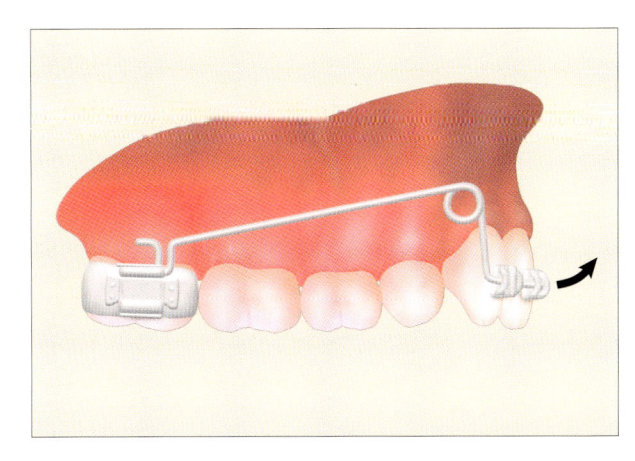

図 5 ｜ 図 6
図 7

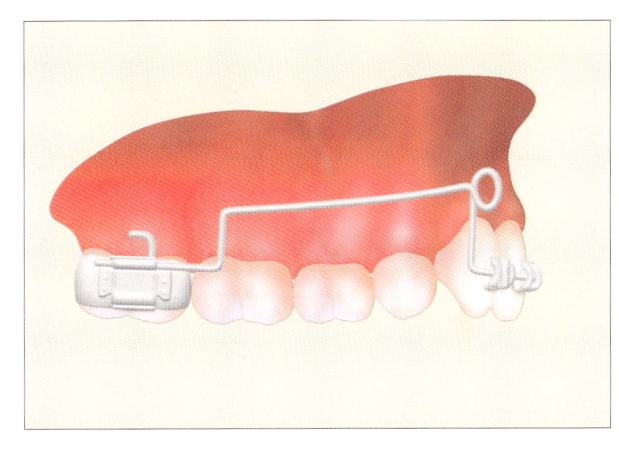

図 5　Basic U‑Arch.
図 6　Protruction U‑Arch.
図 7　Retraction U‑Arch.

きない．すなわち，**図4**のように，メザシに丸い串を通しても尾はバラバラになるが，角の串をメザシに刺すと尾までまっすぐに揃うことを考えてみるとわかりやすい．

　U‑Arch の治療では，まず上下2－2を歯軸まで揃えることから始める．そして上下，左右の6－3・3－6，つまり4つのユニットでも同様の考え方で治療する．全体では，6つのユニットからなるそれぞれの部分をしっかり治療することが重要である．

6つのユニット

（2）U‑Arch のデザイン

Basic U‑Arch　　① Basic U‑Arch（**図5**）
Protruction U‑Arch　　② Protruction U‑Arch（**図6**）
Retraction U‑Arch　　③ Retraction U‑Arch（**図7**）
　以上の3種類のそれぞれの目的は，
大臼歯の位置を保定　　①大臼歯の位置を保定する
前歯部を前方へ誘導　　②前歯部を前方へ誘導する（**図9**）
前歯部を後方へ誘導　　③前歯部を後方へ誘導する
である．ケースによっては上下顎にそれぞれ目的に合ったデザインを選ぶ（**図11**）．
　Basic U‑Arch はもっともよく使うデザインである．永久歯列の矯正

133

U-arch の役割と使い方

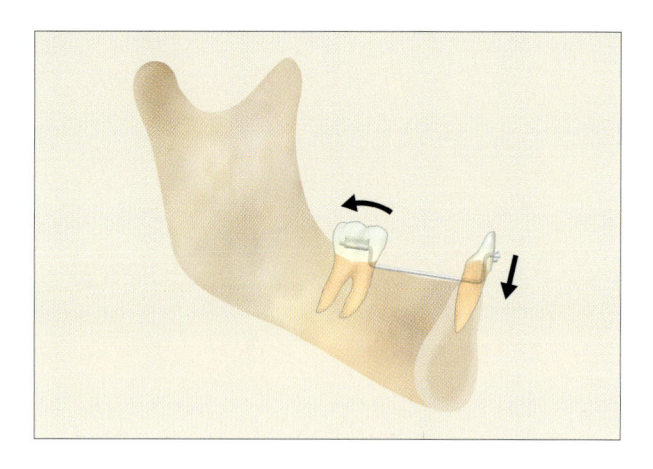

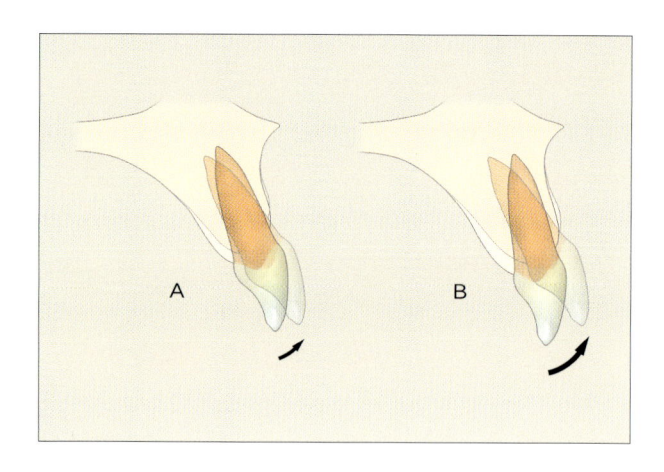

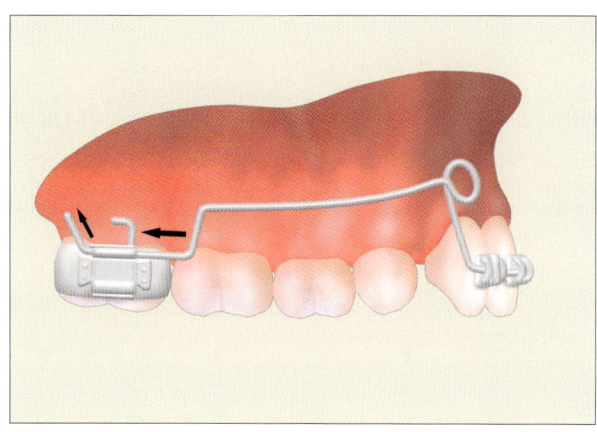

図8 図9
図10

図8 Basic U‐Arch は，大臼歯をやや後方へ傾斜させ，前歯を圧下する．
図9 Protraction U‐Arch は，前歯を前方へ傾斜させる．
図10 Retraction U‐Arch は，前歯を後方へ傾斜させる．

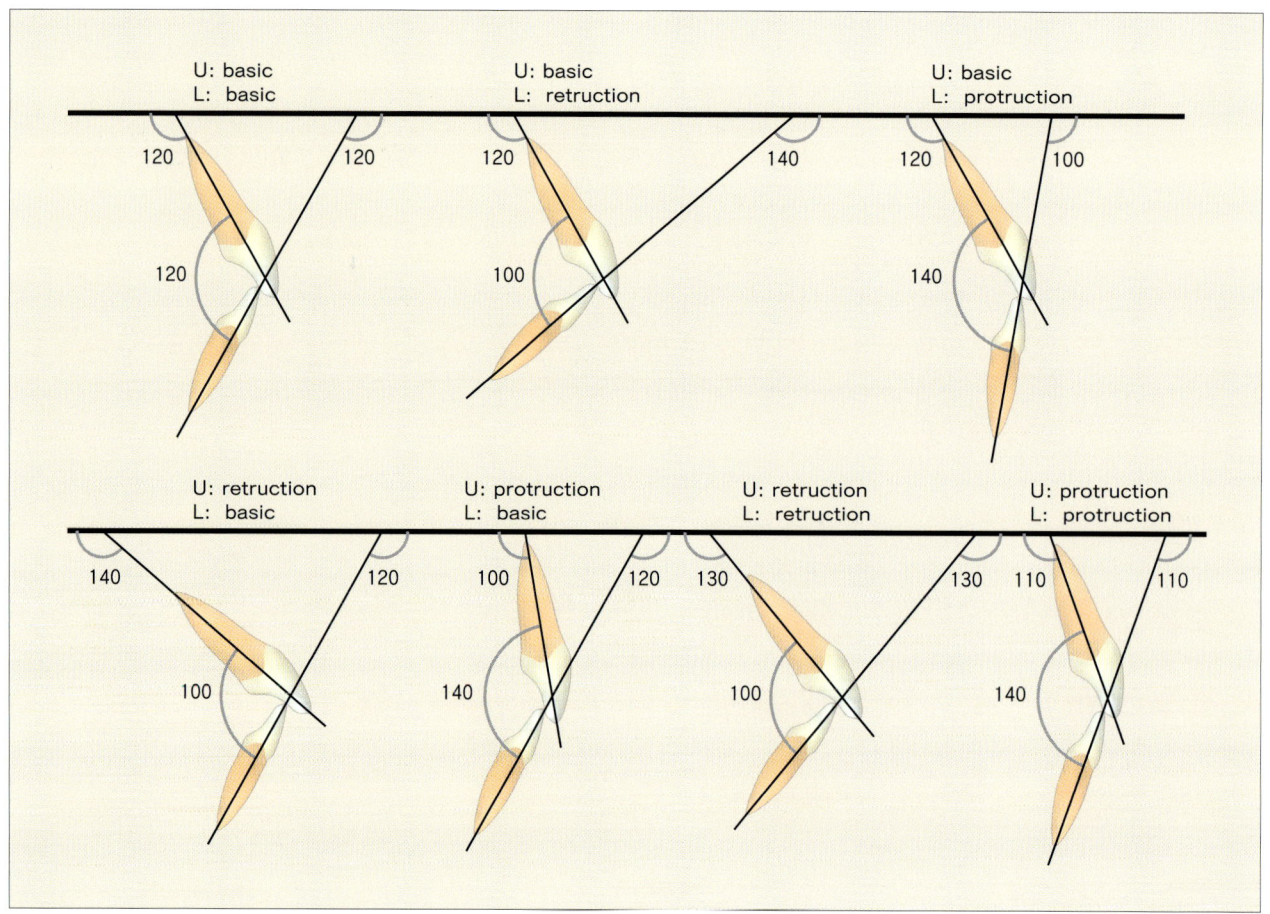

図11 さまざまな U‐Arch の組み合わせ．

134

図12

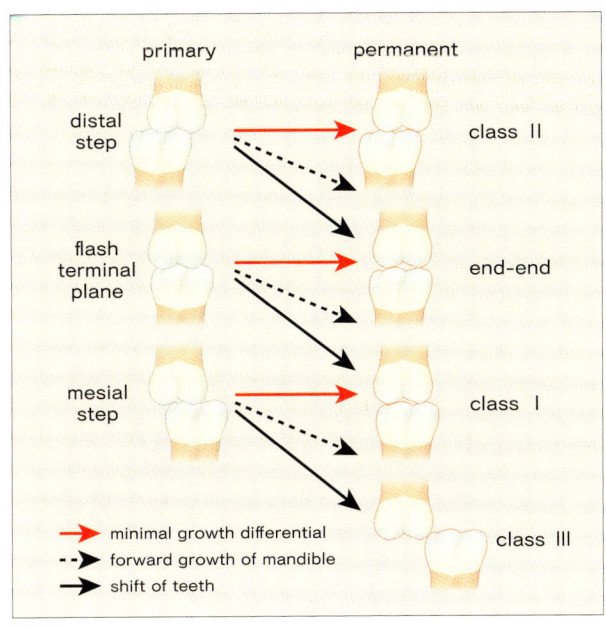

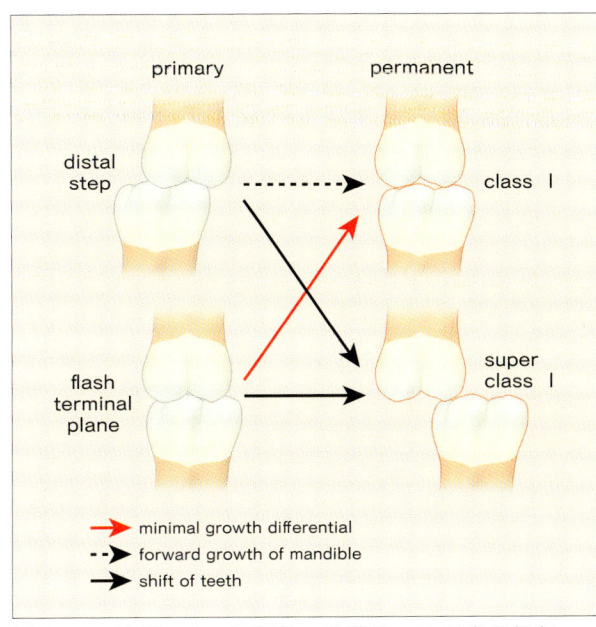

図13 FA治療による下顎位の改善後の大臼歯関係（Super Class Ⅰ）．

ブラケット，ワイヤー

治療と違って，まだ乳歯列である側方歯群をパスしたかたちになっている．このようなデザインになった理由は，
①大臼歯を効率よくコントロールしたい
②前歯の歯軸を効率よくコントロールしたい
③ブラケットの付かない側方歯群部分でワイヤーがたわんで歯肉や粘膜を傷つけないように段差を付けたい
などである．

2）大臼歯の位置による分類からPIFOの分類への変換

図12に示したのは，乳歯列の第二乳臼歯の近遠心関係の違いからどのような大臼歯関係が生ずるかを分類したものである．

PIFOでは，いきなりU‐Archを使用するのではなく，その前にさまざまなFAを用いて上下顎骨の位置関係を改善する．そのため，**図12**のような図式が当てはまらない．その特徴をⅡ級とⅢ級のケースに分けて解説する．

（1）ⅡB，ⅡCのケース（Bionator，Bimlerに続くU‐Archの治療）

セファロ分析の結果に従い，BionatorやBimlerで下顎をより前方へ誘導したケースの後で行うU‐Arch治療には特別な役割がある．こうすることでフェイズⅢの「歯の矯正」を行うときには，すでに上下顎骨の関係は改善されて骨格性オーバージェットは0〜10の範囲に入っていることが狙いである．それを大臼歯関係でみると，すでにⅡ級関係は改善

フェイズⅢ

135

されてⅠ級関係に，場合によってはⅠ級とⅢ級の中間（Super ClassⅠ）になっているはずである（**図13**）．

PIFOでのU‑Archによる治療は，この状態から始まることが1つの特徴である．

（2）ⅢA，ⅢB，ⅢCのケース（MUH，Facial Maskに続くU‑Arch治療）

MUHやFacial Maskで上顎骨の発育促進や前方牽引をした後でのU‑Arch治療には，特別な役割がある．それは，
①上顎では，犬歯のスペース確保のための歯列弓の増大
②下顎では，大臼歯の前方傾斜の防止またはわずかな後方移動
である．

3）ローテーションの解除

PIFOにおけるU‑Archの重要な役割の1つが大臼歯のデローテーションである．これにはつぎのような目的がある．
①まだ萌出していない側方歯群のスペースを確保する．
②まだ萌出していない側方歯群の萌出方向を改善する．
③上下の大臼歯の咬合関係を改善し，ガイドとしての役割を向上させる．

さまざまな理由で，上顎の大臼歯が近心へローテーションしてしまった場合は，犬歯の埋伏の危険性があり，それを防がなくてはならない．そのためには大臼歯のローテーションの解除が必要となる．臨床的に大臼歯のローテーションの解除を行う方法は2つある．
①**図14～16**のケースのようにU‑Archで行う．
②リップバンパーを使用して行う．

4）2つの方法の使い分け方

U‑Archで行うためには，4前歯がレベリングされていなくてはならない．これを実行するときには，必ず上顎犬歯と側切歯の根尖の位置関係を確認することが重要である．つまり側切歯をアップライトして犬歯の歯冠に接触しないかどうかを確認しなければならない．

上顎骨の前方部が小さい（small anterior section）場合には，**図14**のように側切歯の歯根が犬歯の歯冠に近接していてアップライトができないケースがある．たとえば，**図14**のような状態でレベリングしてしまうと，側切歯の歯根が犬歯に当たってしまい，歯根吸収を起こしてしまうことがあるので危険である．このようなケースでは，犬歯が安全な位置に移動したことを確認してから，4前歯をレベリングしてU‑Archへ移行するのがよい（**図15, 16**）．このケースではU-Archを用いたが，ケースによっては，時間の経過によって犬歯の埋伏の可能性が高まってしまうため，前歯のレベリングを待てないことがある．こうしたケースに有効なのがリップバンパーである（**図16**）．

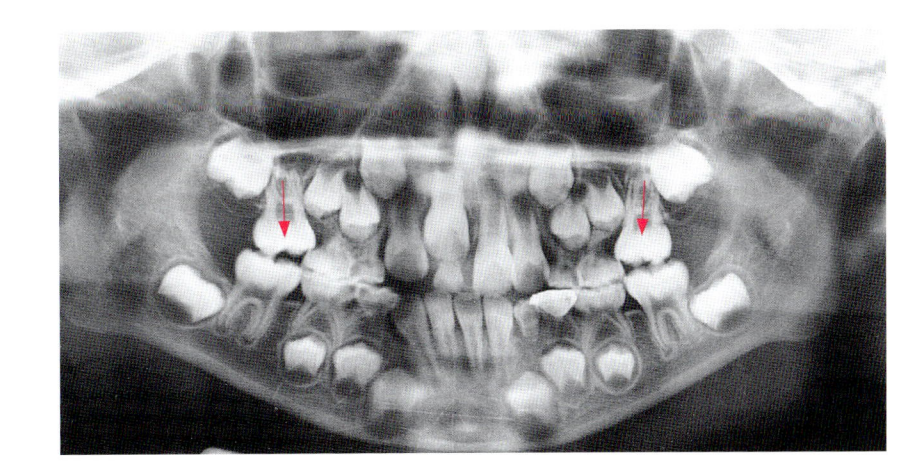

図14

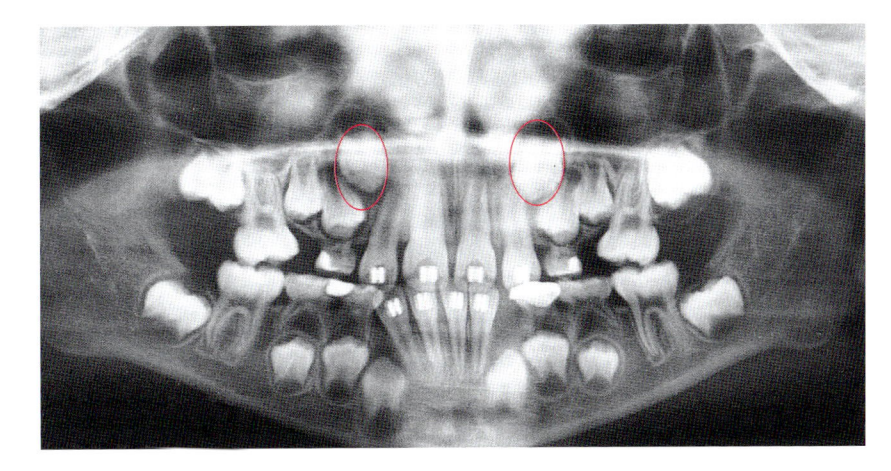

図15

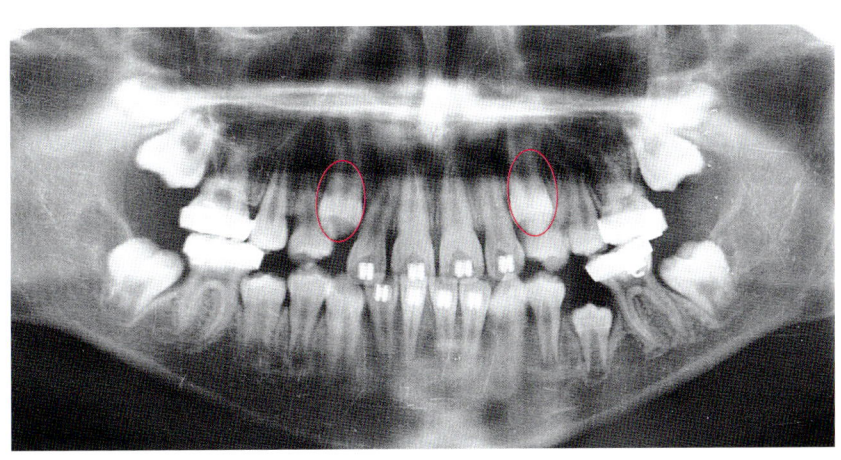

図16

137

2. リップバンパーの使い方

図1, **2**はリップバンパー本体とリップバンパーを口腔内に装着したところである．装着されているのはKorn(コーン)のリップバンパーで，着脱せずに1日24時間装着できるように工夫してある．Kornのリップバンパーの特徴として，

①使われている金属が弾力性に富んでいる
②リップに接触する部分の面積が広い
③アクティベートが楽にできる
④そのため，装着時間を長くできる（1日24時間装着できる）

などがあげられる．

図3, **4**のように大臼歯につけたチューブに入る部分にtoe in(トーイン：内側に曲げる)を入れて使用する．これによってローテーションを解除する力が発揮される．また，こうすることでリップバンパーが離脱しにくくなる．こうした調整もKornのリップバンパーのもつ弾力性が役に立っている．

リップバンパーの位置は**図2**のようにその下縁が歯頚部くらいで，笑うとみえるくらいに調節する．さらに，歯肉や粘膜に当たらないように調節する．もしも上口唇の粘膜に圧痕がはっきりと付くようならば，少し調整して長さを縮小する(**図5**)．その調整は，大臼歯のチューブに入る部分の前にあるループで行う．ここを伸ばしたり，縮めたりすることで長さの調節が可能である．

このようにリップバンパーは上口唇の力を利用する機能矯正装置である．そのため，前歯部に叢生があろうと，萌出していない歯があろうと，問題なく使用できる点で適応範囲の広い装置である．この点がU-Archとは異なる利点である．

大臼歯の近心への萌出によって犬歯の埋伏の可能性が高いようなケースでは，このリップバンパーが活躍する．ケースによっては，上下顎骨の位置関係のコントロールの前に，こうしたイントラアーチの問題を先に行う場合もある．

1) リップバンパーの臨床応用

本症例は，McNamaraの分析でA点の位置は－4.4であり，骨格的分類ではBRのケースである．特徴的なことは，BRであるにもかかわらず，骨格性オーバージェットも10あり，下顎骨は後退している上顎骨よりさらに1cmも後退している点である(**図6**)．

基本的な治療方針は，まずBRをⅡBにすることである．Facial Maskによる前方牽引が必要と思われるが，このケースではすぐにその処置を実行できない．なぜならば，パノラマエックス線写真でみると，右側の大臼歯が近心へ著しくローテーションしているため，上顎右側犬歯の歯冠が上顎右側側切歯の根尖に接近しているからである．もし，この状態

McNamaraの分析，骨格的分類

骨格性オーバージェット

図1 | 図2

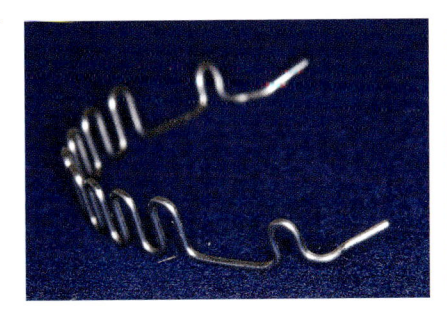

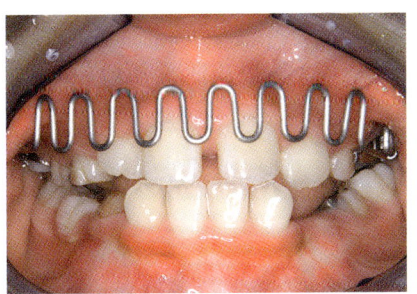

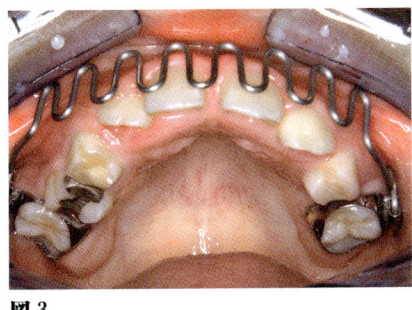

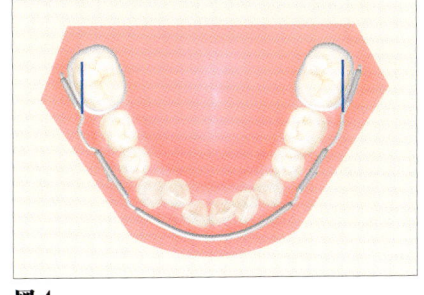

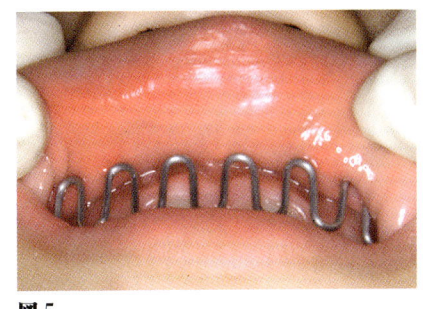

図3　図4　図5

ローテーションの解除，derotation，デローテション

レベリング

戦略的抜歯

のままでFacial Maskを使用すると，犬歯の埋伏を防ぐことができない可能性がある．

そこで，まず犬歯の埋伏を予防する対策をたてなくてはならない．そのためには右側第一大臼歯のローテーションの解除(derotation：デローテション)が必要となる．上顎前歯は前述のように側切歯の根尖が犬歯の歯冠に接近している状態であり，レベリングをすると根の吸収を起こしてしまう可能性がある．こうした場合に活躍するのが，リップバンパーである．

図7は初診時のパノラマエックス線写真である．**図8**はリップバンパー使用開始後5か月である．**図9**はリップバンパー使用開始後12か月で，すでに上顎の左右D／Dを戦略的に抜歯している．上顎犬歯は左右とも位置が改善し，前歯のレベリングを開始できる状態になっている．

このように，リップバンパーによるスペースコントロールを必要とするケースはBRでは少なくない．

2) 通常の固定用装置との併用

図10のように，通常の固定式装置と併用も可能である．そして，リップバンパーの位置は，**図11**に示すように，その下縁が歯頸部にくるように調節する．この位置では，普段，口唇を閉じているときにはリップバンパーはみえないはずである(**図12**)．この位置がもっとも効果的である．

U-arch の役割と使い方

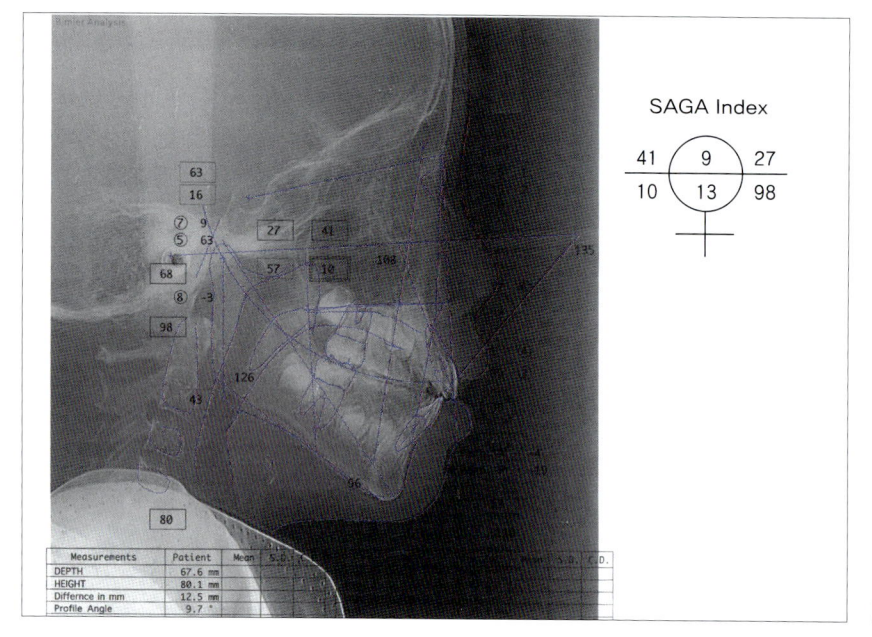

図6

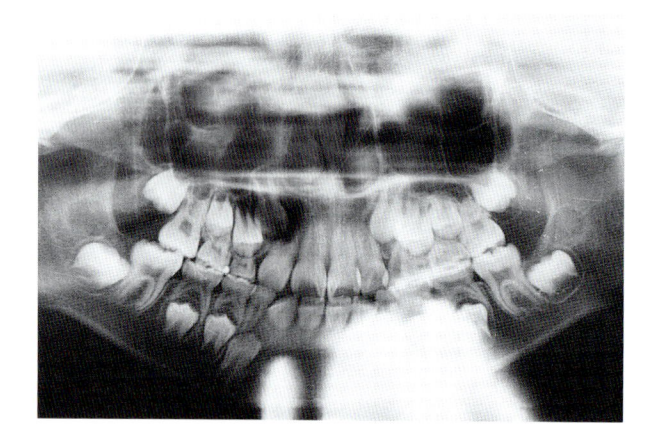

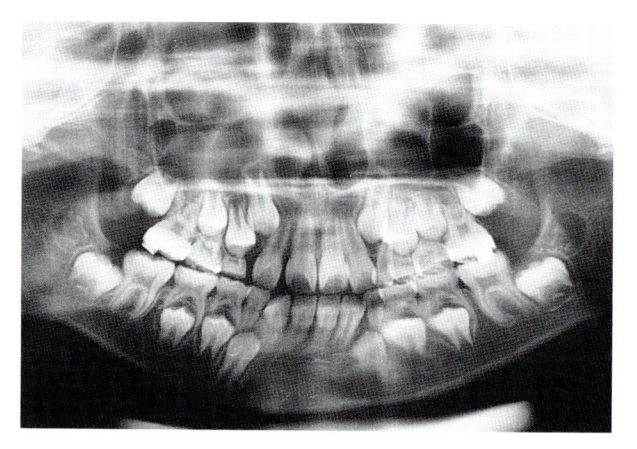

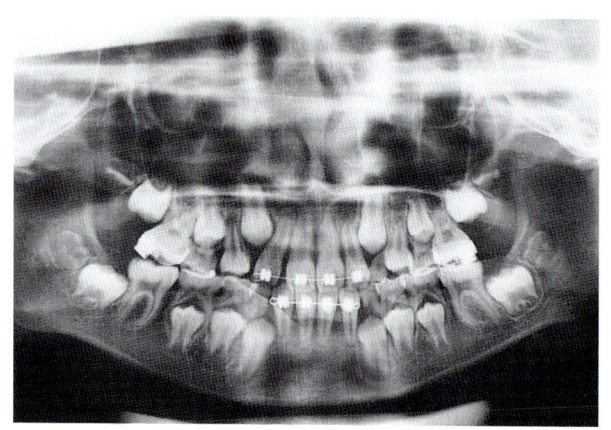

図7 | 図8
図9

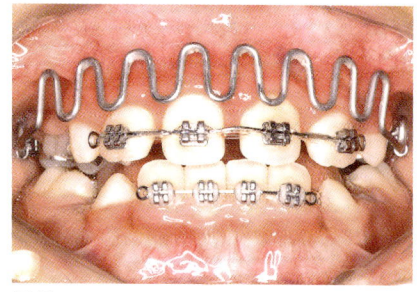

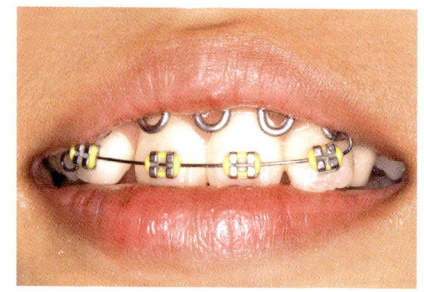

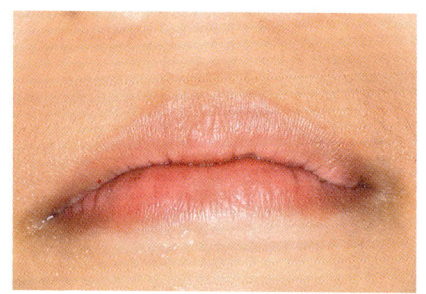

図10　　図11　　図12

CHAPTER

8

コラム＆付録

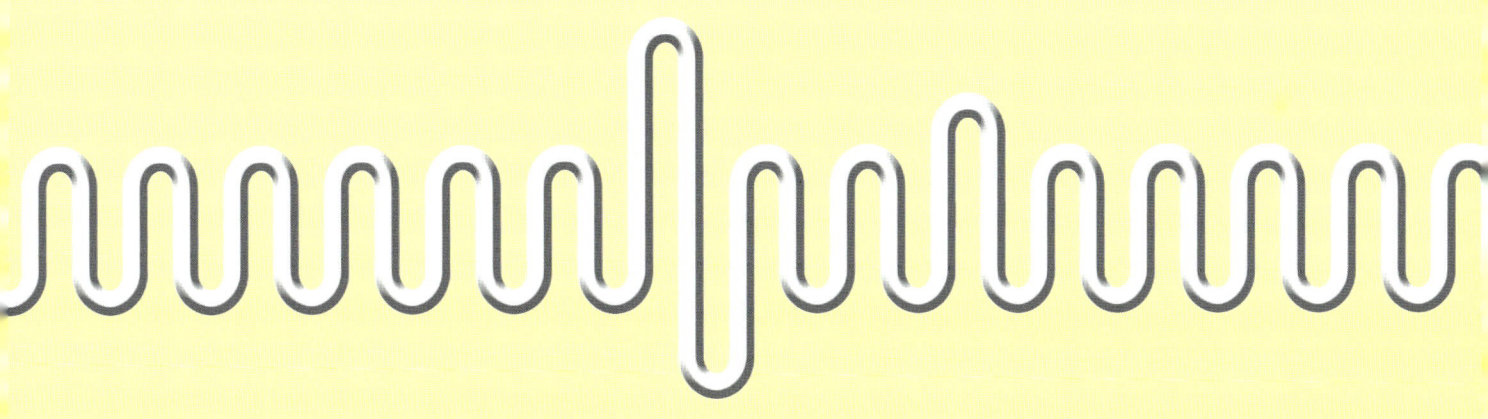

コラム＆付録

LOHAS な矯正治療を

　LOHAS (Lifestyle of Health and Sustainability) という言葉は，健康や持続可能性を重視するライフスタイルを意味する造語である．これをもじって使うと，PIFO とは Orthodontics of Health and Sustainability (OOHAS)，つまり，健康で持続可能な咬合にする矯正治療ということになる．その実現のためには，顎骨の位置関係の改善を優先して咬合を安定させ，歯を動かすことによっての改善を可能な限り少なくし，固定式装置による治療期間を減らして後戻りを最小限にするような工夫が必要である．

　FA 使用中にも歯は動かすことができる．これまでに考えられていた「効果的な歯の移動」のメカニズムとは，「弱い継続的な力」によるものであった．その臨床的な応用のために「超弾性」をもつワイヤーが各社で開発されている．しかし，「弱い継続的な力」よりもっと組織にやさしい力は「断続的な力」であることがヨーロッパ矯正学会で発表された．この「断続的な力」こそ，FA による力である．患者の咬む力は装置を介して顎骨に伝えられる．もちろん FA に接触している歯にも伝えられる．しかし，その力は，患者が咬んだときのみに発揮され，つぎの瞬間には解除されるのである．

　これを組織学的にとらえると，歯の周囲の歯根膜は継続的に圧迫されることがないため，血流が滞ることがない．つまり破骨細胞 (osteoclast) がでることがないのである．だから患者はまったく痛みを感じないのに歯は動く．そればかりか，FA で動かした歯は大変安定性がよい．つまり後戻りしにくい．こうした PIFO の特性を十分に発揮していくためにも早期診断は重要である．

LOHAS

持続可能性

LOHAS な矯正治療を！

- Lifestyles of Health and Sustainability
- 米国の社会学者ポール・レイ氏と心理学者シェリー・アンダーソン氏が提唱した造語
- 「健康や持続可能性を重視するライフスタイル」をいう
- PIFO とはいい換えれば "OOHAS" といえる

早期矯正に関する声明(ドイツ矯正学会：1996年1月)抜粋

　乳歯列における矯正学的評価は，一般的に明確な骨格的な不調和のある場合に適応となる．それはその不調和が増進する性質であったり，成長の阻害につながり，後期の治療が困難あるいは不可能にさえなるような場合である．これは予防的な方法のみでは影響を与えられないような異常にとくに適応である(乳歯の歯ぎしりや悪習癖や機能異常の抑制など)．

　以下の異常は適応に含まれる．
①下顎前突症．
②下顎後退症：上下が咬合しない著しく大きなオーバージェット，そして口唇閉鎖不全．
③側方クロスバイト：上顎骨の発育を阻害するリスクのあるもの．
④めだった側方または前方の強制咬合：骨格的な適応や成長阻害のリスクのあるもの．
⑤著しい前歯部オープンバイト．
⑥外傷由来の顎の異常(骨折に由来するものなど)．
⑦口唇・口蓋裂およびその他のシンドローム(Morbus Down, Pierrel Robin Syndrome, その他)．

　乳歯列における治療実施についての評価は，面倒なく印象が採れ，十分治療に協力できるとみなされる年齢より始めるのがよい．多くの場合は4歳以降である．

コラム＆付録

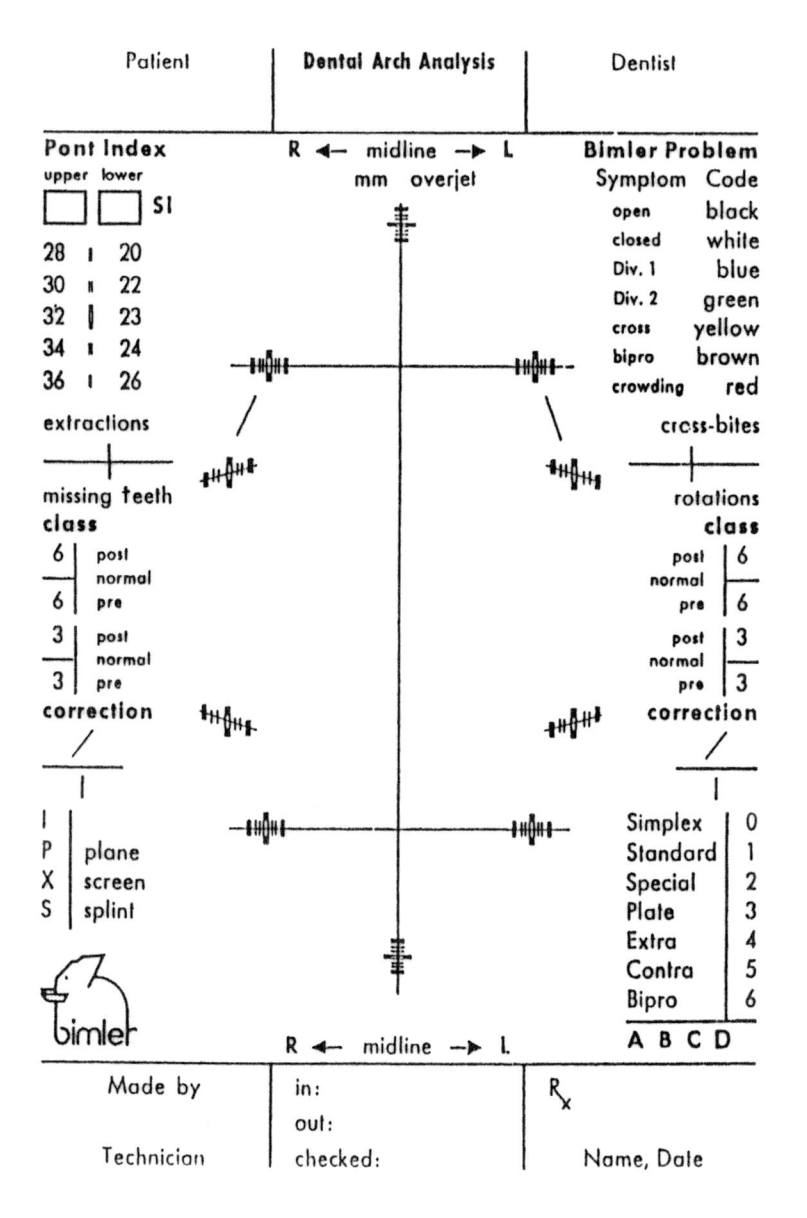

Dental Arch Analysis

Patient | Dentist

Pont Index
upper lower
☐ ☐ SI
28 | 20
30 | 22
32 | 23
34 | 24
36 | 26

extractions
_____
missing teeth
class
6 | post
__| normal
6 | pre

3 | post
__| normal
3 | pre

correction
_____
|

I P | plane
X | screen
S | splint

bimler

R ← midline → L
mm overjet

Bimler Problem
Symptom Code
open   black
closed   white
Div. 1   blue
Div. 2   green
cross   yellow
bipro   brown
crowding red

cross-bites
_____
rotations
class
         post | 6
       normal |
         pre | 6

         post | 3
       normal |
         pre | 3

correction
_____
|

Simplex 0
Standard 1
Special 2
Plate   3
Extra   4
Contra   5
Bipro   6
A B C D

R ← midline → L

Made by | in: | Rx
        | out: |
Technician | checked: | Name, Date

144

CHAPTER 8

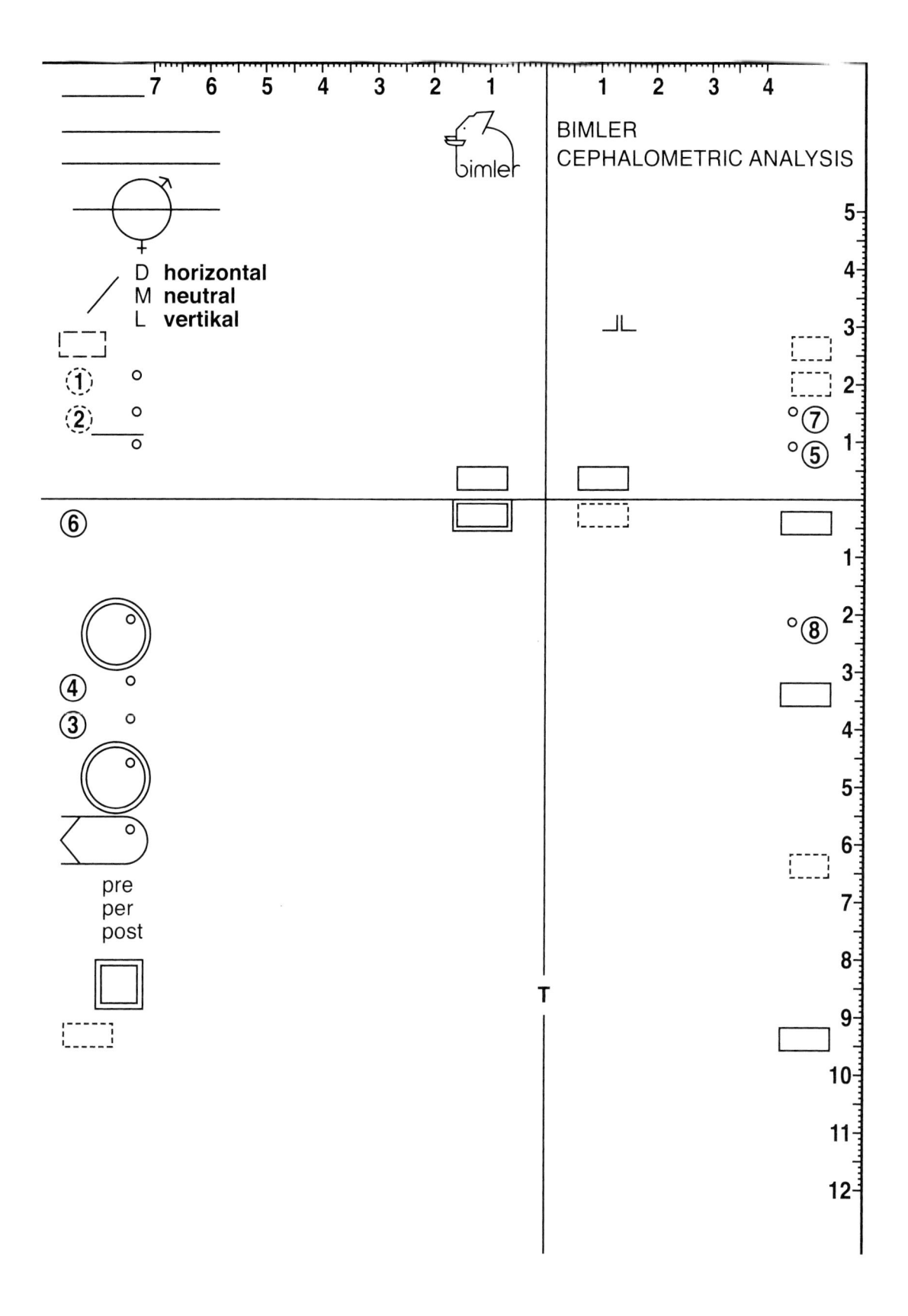

BIMLER
CEPHALOMETRIC ANALYSIS

D horizontal
M neutral
L vertikal

① ②
③ ④
⑤ ⑦
⑥ ⑧

pre
per
post

T

BIMLER STOMATOPEDIC TREATMENT SHEET

Name of Patient _____ Age _____ Date of Birth _____ Start _____ Dentist _____ Case No. _____

Diagnosis:

Therapy:
Upper:

Lower:

Bite:

Prognosis:

Dental Arch Analysis

Dental Arch Development

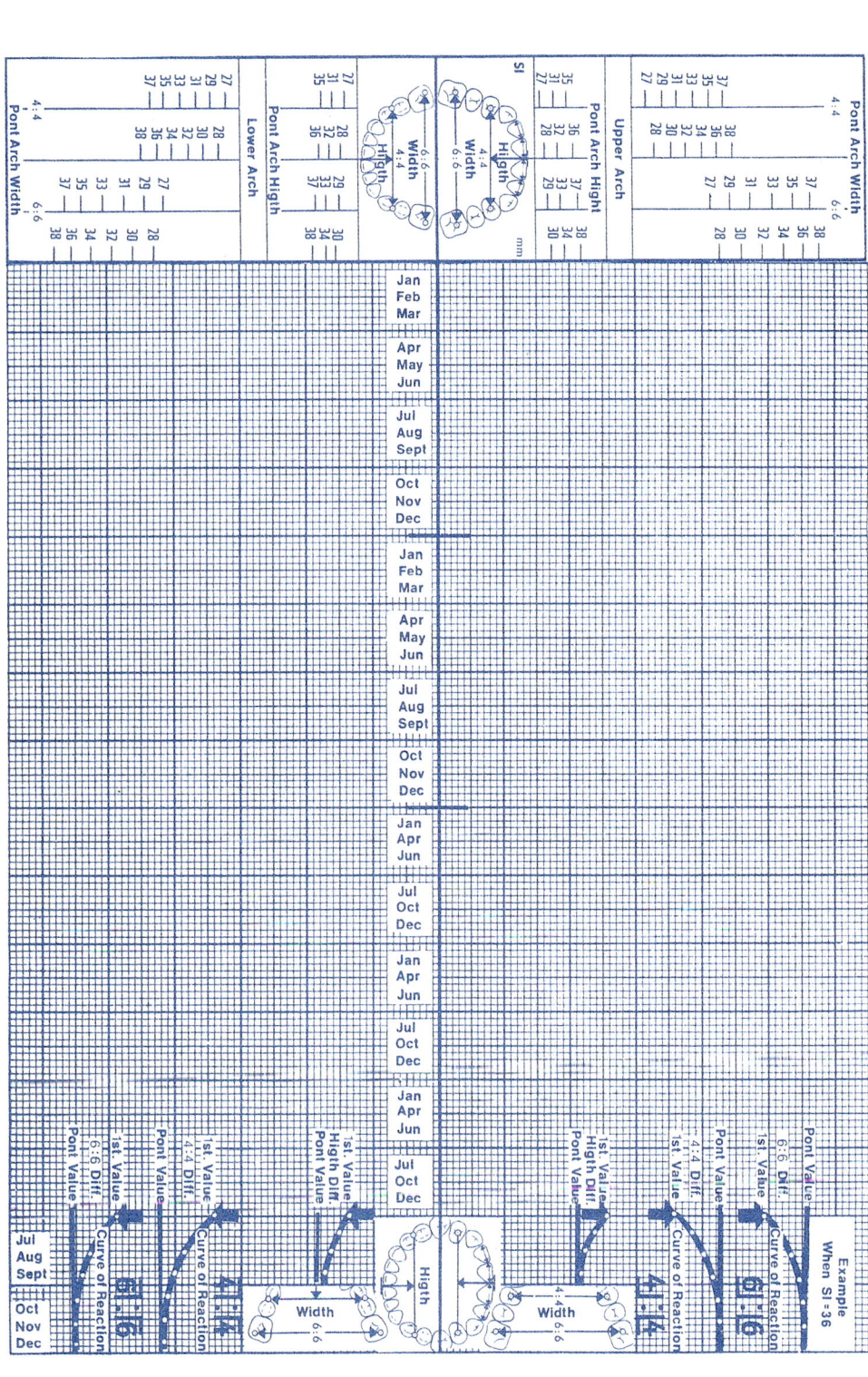

Structure

Appliance Prescription

Individual Reaction Curve

© 1967 Bimler Lab. Wiesbaden

あとがき

　この本を書くにあたり，自分がセミナーで紹介したたくさんの Power Point のデータを見直した．それにたくさんの文献をも見直した．そして，すでに権威として認められていて当たり前と思われているさまざまな考え方や手法に自分がまったくとらわれていないと感じた．

　筆者は大学院を米国のボストンで学んだが，その保守的な考え方にも手法にも賛同できなかった．しかし，その留学体験は後に Dr. Stockfish や Dr. Bimler との出会いには不可欠なものであったと思われる．それは英語というコミュニケーションの手段を与えてくれただけでなく，米国的な考え方とヨーロッパ的な考え方の違いをより明確にとらえることを助けてくれたといえる．

　現在も，筆者のなかで，日本的な考え方と米国的な考え方，ヨーロッパ的な考え方が互いにぶつかり合っている．筆者の立場では，誰がいったからとか，多くの先生が採用しているからということでなく，今，眼の前にいる1人の患者にとって何がもっともよい選択であるかという点から治療法を選択することを心掛けている．

　筆者にとってつぎのサン・テグジュペリの言葉がこの本を書く支えとなった．

「建築成った伽藍内の堂主や貸椅子係の職につこうと考えるような人間は，すでにその瞬間から敗北者であると．それに反して，何人であれ，その胸中に建造すべき伽藍を抱いている者は，すでに勝者なのである」

（『戦う操縦士』堀口大学訳）

　はたして筆者の建造途中の伽藍はどれほど読者の参考になったであろうか．

2007年12月

岩附　勝

謝辞

　この本を執筆してみてあらためて感じたことは，筆者がいかに幸運に恵まれたかということであった．この本を書いたのは筆者であるが，ここに至るまでに実に多くの先生から受けた教えが役立っている．

　まず，ボストンでは小児歯科医であり矯正歯科医でもあって，障害をもつ子どもたちの矯正治療に積極的にかかわっていた Chairman の Dr. J Kapala とともに臨床を体験できたことが幸運であった．この体験から障害をもつ子どもたちとそのご両親にとって，矯正治療が単なる歯列の改善の問題ではなく，健常者に混じって社会生活を送るための重要な要素の1つであることも学んだ．

　ドイツでは従軍体験もある医師であり矯正歯科医でもあった Dr. PH Bimler から，彼の50年にわたる臨床経験の一部を直接学ぶことができた．もし先生が86歳まで長生きしてくださらなければ，このチャンスはなかった．旧東ドイツからの難民としてフランクフルトへ逃げ延びた体験のある Dr. Bimler にとっても，矯正治療は単なる審美の問題ではなかった．とくに呼吸との関連を示唆していただいたこと，そしてあの Bimler システムを学んだことは筆者の臨床を大きく変えた．

　そしてもう1人，先年他界された Dr. TM Graber である．筆者の本に推薦状を書いてくださることになっていったのに，筆者の執筆が遅れたために実現できなかったことが残念である．先生からは顎関節症についてのさまざまな資料とインストラクションをいただいているのに，まだそれを活かしていないので，近い将来本格的に取り組みたいと考えている．

　すでに Dr. Bimler，Dr. Graber は鬼籍に入られてしまってはいるが，機会をみてお墓参りに行きたいと思う．その際はもちろんこの本を持参したい．ボストンへ行く機会があれば，Dr. Kapala が卒業祝いのパーティを開いて下さった，ボストン郊外の大きな裏庭のあるご自宅におじゃまして，この本を手渡したいと思っている．日本語はわからない先生であるが，写真や図で先生が筆者に教えてくださったことが活かされていることはわかっていただけると思う．

　最後にいつも忙しがっている筆者を支えてくれた妻と，父親としては十分な時間をともにすごすことができなかったことを我慢してくれた2人の娘，それに多くのアドバイスをくれた Bimler 先生の愛娘 Barbara に心から感謝します．

　また，写真やエックス線写真，その他のデータの整理をしてくたクオリアのスタッフたちにも心から感謝いたします．

参考文献

パノラマ分析

1. Van der Linden FPGM. Development of The Human Dentition An Atlas. Medical department Harper & Row Publishers, 1976.

2. Van der Linden FPGMVD. Problems and Procedures in Dentofacial Orthopedics. Chicago : Quintessence, 1990.

セファロ分析

3. 宮下邦彦. X線解剖とセファロ分析法. 東京：クインテッセンス出版, 1986.

4. Bimler HP. The Bimler appliance. In : Graber TM and Neumann B. Removable Orthodontic appliances. Philadelphia : WB Saunders Co, 1977.

5. 根津浩, 永田賢司, 吉田恭彦, 菊池誠. バイオプログッレッシブ診断学. 東京：ロッキーマウンテンモリタ, 1984.

6. Jefferson Y. Skeletal Types : key to unraveling the mystery of facial beauty and its biologic significance. JGO 1996；7（6）：7-25.

7. Subtelny JDS. Early Orthodontic Treatment. Chicago : Quintessence, 2000.

歯列分析

8. McNeill C. Science and Practice of Occlusion. Chicago : Quintessence, 1997.

Bionator

9. Graber TM, Neuman B. Removable Orthodontic Appliances. 2 nd ed. Philadelphia : WB Saunders Co, 1984.

10. Spahl TJ. The Clinical Management of Basic Maxillofacial Orthopedic Appliances. Vol1. Summit Publishers, 1987.

11. Shen G, Zhao Z, Kauluarachchi K, Rabie AB. Expression of type X collagen and capillary endothelium in condylar cartilage during osteogenic transition － a comparison between adaptive remodeling and natural growth. European Journal of Orthodontics 2006；28（3）：210-240.

12. Voudouris JC, Woodside DG, Altuna G, Angelopoulos G, Bourque PJ, Lacouture Y. Condyle-fossa modification and muscle interactions during Herbst treatment. Part 2. Am J Orthod Dentofacial Orthop 2003；124：13-20.

Bimler

13. Stockfisch H. The Principles and Practice of Dentofacial Orthopedics. Chicago : Quintessence, 1995.

MUW

14. 柳沢宗光. 第一大臼歯の垂直的咬合誘導（1）. Dental Executive 1986；5：98-103.

15. 柳沢宗光. 第一大臼歯の垂直的咬合誘導（2）. Dental Executive 1986；6：105-111.

16. 柳沢宗光. 第一大臼歯の垂直的咬合誘導（3）. Dental Executive 1986；8：81-86.

17. 柳沢宗光. 第一大臼歯の垂直的咬合誘導（4）. Dental Executive 1986；9：75-83.

18. Van der Linden FPGMVD. Facial Growth and Facial Orthopedics. Chicago : Quintessence, 1986.

U-Arch

19. Ricketts RM. Orthodontic Treatment in the Growing Patient. American Institute for Bioprogressive Education, 1999.

20. 中島栄一郎, 他. 新臨床矯正マニュアル. 東京：クインテッセンス出版, 1993.

FMT

21. Vaughn GA, Mason B, Moon HB, Turley PK. The effects of maxillary protraction therapy with or without rapid palatal expansion : A prospective, randomized clinical trial. Am J Orthod Dentofacial Orthop 2005 ; 128 : 299-309.
22. Kokich VG, Shapiro PA, Oswald R, Koskinen-Moffett L, Clarren SK. Ankylosed teeth as abutments for maxillary protraction : A case report. Am J Orthod Dentofacial Orthop 2005 ; 88 : 303-307.
23. Cozza P, Marino A, Mucedero M. An orthopaedic approach to the treatment of Class III malocclusions in the early mixed dentition. European Journal of Orthodontics 2004 ; l26(2) : 191-199.
24. Itoh T, Chaconas SJ, Caputo AA, Matyas J. Photoelastic effects of maxillary protraction on the craniofacial complex. Am J Orthod Dentofacial Orthop 1985 ; 88 : 117-124.
25. Enlow DH. Handbook of Facial Growth. Philadelphia : WB Saunders Co, 1982.

小外科手術

26. Pogrel MA. The surgical uprighting of mandibular second molars. Am J Orthod Dentofacial Orthop 1995 ; 108 : 180-183.

犬歯の埋伏

27. Ciarlantini R, Melson B. Maxillary tooth transposition : Correct or accept? Am J Orthod Dentofacial Orthop 2007 ; 132 : 385-394.
28. 大田義之, 山本学, 川本達雄, 監修. 埋伏歯の臨床. 東京：医歯薬出版, 1998.
29. Bishara SE. Impacted maxillary canines : review. Am J Orthod Dentofacial Orthop 1992 ; 101 : 159-171.

咬合の安定性

30. 岩附勝. 時間軸を考えた咬合治療の実践(1). the Quintessence 1997 ; 16(6) : 151-162.
31. 岩附勝. 時間軸を考えた咬合治療の実践(2). the Quintessence 1997 ; 16(7) : 139-150.
32. 岩附勝. 本格矯正の前のファンクショナル・アプライアンス治療. the Quintessence 2000 ; 19(2) : 153-159.
33. Lee RB. In : Rufennacht CR. Fundamentals of Esthetics. Chicago : Quintessence, 1990.

呼吸

34. Patti A, D'Arc GP. Early Orthodontic Treatment. Chicago : Quintessence, 2005.
35. Zettergren-Wijk L, Fosberg CM, Aronson SL. Changes in dentofacial morphology after adeno/tonsillectomy in young children with obstructive sleep apnoea-a 5-years follow-up study. European Journal of Orthodontics 2006 ; 28 : 319-326.

成長評価

36. 倉智敬一, 田間恵實子. 目でみる分娩取扱いの実際. 東京：医学書院, 1983.

osteoclast

37. Iida J, Warita H, Nakagawa N, Soma K. White blood cell movement changes in post-capillary venule during intermittent continuous compressions. Harvard Society for Advancement of Orthodontics 1996 : 189-194.
38. Noxon SJ, King GJ, Gu G, Huang G. Osteoclast clearance from periodontal tissue during orthodontics tooth movement. Am J Orthod Dentofacial Orthop 2001 ; 120 : 466-476.

etc

39. 岩附勝. Bimler 装置の臨床例とその長期フォローアップ. In：伊藤学而，花田晃治，編. the Quintessence 別冊／矯正 YEAR BOOK 2000 2000：211-219.

40. 岩附勝. ドイツにおける予防・抑制矯正の現状. the Quintessence 1998；18(11)：129-131.

41. McNamara JA Jr. Orthodontic and Orthopedic Treatment in the Mixed Dentition. Needhan Press, 1993.

42. Deutsche Gesellschaft fur Kieferorthopadie : Statement Regarding Early Orthodontic Treatment. J of Orofac Orthop 1996；57：15.

43. Van der Linden FPGMVD. Orthodontic Concepts and Strategies. Chicago : Quintessence, 2004.

44. Van der Linden FPGM. Development of The Human Dentition An Atlas. Medical department Harper & Row, Publishers, 1976.

索引

あ

アーチの高さ	59
アクチベーター	16
アクリリックスプリント	18
アップライト	136
アデノイド	103, 126
アピカーレ	47
アプガースコア	129
アレルギーについての評価	129
アンカー	10
アンテリアカバー	14
アンテリアクロスバイト	32, 49, 64

い

異常な嚥下	10
Ⅰ級とⅢ級の中間	136
1歯対2歯の関係	67
遺伝的な形態	71
齲	126
イヤーロッド	46
入れ替え治療	102
インターインサイザルアングル	14, 18, 54, 69

え

エルジロイワイヤー	132
遠心頬側咬頭	57
遠心頬側咬頭頂	94

お

大きさと成長の歯数	52
オーバージェット	94
オーバーバイト	94
オープンバイト	54, 92
奥行き	49, 52
オトガイ	47
オリエンテーション	46

か

顔型	49
顔と顎骨の調和	47
顔の評価	128
下顎角	37
下顎小臼歯間のコンタクト部分	57
下顎大臼歯の過萌出	37
下顎頭の中心	49
下顎頭の端	47
下顎の下縁	47
下顎の過成長	10
下顎の後退	103
下顎の上行肢	37
顎位のコントロール	132
顎位の偏位	10
顎運動	16
顎関節の良好な関係	67
顎顔面形態	120
拡大床	33
過剰歯	108
顎骨の評価	128
可撤式矯正装置	47
カピテュラーレ	49
過萌出の防止	103
カラーコード	49
感覚受容器	16
患者の適応能力	98
顔面指数	49
顔面タイプ	49
顔面複合体	16

き

気道障害	45
気道の確保	120
気道の通過障害	104, 120, 126
気道を拡大	16
機能改善	67
機能矯正装置	8
機能母体仮説	111
臼歯部の挺出防止	14
臼歯部反対咬合	92
急速拡大装置	30
頬骨	115
筋肉のバリアー	120

く

クラウディング	25
クラスプ	99

け

計測値	59
計測値同士のバランス	47
計測点	46, 47
外科的処置	46
犬歯間の距離	69
犬歯の埋伏	92

こ

口蓋扁桃	103, 121, 126
口腔管理が容易	10
口腔内写真	46
咬合	46
口呼吸	10, 121, 126
構成咬合	23, 24
後頭骨	40
後方移動	60
呼吸	92, 115
骨格性オーバージェット	52, 54, 138
骨格性のClass II	16
骨格的分類	138
骨添加	111
骨縫合	40
骨膜(periostium)	33
固定式装置	8
コフィン	14
コフィンスプリング	18, 33
コロンビア大学	111
混合歯列	8, 46
コンタクトポイント	67
コンダリヨン	47

さ

左右第一小臼歯の中心窩	57
左右非対称	109, 126
三次元的	10
三次元的な骨の変化	113
III A	103
III C	103

し

歯間突起	18
歯根吸収	9
歯根膜	10
歯軸の改善	23
歯軸のコントロール	132
歯周組織	11
姿勢	46, 120

153

持続可能性	142
修復処置以外	71
出生後の成長の評価	129
出生時の評価	128
シュワルツの咬合床	29
上下顎骨の後退症	64
上下顎発育不全	92, 103
上顎犬歯の埋伏	108
上顎骨の後方牽引	92
上顎骨発育不全	32
上顎歯列の狭窄	92
上顎前方部	41
上顎第一小臼歯の根尖部分	49
上顎第一大臼歯の中心窩	57
上顎と下顎の前後的な関係	47
小臼歯の中心窩	94
小臼歯の抜歯	69
上下歯列の重度の叢生	92
視力	115
歯列の圧痕	32
歯列の矯正治療	9
歯列の評価	128
新生説 VS 前定説	111
審美的	11
審美的歯列矯正	11

す

睡眠時無呼吸	120
睡眠時無呼吸症候群	126
睡眠障害	121
頭蓋底	111
頭蓋との関係	47
スクリュー	14
スプリント	14, 104, 113
スペースコントロール	94

スロット	132

せ

精神的な発育の遅れ	45
正中口蓋咬合	113
正中のコントロール	132
成長の評価の重要性	92
舌	120
舌圧	37
舌下垂	45
舌小帯	33
切端咬合	94
舌の位置	109
舌の機能訓練装置	18
セファロ写真	46
前歯相当部	41
前歯相当部が狭い	42
前歯部反対咬合	92
前歯部を後方へ誘導	133
前歯部を前方へ誘導	133
全身的な発育の評価	45
全身的な評価	128
先天欠如	42
前突	65
前方移動	60
戦略的抜歯	139

そ

早期永久歯列	8
早期矯正	8
早期接触	10
相乗効果	36
叢生	94
側頭骨	40

側方拡大	16, 22, 27, 69
咀嚼パターン	67

た

大臼歯の異所性の萌出	69
大臼歯の位置を保定	133
大臼歯の近心への傾斜	18
大臼歯の中心窩	94
第三大臼歯	98
第二大臼歯の抜歯	69, 97
第二大臼歯の萌出障害	69
タイプA	22, 25
タイプB	25
タイプC	25
高さ	49
縦の長さ	52
タングガイドバー	33
断続的な力	10

ち

中顔面	110
中枢神経	67
中枢神経系	35
中等度	41
蝶形骨	115
聴力	115
治療経過表	14
治療の難易度	49
治療の方向性	46

て

挺出を防止	16
ディープバイト	54

適応能力	9, 100
適応範囲	30
デローテーション	69, 136, 139
デンタルアーチ分析	14

と

ドイツ矯正学会の早期矯正に関する指針	35

な

長い顔	120
ナジオン	61
斜め下方向	115
軟口蓋	45, 120

に

二次的な骨の移動	111
2重の楕円	22
2007年のヨーロッパ矯正学会誌	113
乳歯列	8, 46

ね

粘膜肥厚	108

の

脳への酸素供給不足	45
ノッチ	47
ノーカバー	14

は

歯	115

ハイラックス装置	115
発育の遅延	45
発音	115
鼻の位置	46
歯の遠心運動	16
歯の大きさの縮小	69
歯の数とその異常	40
歯の形態の変化	9
歯の咬耗	69
歯の変形	71
パノラマエックス線写真	40, 46
パノラマ診断	9
晩期残存	108
反転	33

ひ

鼻呼吸	10
鼻上顎骨複合体	111
左向きの顔貌	47
非抜歯	94

ふ

フィードバックシステム	67
フェイズⅠ	67, 69
フェイズⅢ	67, 69, 135
フェイズⅡ	67, 69
浮動式装置	30
プライヤー	33
ブラケット	135
フラット - フラット	33
フルカバー	14
プレート付き	98
プレマキシラ	41
プロフィログラム	94

フロンタルスプリング	99
フローティング装置	23, 32, 99

へ

平均値	47
閉隙歯列	42
ヘッドギア	18, 92
扁桃腺	45
扁桃腺除去手術	120
扁桃腺切除手術	92

ほ

縫合	111
萌出順序	40
萌出スペース	40
萌出するタイミング	104
ポゴニオン	61
補助弾線	23
ポステリアカバー	14

ま

マスク	113

み

右向きの顔貌	47
3つのフェイズの治療	67

む

6つのユニット	133

め

目線	46
メンターレ	47
メントン	49

も

目標値	58
模型	46
モノブロック装置	16
問診	46

や

柳沢宗光	32

ゆ

癒合歯	33, 42

よ

予後の良・不良	46
予防・抑制機能矯正	8

ら

ラビアルボウ	14, 16, 23, 99

り

離開	41
リップインターセプティブパッド	33
リップバンパー	38, 92, 136
リテーナー	30
リモデリング	35, 111
リラプス	26
リロケーション	35
リンガルアーチ	27
リンガルリテンションワイヤー	14, 18
隣接面削合	102

れ

レベリング	136, 139

ろ

ローテーション	42
ローテーションの解除	139

わ

ワイヤー	135

A

Angle	25, 104
anterior section	40

B

Basic U-Arch	133
Bi-Maxillary Retrusion	92
Bimler 診断システム	9, 45
Bimler のタイプ A	98
Bimler の分析	47
Bionator	14
BP	67
BR	67, 103

C

capiturale	49
Class I	16, 59
Class II	16
CO-CRのディスクレパンシー	32
CombinationのC	64
conpact analysis	54

D

depth	49
derotation	139
Dr. Alonson R	120
Dr. Bimler	25
Dr. Bosma	120
Dr. Moss	111
Dr. Thomas M Graber	25, 47

E

Evidence Based Medicine(EBM)	9

F

facial diagram	61
facial index	49
Facial Mask	92, 97, 102
facial type	49
Functional Appliance(FA)	8, 67

G

Glossoptosis	45

H

height	49

I

Inter-Arch	22
Inter Proximal Acrylic Protection(IPA)	18
Inter-Proximal-Reduction	102
IPAs	18
I-3スプリング	98, 99

L

large anterior section	40
LOHAS	9, 142

M

Mandibular Advancement Series(MAS)	14
McNamaraの分析	47, 138
McNamara Line	94
medium anterior section	41
menton	49
MUH	32, 92

N

NA	61
nasomaxillary complex	111

P

PIFO	8
Pont	30
Pont Index	55, 57, 58, 94

premaxilla	16
primary displacement	111
Protruction U-Arch	133
PTV	49

R

Reflex-controlled floating appliance	30
removable appliance	25, 47
replacement therapy	98, 102
Retraction U-Arch	133
Ricketts の分析	47

S

SAGA Index	52
secondary displacement	111
skeletal diagram	67
skeletal overjet	52
small anterior section	42, 136
Super Class I	136

T

T-TM	49

U

U-Arch	55, 69

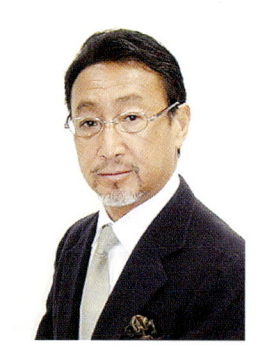

著者略歴　岩附　勝（いわつき　まさる）

1950年　東京都生まれ
　　　　日本大学歯学部卒
　　　　ボストン大学大学院卒
　　　　ハーバード大学研究員
　　　　メキシコ州立大学矯正科客員教授
　　　　インターナショナル矯正学会　日本代表
　　　　ヨーロッパ矯正学会会員
　　　　医療法人桐友会　理事長
　　　　東京都日野市，国立市開業

成功する小児のための機能矯正
―――――――――――――――――――――――

2008年1月10日　第1版第1刷発行
2015年2月15日　第1版第2刷発行

著　者　岩附　勝

発　行　人　佐々木　一高

発　行　所　クインテッセンス出版株式会社
　　　　　　東京都文京区本郷3丁目2番6号　〒113-0033
　　　　　　クイントハウスビル　電話 (03)5842-2270(代表)
　　　　　　　　　　　　　　　　　　 (03)5842-2272(営業部)
　　　　　　　　　　　　　　　　　　 (03)5842-2279(書籍編集部)
　　　　　　web page address　http://www.quint-j.co.jp/

印刷・製本　サン美術印刷株式会社

Ⓒ2008　クインテッセンス出版株式会社　　　禁無断転載・複写
Printed in Japan　　　　　　　　　落丁本・乱丁本はお取り替えします
　　　　　　　　　　　　ISBN978-4-87417-996-3　C3047
定価はカバーに表示してあります